글 쓰는 의사 '뚱이 박사'의 메디컬 에세이

디스크는 감기다?

문상호 지음

- 정형외과학계 '성골' 출신의 문상호 박사가 쓰는 진솔한 **의학 이야기**
- 촉촉한 이슬 같은 '뚱이 엄마가 아들을 떠나던 날' 등의 **에세이**
- '**뚱이 부부**'의 기상천외한, 그러나 감동을 주는 **세계 여행기**

영창출판사

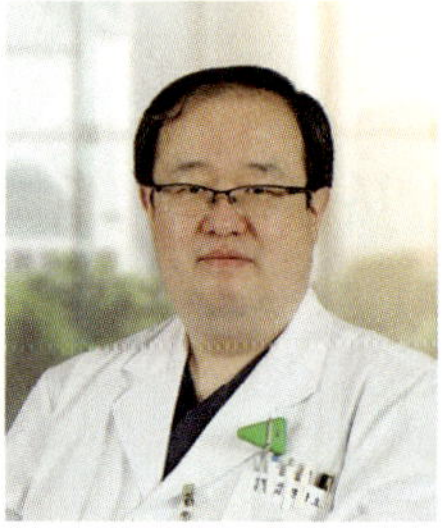

문상호

서울대학교 의과대학 졸업
서울대학교 의과대학 정형외과학 석사
서울대학교 의과대학 정형외과학 박사
서울대학교병원 인턴, 정형외과 레지던트 수료
동국대학교 의과대학 정형외과학 교수 역임
서울성심병원 정형외과학교실 과장 역임
현 서울 문 정형외과 원장(분당 정자동)

현 대한의사협회 정책이사
현 대한정형외과학회 보험위원회 위원
전 대한정형외과학회지 편집위원
전 대한척추외과학회 척추통증연구회 총무
전 대한척추외과학회 보험위원회 위원
현 대한척추외과학회 요추연구회 위원
현 대한정형외과초음파학회 이사, 학술위원 및 편집위원
현 대한운동계줄기세포재생의학회 평의원, 보험위원 및 편집위원
현 대한도수의학회 상임이사, 학술위원 및 편집위원
현 대한정형통증의학회 학술위원
현 Asian Spine Journal 편집위원

소개의 글

의학계 베스트셀러 작가 '뚱이 박사'가 대중 서적에 도전하다!

지난 45년 동안 오로지 의학 서적만을 위하여 한 평생 달려온 영창출판사 대표 한동훈입니다. 이제 감히 대중 서적으로 일반 독자들께 다가가려 합니다.

이 책의 저자이신 문상호 박사님은 '진골'을 넘어선 소위 '성골' 출신의 의사입니다. 서울대학교를 정형외과학으로 학사, 석사, 박사까지 석권했음은 물론이고, 서울대학교병원 인턴, 정형외과 레지던트까지 거쳐 전문의가 되셨으니 우리나라 정형외과 분야에서는 단연 최고의 권위자라고 감히 말씀드릴 수 있습니다. 게다가 '문상호 박사와 함께하는 근골격계 초음파로의 여행', '프롤로 치료 & 체외충격파로의 여행', 그리고 '신경성형술로의 여행'까지 3권의 명실상부한 우리나라 의학서적 역사 상 최고의 베스트셀러들을 집필하였던 인기 작가이기도 합니다. 의사로서는 상당히 드문 일입니다만 의학 학술대회에 제가 출판사 부쓰를 나가보면 신기한 광경을 볼 수 있는데요, 저자의 강의가 끝나고 저자가 부쓰가 있는 플로어로 나오면 그 분의 책을 들고 저자에게로 가서 그 책에 싸인을 받으시는 의사분들, 같이 사진을 찍자고 하시는 분들까지 어우러지는 진풍경이 벌어지곤 합니다. 척추와 관절을 진료하시는 의사분들의 진료실 책꽂이를 보면 으레 꽂혀 있는 책들이 되었으며 이로 인해 저희 출판사도 출간 역사 상 최고의 빅 히트를 기록하였습니다. 심지어 저자를 존경하고 흠모하는 독자들의 동호회까지 조직이 되어 박석삼 회장님 이하 동호회 임원진과 회원들이 서로 모여 발전적인 모임을 이끌어 나가고 있기도 합니다. 정말 이런 경우는 제 45년 역사 상 처음 있는 일입니다.

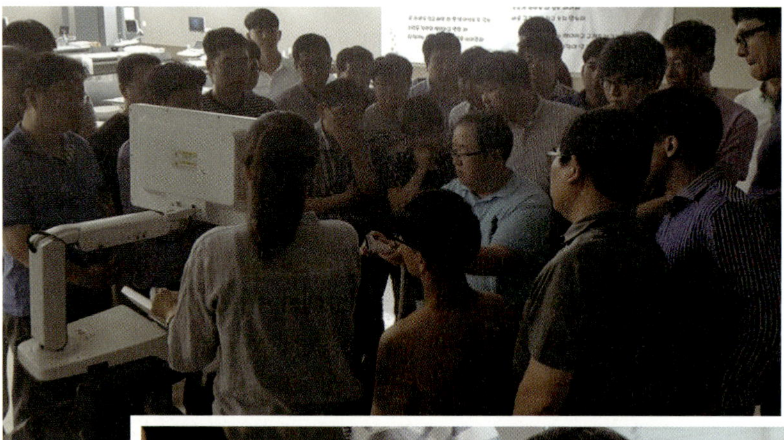

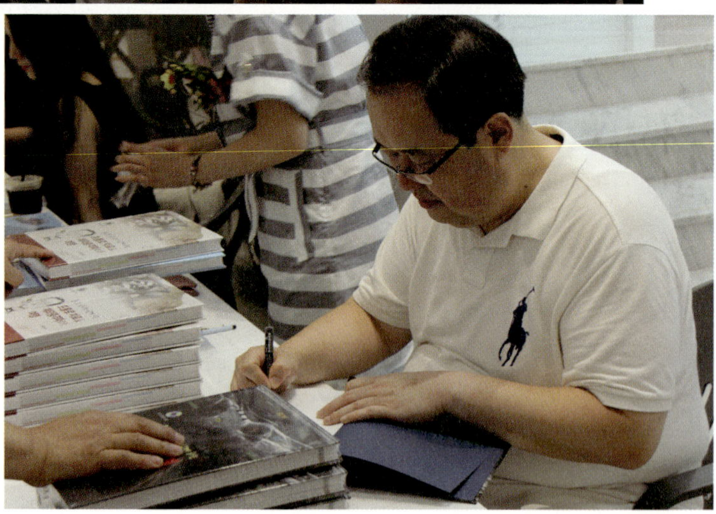

언젠가 제가 작가이신 문상호 박사에게 이런 질문을 한 적이 있습니다. "정말 쓰고 싶었던 책이 무엇입니까?" 사실 다른 의학 분야의 서적을 대답하리라 예상하고 던진 것이었습니다.

저자는 한동안 생각에 잠기더니 의외의 대답을 하더군요. "의사가 아닌, 일반인들에게 내가 알고 있는 의학 지식을 알기 쉽게 전달하면서 더불어 나의 감성을 같이 느끼게 할 수 있는, 한 편의 수채화 같은 그런 책을 쓰고 싶습니다." 저는 내심 놀랐고 한편 겁이 났습니다. '나는 한평생 의학 서적만을 바라보며 산 놈인데, 대중 서적을 감당할 수 있을까?' 이러한 저의 걱정에는 아랑곳하지 않고, 저자는 이후 묵묵히 그 집필에 들어갔으며 저는 자신은 없었지만 할 수 없이 원고가 나오는 대로 출간을 하려고 나름 준비하고 있었습니다. 그러나 그 집필은 오래지 않아 중단되고 말았습니다. 사실 저자는 워낙 효자였습니다. 홀어머니의 외동아들로 어렵게 자라서인지 그 효심은 정말 남달랐으며 저자 부부가 극진하게, 한 집에서 팔순 노모를 모시고 살았고 그래서 저자는 행복해 보였습니다. 그러던 어머니가 갑자기 병석에 누우시더니 얼마 못 가서 운명하신 것입니다. 저자의 붓이 꺾였습니다. 2018년 12월의 일입니다. 옆에서 지켜보는 제가 가슴이 미어질 정도로 저자는 처참하게 무너졌습니다. '아, 과연 다시 펜을 잡을 수 있을까?' 저는 사실 어렵다고 보았습니다. 어머니를 잃은 슬픔에 저자는 깊은 우울증에 빠졌기 때문입니다...

한참이 지난 어느 날, 우연히 저자를 만났습니다. 저자는 "다시 책을 써야겠습니다." 저는 의아했습니다. 식음을 전폐하고 폐인처럼 살던 저자가 말끔한 얼굴로 나타나서 느닷없이 이런 말을 던졌기 때문입니다. “어머니를 위한 책을 쓸 겁니다. 제가 어머니께 마지막으로 드릴 수 있는 선물입니다.” 저자의 이 말을 듣는 순간 제 눈엔 왠지 모를 눈물이 고였습니다. 저자는 그동안 항상 어머니만을 생각하며 지냈을 것입니다. ‘그 슬픔을, 그 아픔을 책으로 승화하려고 하는구나...’ 저자의 마음을 제 가슴 속 깊은 곳에서 느낄 수 있었기 때문입니다.

그 후 집필이 완성되었고 어렵게 편집 작업까지 마치어 이제 사상 초유의 장르, 메디컬 에세이를 출간하게 되었습니다. 아무래도 단독 저자의 저서이다 보니, 의학적인 내용에서 저자의 주관적인 의견이 많이 반영될 수밖에 없기에 다른 의사분들과는 견해가 다를 수 있다는 것을 독자분들께서 양지하시고 이해해 주시기 바랍니다. 저는 자신합니다. 의학계의 베스트셀러 작가이지만 많은 의사분들이 글에 담겨 있는 저자의 감성에 공감하여 찬사를 아끼지 않았었기에 감히 저는 ‘디스크는 감기다?’를 통하여도 일반 독자들과 저자가 잘 소통하고 공감할 수 있으리라 확신하는 바입니다.

자, 이 책을 통하여 한 편의 파스텔과 같은 문체로서 저자와 같이 의학과 수필로의 여행을 떠나보지 않으시겠습니까?

영창출판사 대표 한동훈 배상

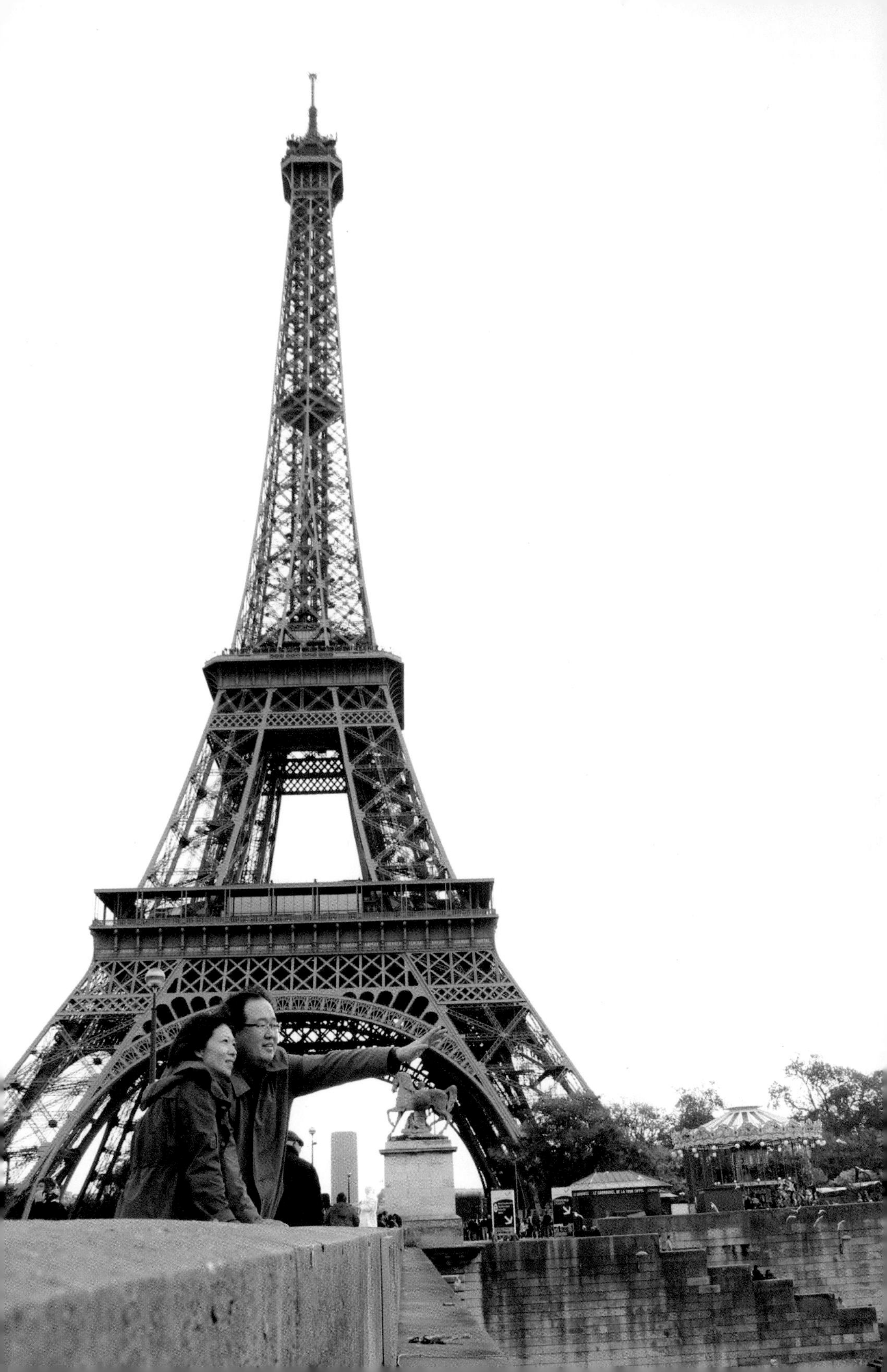

머리글

메디컬 에세이를 시작하며

"메디컬 에세이? 이게 뭐야?"라고 의아해 하는 독자들이 있을 것이다. 사실 의학적인 지식을 수필의 형태로 집필한다는 의미도 되겠지만 또 한편으로는 의학적인 내용과 저자의 일상을 담은 수필이라는 의미도 되리라. 저자는 그동안 '문상호 박사와 함께 하는 근골격계 초음파로의 여행', '프롤로 치료 & 체외충격파로의 여행', '신경성형술로의 여행' 등, 이 3권이 그야말로 희대의 베스트셀러가 되는 영광을 누렸다.

그런데 사실, 처음 초음파 책을 집필할 때, 영창출판사 사장에게 원고를 일부 보여주었더니 "박사님, 이러시면 안됩니다!"라고 단호하게 말하는 게 아닌가. "의학 서적이 이런 형식을 가졌던 적은 없습니다. 절대로 많이 팔리지 않을 겁니다. 아니, 이러면 저희 망합니다!" 저자는 어처구니없었다. 사실 전혀 저서를 집필한다는 것은 생각하지도 않았던 2012년 경, 여러 학회에 불려 다니며 강연을 마치면 으레 로비에 전시되어 있는 출판사 부쓰를 찾아가서 혹시라도 좋은 책이 나온 게 없나하며 기웃거리곤 했는데 이 때 출판사 사장이 저자에게 끈질기게 초음파 책 저술을 강요하곤 했었기 때문이다. 그러기를 수차례, 저자가 게으른 이유도 있었지만 집필은 시작도 안하고 그렇게 시간만 흐르고 있었는데, 2014년 겨울 어느 날, 드디어 부쓰에서 마음에 드는 책을 하나 발견하여 사장에게 슬슬 웃으며 이렇게 부탁했다. "싸게 주세요." 그랬더니, 정말 책값 안 깎아주기로 유명한 이 노랭이 사장이 "좋습니다, 반값에 드리겠습니다."라고 하는 게 아닌가? 처음엔 내가 잘못 들었나 하였는데 그러더니 곧장 실제로 반값에 카드를 긁고 책을 주었다. '허허, 어제 뭘 잘못 드셨나?'라고 생각할 즈음, "박사님, 이게 책 계약금입니다. 저랑 구두로 계약하신 겁니다. 빨리 원고 주세요! 지금까지 집필하신 논문들과 강의 원고들만 정리해서 간단히라도 시작해 보세요." 원, 세상에... 이런 법은 없다. 강매는 들어봤어도 강제 집필은 처음 겪는 터. 어쨌든 몇 달 후 '메르스 사태'가 벌어지고 병원에 환자가 뚝 떨어져서 시간이 많아진 덕에 집필에 손을 대게 되었고 원고를 작성할 수 있었던 것이다. 그런데 이 원고를 보더니 이런 악평을 사장이 하다니...

사실 저자의 책들은 한 가지 특성을 가지고 있다. 내용이야 별 게 있으랴만 형식이 아주 편한 문체로써, 글자도 크고 그림들도 큼직하여 마치 매거진처럼 편집을 했던 것이다. 자칫 건조할 수 있는 의학 지식을 전달함에 있어서 수필 같은 글과 '여행'이라는 컨셉을 가지고 쉽고 편하게 독자들에게 다가가려 했던 것인데, 이전에 수많은 의학 서적들은 마치 백과사전 같은 느낌을 주 듯 딱딱하고 읽기 어려운 형식을 갖추었던 것에 비하여 파격적이었던 것은 사실이다.

그러니 당시 의학 서적만 42년을 종사했었던 사장 눈에는 이상하게 보이는 것이 오히려 당연한 느낌이었으리라. 그러나 저자는 고집을 부려 결국 출판까지 진행이 되었는데, 출판사 부쓰에 전시되던 날, 다른 출판사 사장이 지나가다가 내 책을 보고는 "박사님, 의학 서적의 품격이 있지, 이게 뭡니까? 좀 격에 맞춰서 쓰세요." 윽...

혹평 중에 혹평이었다. 의학적 내용뿐만 아니라 실제 우리 부부의 세계 각지 여행기를 '뚱이부부의 여행기'라며 중간 중간에 실었고 '사부곡'이라는 아버지를 그리워하는 글까지 실었으니 말이다. 내용에도 'O', 'X' 대신에 둘째 아들이 웃는 얼굴과 우는 얼굴로 대치해서 표현했으니 유치하게 보일 법도 하다. 그런데, 그런데 말이다. 정말로 굉장한 베스트셀러가 된다. 부쓰에서 저자에게 싸인을 받는 이들, 사진을 같이 찍자는 독자들이 생겨나고 거의 매주 각종 학회로부터 강연을 초청 받아 하루에 3개의 학회를 다니던 적도 몇 차례 있는 등 인기를 절감하게 된다. 객관적으로 베스트셀러가 되

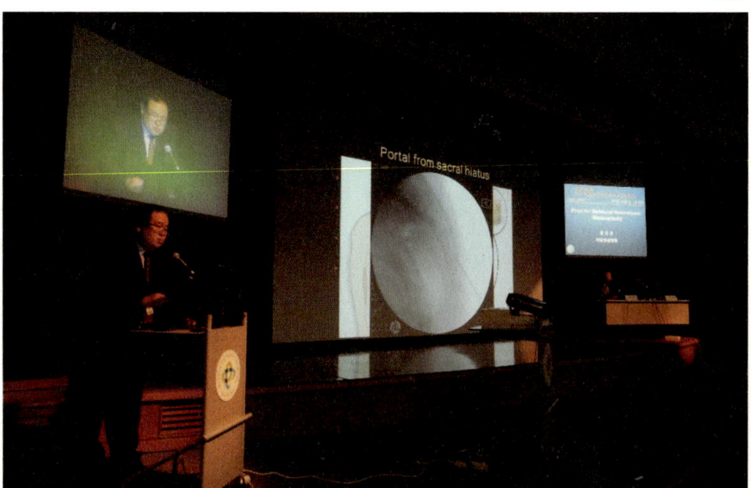

었음을 증명하는 웃지 못할 사건이 하나 발생하였는데, 2017년 어느 날, 영창출판사 사장이 심각한 얼굴로 저자에게 찾아와, "박사님 책을 무단으로 복제하여 판매한 업자가 고발되었습니다."라고 하였다. '엥? 웬 무단 복제?'라는 생각이 들었는데 알고 보니, 어떤 사람이 내 책을 인쇄하였던 인쇄소에 가서 무단으로 내 책들을 인쇄하여 시중에 팔았던 것이다. 그런데 이런 사건이 국내 의학 서적 역사 상 최초였다고 하니 또 한 번 더 놀랐다. 이제까지는 외국 의학 서적에만 이런 사건들이 발생하곤 했었다고 한다. 그 이유는 국내 서적 불법 복사는 위험 대비 수지가 안 맞아서, 이익을 위하여 흥행에 성공한 외국 서적들만 노렸다나? 이 말을 들으니 오히려 그 무단 복제범이 고맙기도 했다. 내 책들을 유명한 외국 서적 못지 않은 베스트셀러로 인정해 준 꼴이고 더구나 '문상호'란 이름과 책 내용은 그대로 찍었다니 독자들에게 다가서는 것은 온전했을 것이기 때문이다. 그러나 범죄는 범죄인 것. 이런 일은 앞으로는 일어나지

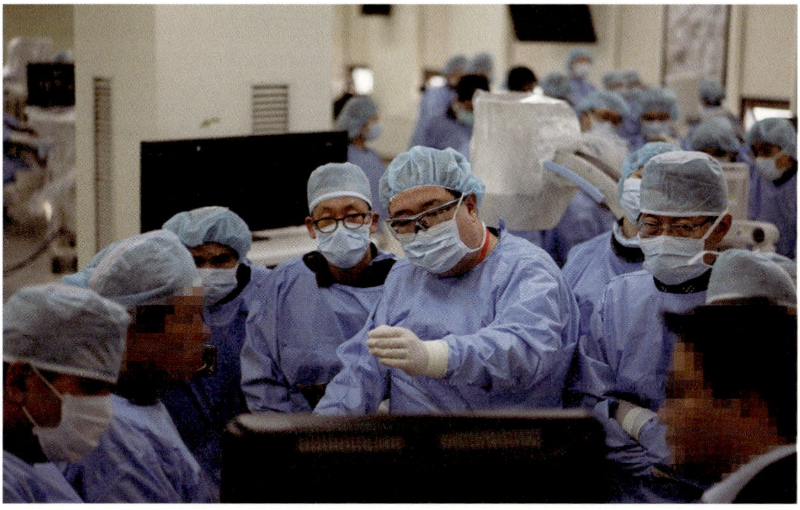

않기를 바란다.

결국 네이버, 교보문고에서 수천 가지의 초음파, 프롤로, 신경성형술 책들 중에서 각 분야 모두 판매량 1위를 달리게 되었고 독자들끼리 모여서 저사의 동호회까지 결성이 된다. 독자들이 흔히 "저자의 책 성공 비결이 뭡니까?"라고 묻는다. 어떤 사람 100명이 달리기를 한다고 가정하자. 결승점에서는 1등부터 100등까지 결정이 될 것이다. 그러나 100명이 100가지 방향으로 각각 뛴다면? 각자 모두 그 방향으로는 1등인 것이다. 그렇다. 저자는 다른 의학 서적들의 뒤를 따라갈 생각이 아예 없었던 것이다. 전혀 다른 방향으로 집필하고자 하였고 그것이 성공의 비결이리라.

어쨌든 저자의 책들은 편하고 쉽다는 컨셉 덕분에 의료계에서 베스트셀러가 되었고 그러한 풍을 따라서 여러 저자들이 책을 쓰게 되었으니 의학적으로는 뿌듯한 성취를 얻었다고 자부한다. 그러나 한가지 아쉬운 점이 늘 있었는데, 그것은 일반인들을 위해 의학적으로 필요한 지식을 쉽게 글로써 전달했으면 하는 바램을 이루지 못했다는 것이었다. 만약 그러한 책을 쓸 수 있고, 더불어 저자의 인생에 대한 수필을 곁들여 독자들과 공감할 수만 있다면? 저자에게는 더 없는 기쁨이리라. 그러한 취지로 이 책을 집필하게 되었으며, 허리 질환에 대한 소중한 지식들이 독자들에게 전달이 되기를 바라고 더불어 저자의 감성과 애수를 독자들도 함께 느낄 수 있는 감사한 기회가 되기를 소망하는 바이다.

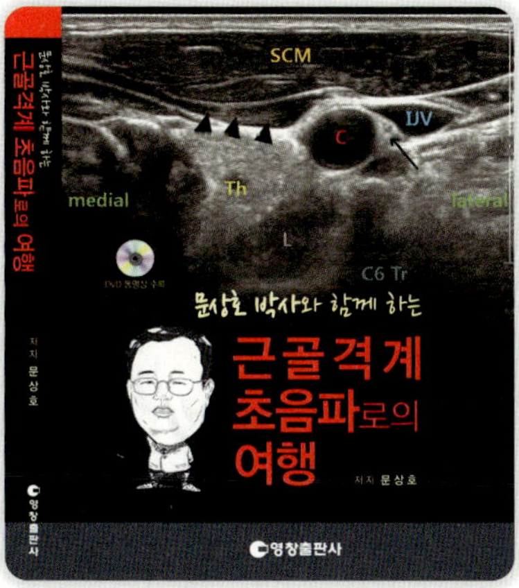

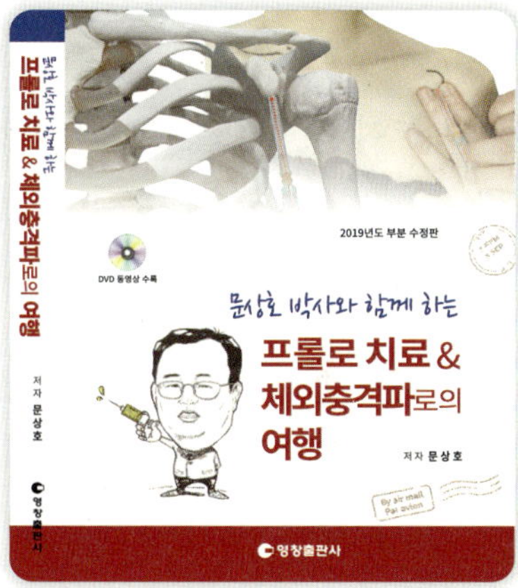

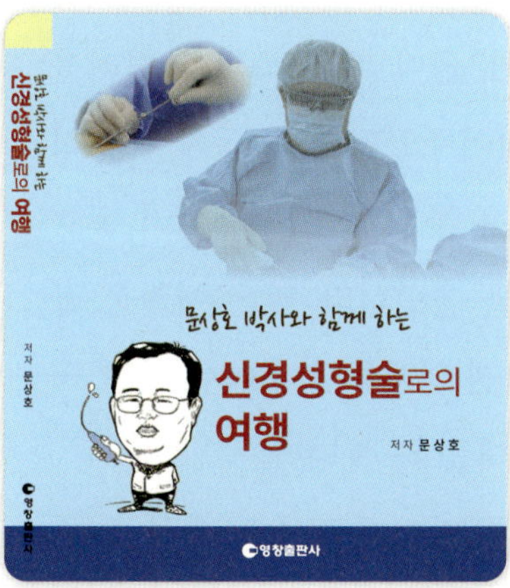

나침판

본문에서 빨간 줄이 그어진 부위가 있을것이다. 우선 중요하다고 생각하는 문장이며 그 보다 더 중요하다고 생각하는 내용에는 글자 자체를 빨갛고 굵게 표시하였고 최고로 주의 깊게 명심해 주었으면 하는 내용은 빨간 줄과 굵은 글씨 모두로써 표시하였다.

감사의 글

이번 여행에 도움을 주신 분들께

사실 이 책은 아마도 2018년 12월경에는 출간되었어야 했을 서적입니다. 갑자기 닥친 어머니의 환우로 인하여 저자는 집필을 도중에 중단하여야만 했고 그 후 어머니를 보내드려야 했기에 한동안 펜을 잡을 수가 없었습니다. 제 마음을 추스리기에는 상당한 시간이 필요했었고 그러면서 많은 독자 분들이 제게 응원과 격려를 해 주셨습니다. 특히나 제게 큰 힘이 되어주었던 우리 독자 동호회 박석삼 회장님, 이현의 부회장님, 김동욱 부회장님 이하 여러 동호회 회원 분들께 진심으로 감사의 말씀을 올립니다. 많은 어려움 끝에 나온 책이라 더욱 애정이 갑니다. 이젠 의사들만이 아닌 일반 국민들께서도 제 독자가 될 수 있다는 기대를 해 봅니다.

책이 나오는 과정에서 계속하여 저를 믿어주고 후원해 준 영창출판사 한동훈 사장님에게도 감사를 드립니다. 그리고 이 책의 멋진 그림을 직접 그려준 이 세상에서 나의 단 하나뿐인 여자 친구이자 애인이자 아내인, 사랑하는 김희정에게도 감사를 표하며 끝으로, 나 하나만을 바라보며 평생을 살아오셨던, 그러나 지금은 하늘에 계신 어머니 고 김숙제 여사께 이 책을 바칩니다.

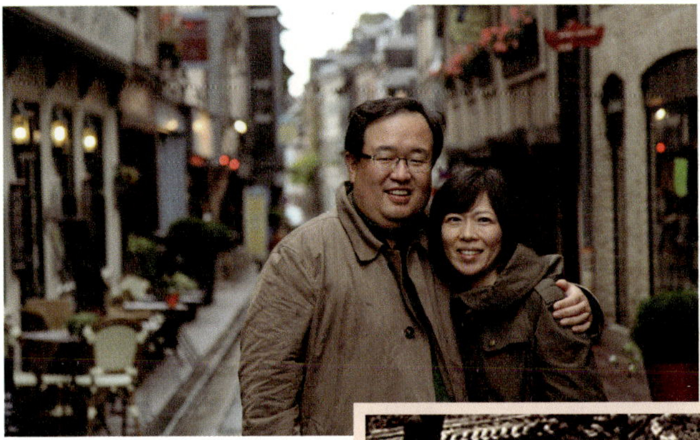

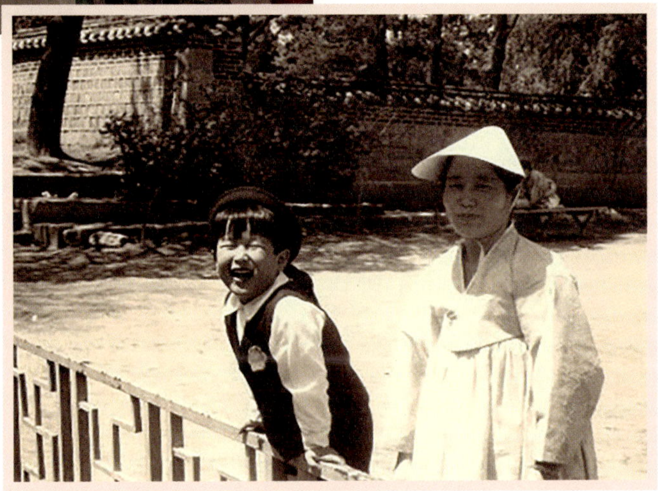

이 책을 어머니께 바칩니다.
어머니의 아들이...

추천사

이 책을 권하는 이유

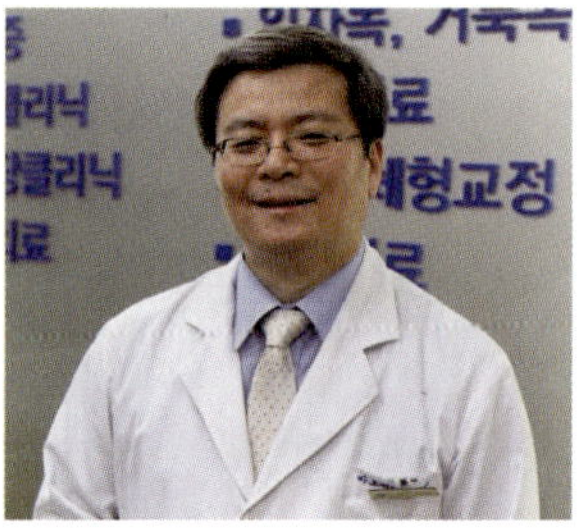

저는 문상호 박사님의 독자들이 모여 결성된 동호회(근골격계 비수술 치료 연구회) 회장을 맡고 있으며, 서울에서 근골격계 통증 치료를 하는 개업의입니다. 통증 치료 입문자로서 공부를 위해 박사님께서 저술한 '문상호 박사와 함께하는 초음파로의 여행'과 두 번째 저서 '프롤로 치료 & 체외충격파로의 여행'을 유익하고 재미있게 읽고 나서 박사님이 독자들을 위해 진행하시는 실습 세미나와 워크숍에도 참가하여 저자의 가르침을 직접 받은 제자이기도 합니다.

제가 공부한 저서들은 먼저 제목에서도 알 수 있듯이 다른 의학책과는 달리 전문 서적에 '여행'이라는 용어를 사용함으로써 몸과 마음을 목적지까지 동행하도록 동기유발을 자극하는 안내서 같은 느낌이 듭니다. 참고로 저자의 책들은 대한민국의 통증 관련 모든 의학도들이 반드시 구입하고 공부하는 필독서이자 베스트셀러로서 그들의 책장에 꽂혀있습니다.

저는 저자의 책이 가지는 남다른 매력과 차별점이 궁금하여 의학도이면서 일반인 관점에서 분석해 본 적이 있습니다. 먼저 저자는 대학시절 연극반 배우로서 활동했듯이 의술, 초음파, 해부에서 필요한 3차원적 시각과 인식 그리고 통합적 예술성이 탁월하여 수록된 사진과 여행지에서 찍거나 찍힌 피사체의 각도와 정교함이 잘 연출되어 있더군요. 두 번째는 작가의 아프리카 사파리 여행과 남극 빙하 여행 사진을 보면 도전과 창조를 위해 파격적인 사고와 자유의지가 책에 표출되어 있습니다. 셋째로 박사님의 두 번째 저서 '프롤로 치료 & 체외충격파로의 여행' 마지막 편에 '사부곡'이 등장합니다. 사부곡을 읽으면 일찍 사별한 아버님에 대한 그리움과 추억, 가르침, 성공한 아들의 모습을 보여주지 못한 불효한 마음들이 사무치게 언급되어 있습니다. 사부곡에 담긴 마음이, 책의 다른 부분에서도 오랜 기간 집필하고 편집하면서 글자 하나, 사진 하나에 응집되어 고스란히 담겨 있음을 느낍니다. '사부곡'을 보면 오래전 아버님이 저자에게 언급하셨고 심어주셨기에, 저자에게 내재되었던 최고에 대한 집념과 고집이 비수술 치료 영역에 대한 끊임없는 연구, 저술, 진료로서 구현되었다고 생각합니다. 저자는 아버님을 잃은 상실감을 채워줄 또 하나의 친구를 만들기 위해 가족여행을 통해 탐색하고 美行하면서 깨달음의 영역을 확대시키는 수행을 하는 듯합니다.

최근 저자는 일반 독자를 위한 '디스크는 감기다'라는 책을 구상 중 어머님과 사별하셨습니다. 작가 인생에서 두 번째 변곡점을 맞이하면서 하늘이 무너지는 슬픔과 인간적 고뇌를 느꼈고, 오랜 시간 마음을 추스린 후 이 책을 집필하면서 어머님이 아들에게 보여주신 인고, 사랑, 희생을 마음 깊이 간직한 채 '뚱이 엄마가 아들을 떠나던 날'을 수록할 수 있었습니다.

'뚱이 엄마가 아들을 떠나던 날'은 '사부곡'에서 잉태되어 '뚱이 엄마가 아들을 떠나던 날'까지 작가의 인생사, 성장, 갈등을 보여주는 대하소설 같은 구성이며 '뚱이 엄마가 아들을 떠나던 날'이 끝이 아니라 또 다른 창조를 위한 시작점이기도 합니다.

또한 이 책은 저자의 오랜 환자 경험을 토대로 독자 마음을 고려하여 쉽게 올바른 판단을 내리도록 쓰여진 요통 치료의 안내서이기도 합니다. 독자는 '뚱이 엄마가 아들을 떠나던 날'을 통해 오늘의 저자가 탄생된 원형을 알 수 있으며 독자 만민의 고통과 번뇌까지 소멸시키는 힘을 가진 책이라 믿으며 이번 책을 통해 애독자들을 다시 환생시킨 듯합니다.

독자분들이 이 책을 읽고 나면, 어느덧 따뜻한 감동이 여러분들의 마음에 저미어 들었음을 느끼게 되리라는 것을 확신합니다.

문상호 박사님의 독자 동호회 회장 **박석삼** 드림

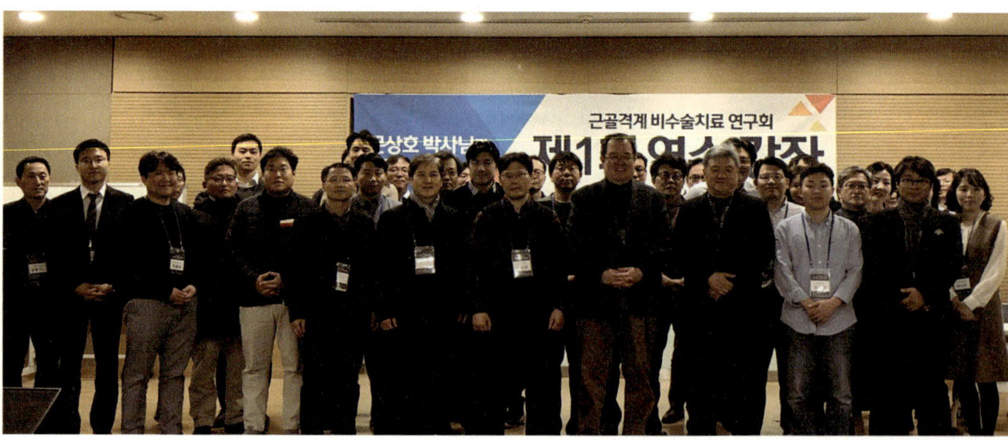

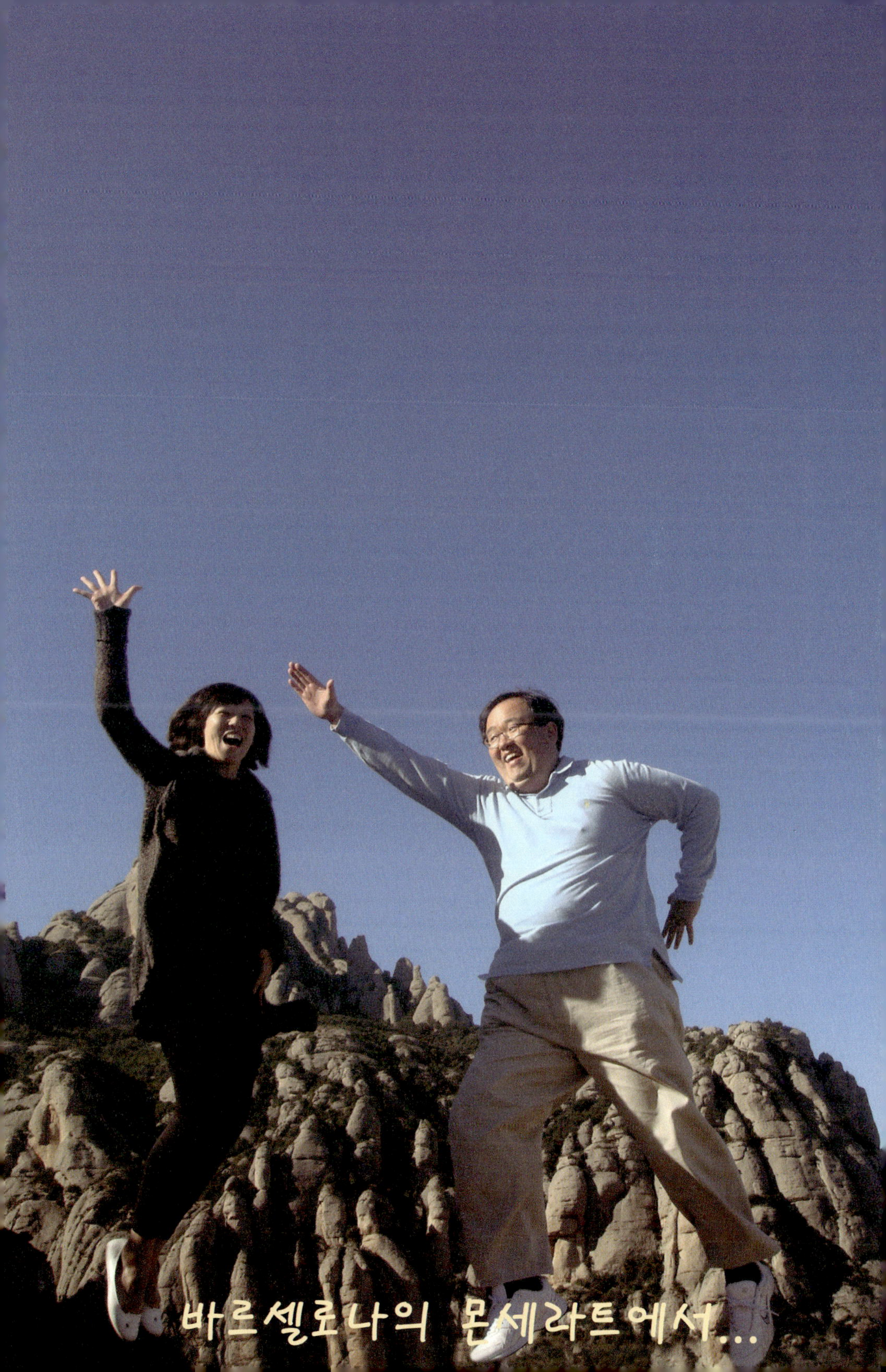

바르셀로나의 몬세라트에서...

목차
contents

들어가며

사부곡 思父曲

독자 여러분들은 만약 하느님이 "네가 꼭 보고 싶지만 만날 수 없는 사람을 3시간만 만나게 해 주겠다."고 상을 내린다면 누굴 만나고 싶다고 하겠는가? '소피 마르소' 같은 아주 멋진 외국 여배우? ㅋㅋ

저자는 조금도 망설이지 않고 "아버지를 만나게 해주세요!"라고 할 것이다. 만약에 이러한 소원이 이루어진다면, 그 3시간 동안 첫 1시간은 아버지를 업고 목욕탕에 가서 아버지 등을 밀어드릴 것이며 나머지 2시간은 아버지가 그토록 좋아하셨던 회를 우리나라에서 제일 비싸고 최고급 생선으로 준비할 것이고 또한 아주 좋아하셨던 시원한 맥주를 회와 함께 드시는 모습을 바라볼 것이다. 물론 다시 헤어질 때는 많이 가슴이 아프겠지만...

근데 하필 목욕탕이냐고? 글쎄... 지금의 저자도 전혀 이해할 수 없는 내 어릴 때 모습이지만 사춘기 때의 나는 그토록 아버지와 목욕탕에 가는 것이 싫었다. 나중에 아버지 몸이 불편하셔서 혼자 가시기도 힘든 상황에서도 목욕탕에 같이 가는 것이 싫어서 나 몰라라 외면했던 그런 나쁜 아들이었던 것이다. 왜 그리도 아버지와 발가벗고 목욕하는 것이 싫었는지... 아버지는 그런 못된 아들이 싫어하는 것을 알기에 같이 가자고 말씀하지 않으셨고 내가 알지 못하도록 혼자 조용히 그리고 힘들게 목욕탕에 가시던 기억이 내 머리 속에 날카로운 칼날처럼 남아있다. 그 죄스러움이 아버지가 1989년 12월 겨울 어느 날, 저자가 본과 3학년 학생이던 때에 지병으로 돌아가신 후로 항상 내 마음을 할퀴었고 저자에겐 절대 내려놓을 수 없는 마음의 짐이 되었던 것이다. 그래서 아버지를 다시 만난다면 맨 처음으로 꼭 아버지를 업고 목욕탕에 가서 아버지 등을 정성껏 밀어드리고 싶은 것이다.

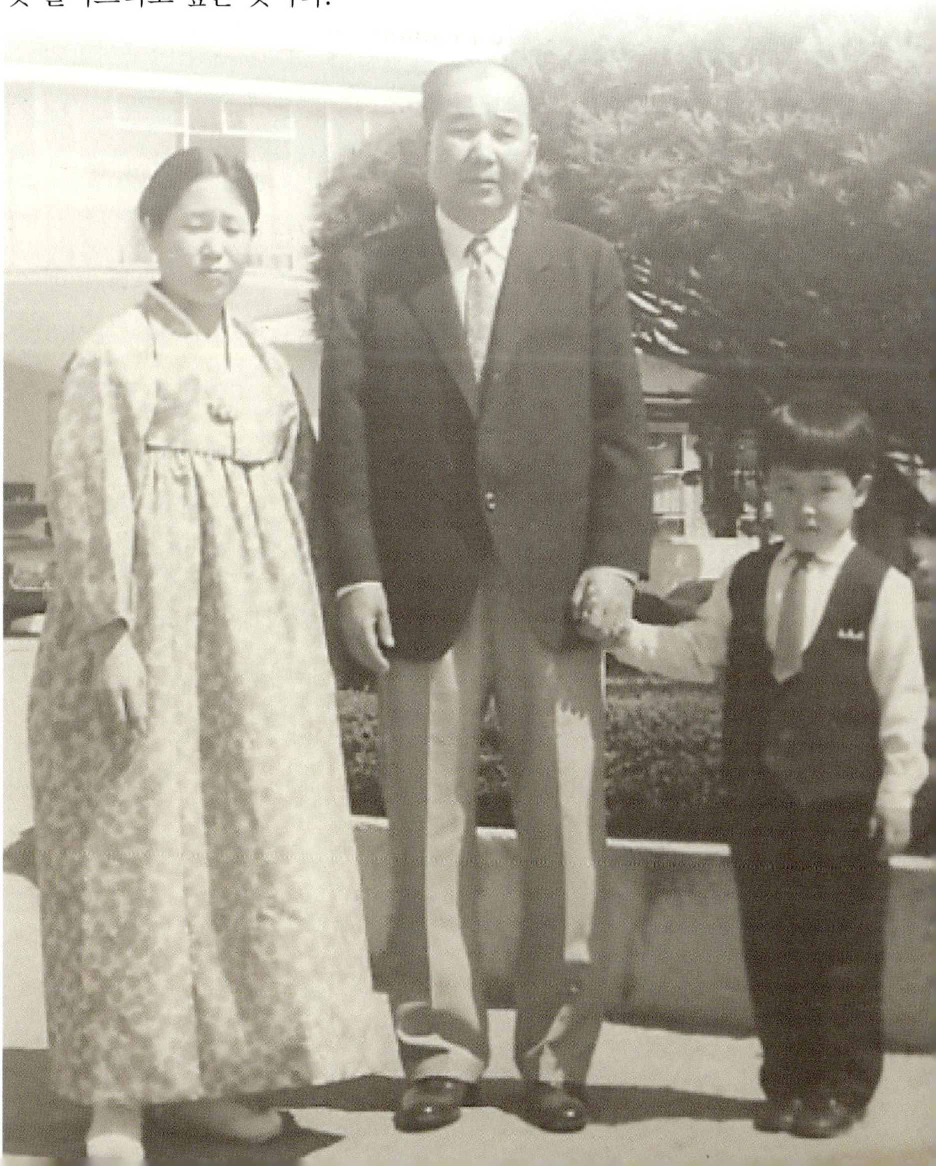

누군가 저자에게 “자네가 자네 인생에서 최고의 친구라면 누굴 들겠는가?”라고 물으면 나는 서슴지 않고 답하곤 한다. “우리 아버지요...”

어머니는 결혼 후 오랫동안 아기를 갖지 못해 힘들게 사셨고 그 와중에 불공을 드려 늦게 하나 낳은 자식이 바로 저자이기 때문에 전적으로 저자에게 감성적인 사랑을 쏟아 부으셨다. 그에 반해 아버지는 자상하셨지만 항상 이성적으로 나를 묵묵히 지원해 주시곤 했는데, 고등학교 1학년 학생 때 일이다. 각 반 대항 야구시합이 있었는데 반장이라서 유난히 신경이 쓰였고 더구나 선수로 나가게 되어 우승에 대한 열망이 높았었다. 그런데 1차전에서 4타수 무안타로 헛스윙만 일삼다가 게임이 끝나버리는게 아닌가... 다행히 다른 친구들의 활약으로 게임은 겨우 이겼는데 나는 너무도 분해 씩씩거리며 집에 와서 무척 속상해 하고 있었다. 아버지가 그런 나를 보시더니 묵묵히 야구 배트와 글러브를 들고 따라오라고 했다. ‘뭐야? 속상해 죽겠는데...’

그러더니 집 앞 골목에서 나에게 테니스 공을 살짝 던져주면서 쳐보라는 것이 아닌가? 그래서 배트를 휘둘렀는데 사실 야구를 처음 하는 놈이니 공을 맞추는 감각이 ‘제로’ 상태인지라 한동안 헛스윙만 남발할 수밖에 없는 터였다. 그런데 이상하게도 시간이 지나면서 점점 배트에 공이 맞춰지기 시작했다. ‘하하, 이젠 문제없어!’ 속으로 만족해하면서 배트를 휘둘렀는데 한 가지 문제점이 나타나고 있었다. 그건 가끔 내가 타격한 테니스공에 아버지가 맞는 상황이 발생한다는 것이다. 그러나 아버지는 정말 눈 하나 깜짝하지 않고

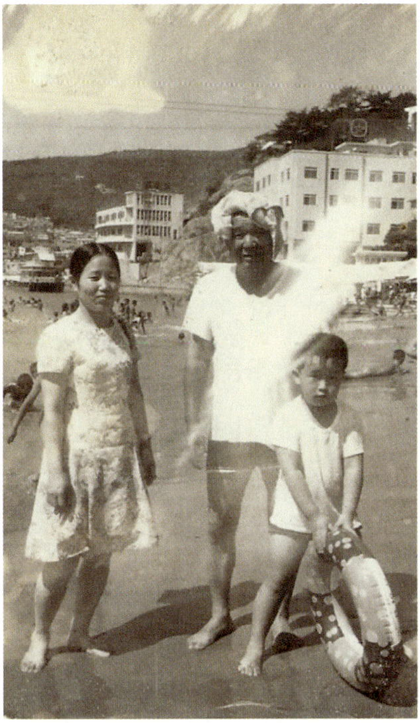

계속 공을 던져주었기에 '아, 야구공은 아프지만 테니스공은 맞아도 별로 아프지 않는구나.'라고 생각하였고, 그러한 연습 덕에 나는 다음 경기에서 2안타나 치는 쾌거(?)를 이루게 되었으니 어린 내가 얼마나 기뻐했을지는 독자들의 상상에 맡긴다. 그로부터 한참 세월이 지난 후 저자가 운동장을 지나다가 테니스를 치던 사람들이 잘못 보낸 공에 허벅지를 맞은 적이 있었다. 아팠다, 그것도 아주 심하게... 근데 그 사람들이 다가와 사과하는 것도 내 귀엔 전혀 들리지 않았다. 마치 정신 나간 사람처럼 땅만 쳐다보며, 내 머릿속엔 오로지 멍하니 이 생각뿐이었다. '아버지가 많이 아프셨겠구나...' 그러면서 내 눈가엔 눈물이 촉촉이 고이고 있었다...

대학생이던 어느 날 여자 친구 때문에 어떻게 해야 하나 심각하게 고민하던 때가 있었는데 아버지에게 말하지 않고 혼자 끙끙대던 모습이 아버지에겐 무척 안타까웠던 모양이다. 내 눈치를 한동안 보시다가 내게 슬쩍 오시더니 이것저것 이야기하며 내 고민이 뭔지 슬쩍 슬쩍 조심스럽게 물었던 기억이 있는데 결국 아버지는 내가 고민하는 내용을 듣더니 "그런 방면에 내가 선수야! 진작 얘기하지! 그럴 땐 말이야..."하며 다정하고 진지하게 카운슬링을 해주었다. 내게는 그런 소중한, 항상 내 곁을 지켜주는 든든한 '친구'가 바로 아버지였던 것이다.

중학교 1학년 때 일이다. 1979년이니 아득한 옛날 이야기이기도 하다. 첫 중간고사를 치르고, 전교 700명 중 5등이라는 석차가 적힌 성적표를 들고 당시 시장에서 가방 가게를 하시던 부모님에게 달려가 먼저 어머니에게 보여드린 일이 있다. 어머니는 장사하시던 손을 잠시 놓고 성적표를 보더니 환한 웃음을 지으며 매우 기뻐하셨다. '하하, 이 정도야 뭐...' 자만의 미소를 짓는 내게, 근데 뭔가가 허전했다... 저 편에 있던 아버지는 전혀 반응이 없이 썰렁하게 먼 산만 바라보고 있는 게 아닌가? '뭐지? 이 시츄에이션은?' 그래도 거만한 몸짓으로 아버지에게 다가가서 성적표를 보여주며 자랑했다. "어때요? 잘했죠?" 근데 말이다... 아버지는 성적표를 휙 던지더니 "네 학교엔 1등은 없냐?"라고 하는게 아닌가! 난 너무나 억울해서 하늘이 떠나갈 듯 큰 소리로 엉엉 울었다. 가방을 고르던 노 신사가 그런 상황을 지켜보더니 땅바닥에 떨어진 성적표를 내게 집어준 후 아버지에게 항의했다. "거 당신 너무하구만! 애가 이렇게 공부를 잘 했는데..." 그러나 아버지는 마치 돌하루방처럼(아버지 고향이 제주도라서 그런가?) 아무 말없이 먼 산만 바라보는게 아닌가? 나는 너무나도 분해서 '그래, 아버지는 나를 미워하는게 분명해. 내가 이 원수를 꼭 갚는다! 코를 납작하게 해 줄거야.'라고 씩씩거리며 밤낮없이 열심히 공부를 했고 다음 시험에 드디어 전교 1등을 했었던 기억이 있다. 만약 그때 5등한 나를 아버지가 칭찬해 주었다면 어떻게 되었을까?

그랬다. 아버지는 자상하시고 묵묵히 아들을 배려했지만 결코 나를 칭찬하는 일은 없었다. 그러다가 돌아가시기 2일 전 그래도 정신이 있으셨을 때 나를 보며 한 마디 말씀을 하셨다. 그게 내가 아버지에게 들은 마지막 말이다. "상호 참 잘났어..." 처음 들어 본 칭찬이기도 하다.

독자들은 의문이 들게다. 아버지가 왜 그랬을까? 왜 그리도 칭찬에 인색했을까? 성격 탓? 그 대답은 아버지 장례를 치를 때 쉽게 알 수 있었다. 아버지 친구 분들이 오셔서 상주인 내게 "네 아버지가 살아생전에 항상 절대로 자네 칭찬을 하지 말라고 우리들에게 신신 당부했었네. 상호는 칭찬을 들으면 나태해지고 자만하는 버릇이

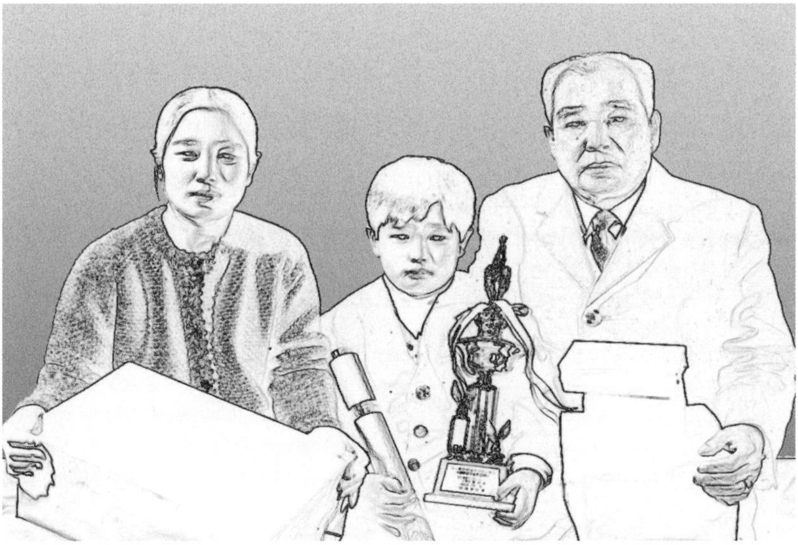

있다고. 그러면서 자네 아버지는 정작 우리들을 만나면 상호가 최고라고 항상 자랑하는게 일이었다네. 상호는 절대 여기서 멈추면 안된다고. 훨씬 더 큰 일을 할 놈이니 여기서 만족하도록 하면 안된다고..."

아버지가 50이 다 되어 얻은 귀한 아들이었다. 아버지 점퍼 안에 어린 나를 안고 다니시며 친구 분들과 술자리를 하시던 기억이 아직도 생생하다. 그런 아들이 공부를 잘 했다고 하니 얼마나 기쁘셨을까? 저자는 워낙 사려가 깊지 않은 사람이라, 내 아들이 반에서 5등만 해도 그 앞에서 좋다고 펄펄 날뛸 텐데... 그러나 아버지는 그런 기쁨을 표현을 하시는 큰 즐거움을 아들의 발전을 위해 기꺼이 포기하셨고, 아들이 자기를 원망하게 될지라도 사랑하는 아들이 더 먼 곳을 보도록 이끌고 싶었던 것이다. 나를 이토록 가장 잘 이해하고 잘 알고 있었던 '친구'가 바로 아버지였던 것이다.

내가 다닌 서울 의대는 고약하게도(?) 본과 3학년 때 1년 내내 임상 메이져 과 실습만 하다가 12월과 1월에 걸쳐 1년치 시험을 몰아서 시행함으로써 성적을 내었다. 우리 본과생들에게는 '마의 고개'처럼 공포스런 시기이기도 했던 기억이 있다. 특히 그 기간 중 맨 처음 시험 보는 내과는 하루 시험으로 12학점이 결정되는 과목이라서 어쩌면 의사로서의 내 운명을 좌지우지 할 수도 있기에 총력을 기울여 시험 공부를 하고 있었는데 안타깝게도 내과 시험 1주일 전에 아버지가 돌아가시게 된다. 그날 저자는 도서관에서 공부를 하고 있었기에 늦게 집에 돌아와보니 아버지는 이미 하늘나라로

가신 상태였고 상가가 차려져 있었다. 그토록 아끼시던 아들이 임종을 못한 것이다... 아버지의 시신을 보는데 전혀 아무 말도 할 수 없었다... 그리고 2층 내 방에 가서 흐느끼며 울었다. '아버지, 미안해요...' 아버지 장례와 운구를 고등학교 친구들과 대학 연극반 후배들의 도움으로 무사히 치를 수 있었지만, 산에 아버지를 묻어 두고 아무도 없는 어두운 집으로 어머니를 모시고 돌아오니 정말 힘들었고 아무것도 할 수 없었다. 그래서 메이져 시험을 포기하였고 1년을 고스란히, 본과 3학년을 다시 다녔던 기억이 있다(학기제가 아니라 1년제여서 3월부터 1년 후배들과 같이 학교를 다녀야만 했다).

그 당시 나는 내가 어리다고 생각하지 않았고 성인이라고 여겼지만, 지금 생각하면 매우 어린 나이에 큰 아픔을 겪었던 것이다. 그 후 나는 수년 동안 거의 매일 아버지 꿈을 꾸었다. 꿈을 꾸기 전 잠자리에 들 때 오늘은 아버지를 만나면 이런 얘기를 해야지 하며 마음 속으로 새기다가 잠에 들곤 했는데 웬 걸... 아버지를 꿈에서 만나면 나라는 놈이 하는 짓거리는 똑같다, 사실은 오십이 넘은 지금도 그렇지만 말이다. 그냥 바로 아버지 품에 안겨 엉엉 울다가 눈가에 눈물이 고인 채 잠에서 깨곤 하니 한심한 일이 아닐 수 없다...

독자들은 서두에 고개를 갸우뚱 했을 것이다. 아버지를 친구라고? 이 사람은 친구가 없었던 모양이로군. 그러나 그렇지는 않다. 워낙 성격이 차분하지 못하고 외향적이라 친구들이 많은 편인데 어쨌든 과연 '친구'의 정의가 무얼까? 나를 잘 알고 이해해 주고 서로 좋아하는 존재? 그렇다. 나를 가장 잘 이해하고 나에 대해 가장 잘 알고 있었고 나를 위해 헌신하였고 나를 사랑해주었고 내가 사랑했고 지금도 그리운 존재이기에 아버지는 나의 가장 소중한 '친구'라고 자신 있게 말할 수 있다. 그래서 저자에게 "자네가 자네 인생에서 최고의 친구라면 누굴 들겠는가?"라고 물으면 바로 "아버지!"라고 말할 수 있는 것이다.

요사이 저자도 50대에 접어들게 되었다. 내가 어릴 때 보았던 아버지의 나이가 된 것이다. 근데 신기한 일들이 가끔 일어난다. 어디선가 아버지의 목소리와 몸짓이 느껴지는 것이다. 저자가 말할 때 문득 아버지의 목소리가 나오고, 저자가 걷다가도 문득 옛날 어릴 때 내가 보던 아버지의 행동들이 내 몸짓 안에 배어 있음을 느끼게 된다. 신기하다. 아들은 어쩔 수 없이 아버지를 닮게 되나보다...

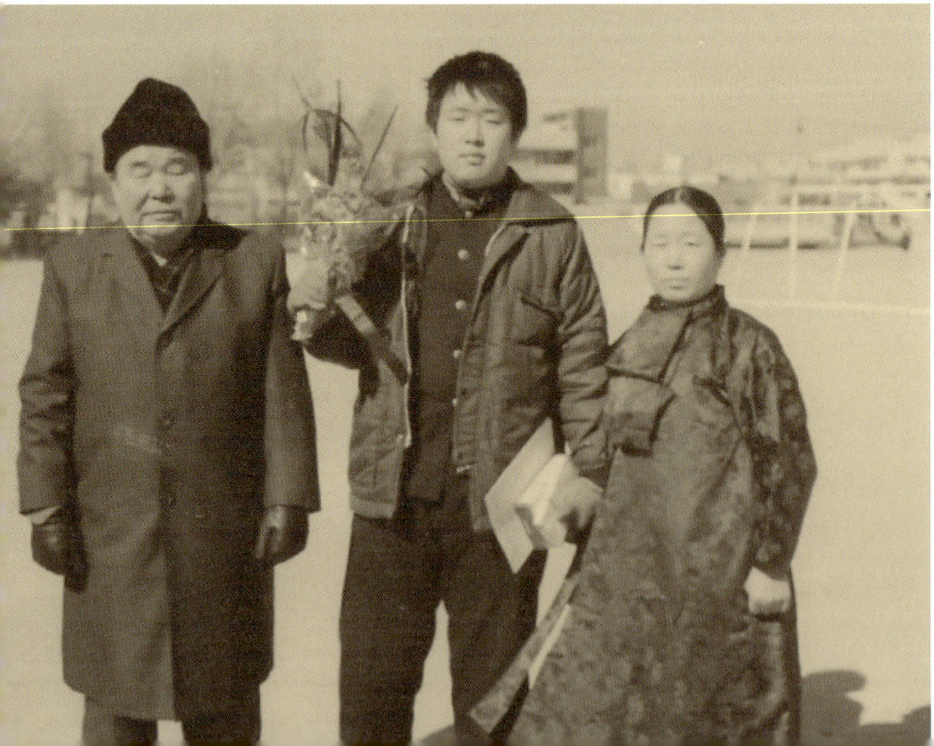

그런데 한 가지 문제는 나이가 들다보니 주량이 적어졌는지 술에 취하는 일이 잦아지는데, 그때마다 이런 소리를 혼잣말로 지껄이며 눈물 흘리곤 한다. '아버지가 정말 보고 싶다...' 저자가 아주 어릴 때 아버지를 보냈기 때문에 아버지의 큰 뜻을 당시에는 미처 알 수가 없었다. 하지만 내가 성인이 되고 중년을 거치면서, 아버지가 돌아가시면 혼자 남을 나를 위해 많은 준비를 오랫동안 했었다는 흔적들을 여러 군데에서 찾을 수 있었고, 나도 나이가 들어 당시 아버지의 나이와 비슷해지니 이제야 조금씩 아버지의 뜻을 헤아릴 수 있게 되었으며 이젠 정말 아버지와 진지한 이야기를 나누고 싶고, 내가 어릴 때 나와 어머니, 친척들, 세상 사람들에 대해 아버지가 생각하셨던 것들을 포함하여 아버지에게 지금 묻고 싶은 것들이 너무나도 많기 때문이다. 그러나 아마도 아버지를 만나면 꿈속에서 늘 그렇듯이 그냥 품에 안겨 내내 울지도 모를 일이긴 하지만 말이다...

한편으로는, 어쨌든 볼 수 없는 아버지를 그리며 너무 슬퍼하지는 말아야겠다는 생각이 들곤 한다. 내가 만약 지금 나이에 아주 어린 아들이 있는데 내가 죽어서 그 아들 곁을 떠난 후, 홀로 남은 아들이 나를 보고 싶다며 오래도록 슬피 운다면 얼마나 내 가슴이 찢어지게 아프겠는가? 그럴 때 내가 아무리 극락왕생을 누리고 있다한들, 아들이 있는 곳이 설령 지옥 같은 곳이라도 당장 아들 곁으로 가고 싶어 할 텐데... 내게 아무리 오시고 싶어도 그러지 못하는 아버지가 혹시 하늘에서, 아버지가 보고 싶어 슬피 우는 아들의

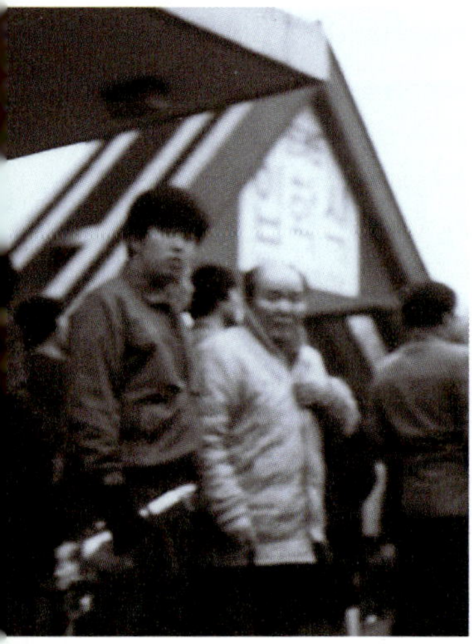

모습을 보고 힘들어 하신다면, 그건 정녕 내가 원하는 바가 결코 아니기 때문이다. 그래! 앞으로 난 꿋꿋하게 웃으면서 열심히 아버지의 며느리와 손자들을 위해, 그리고 의사로서, 학자로서의 삶을 모범적으로 잘 살다가 언젠가 때가 되면 아버지 곁으로 가야지 하는 생각을 하게 된다.

요사이 술에 취하면 내 아들 두 녀석을 모아놓고 저자는 이렇게 말하곤 한다. "내가 죽을 때는 너희들은 절대 내 옆에 있지 말거라. 그냥 각자 맡은 일을 열심히 하고 있으면 돼. 나는 혼자 조용히 할아버지 곁으로 갈거야..." 아들 녀석이 묻는다. "왜요?"

"그건... 몰라도 돼... 하지만 꼭 그렇게 하렴..."

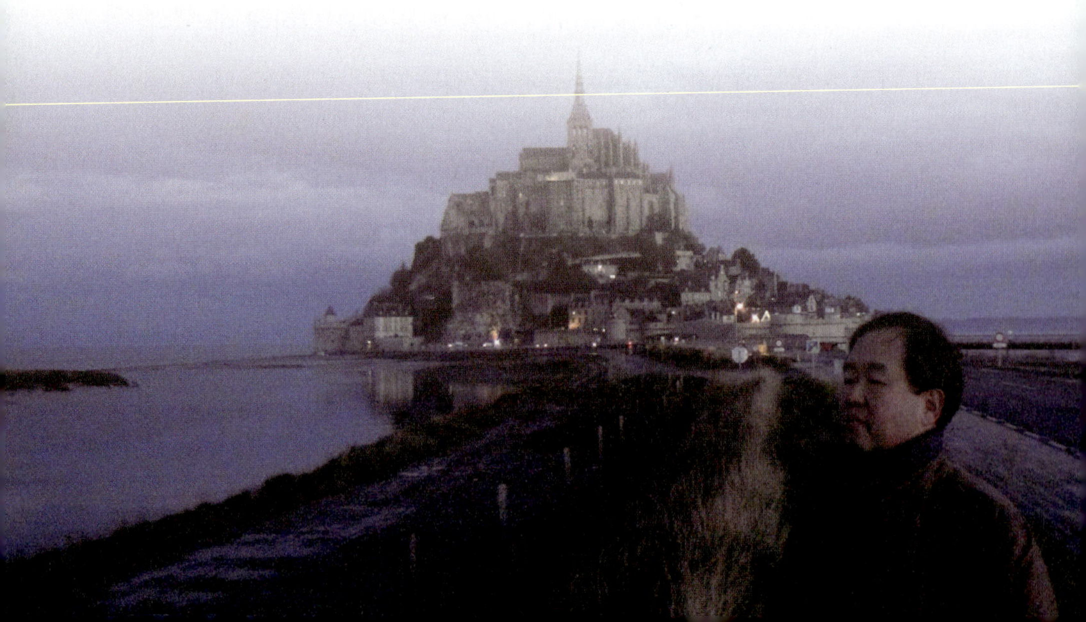

디스크는 감기다?

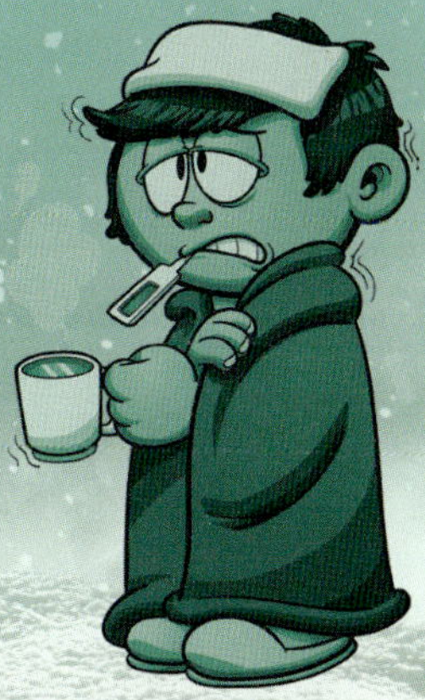

문상호 박사를 직접 만나서 진료 받거나 상담하시고 싶으신 독자분들은 **'서울 문(文) 정형외과의원'**으로 오시면 됩니다.

서울 文 정형외과의원
Seoul Moon Orthopaedic Surgery

주소는 경기도 성남시 분당구 정자동 젤존타워 3차 801호이고요,
지하철 정자역 3번 출구에 바로 위치한답니다. 건물 8층입니다.
전화번호는 031-711-7533 입니다.

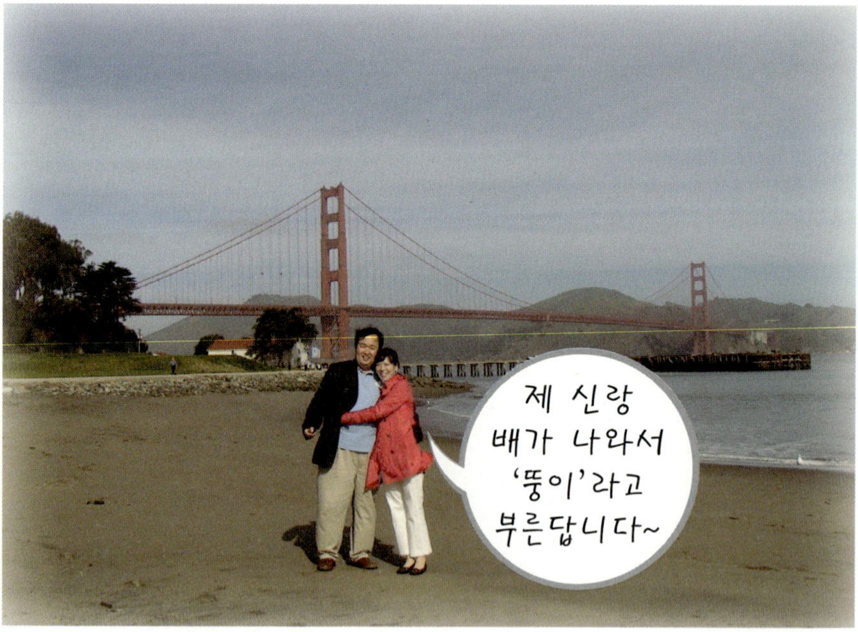

Episode 1.
뚱이 박사, 엉겁결에 '양심 의사' 되다!

2016년 초 어느 날, 다른 여느 금요일 오전과 마찬가지로 환자 진료를 외래에서 보고 있었다. 한 11시쯤 되었을까? 장년 쯤 되어 보이는 남자 환자가 MRI(자기공명영상) 사진을 들고 와서는 자기가 어떤 치료를 받아야 좋을지 저자에게 물었다. 저자는 필름 상 환자의 디스크가 심해 보이지 않기에 "대단치 않은데요? 물리치료나 받으세요."라는 요지로 설명하고 있었는데, 그 순간...

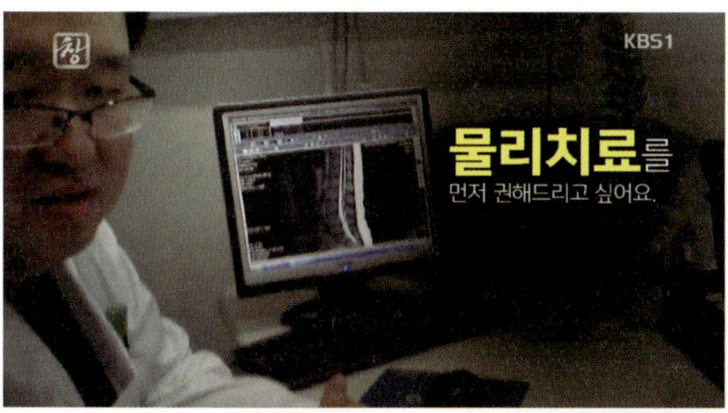

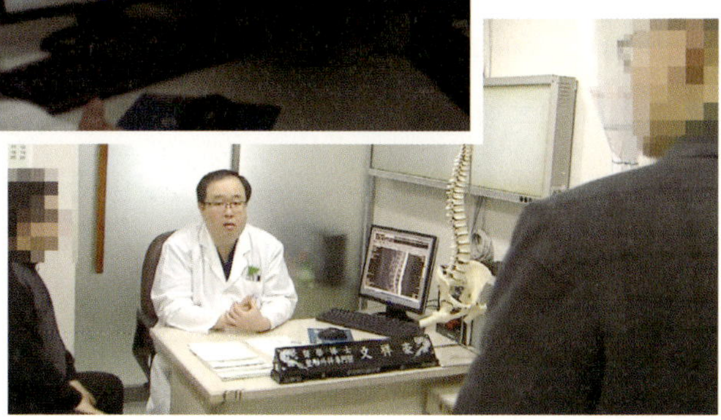

KBS '시사기획 창' 화면 캡쳐 (2016. 3. 22.자 방송)

갑자기 외래 문을 박차고 카메라와 사람들이 들이닥치는 것이 아닌가? '아이구, 뭔 일이 났구나? 이 환자 혹시 보험 사기에 연루된 사람인가?'하는 생각이 번뜩 뇌리를 스치고 지나갔다. 그런데 가장 앞서서 들이낙친 사람이 저자에게 하는 말, "저희는 KBS '시사기획 창'이라는 프로그램에서 나왔습니다. 이 환자는 저희가 설정한 환자이구요, 선생님은 다른 의사 분들과는 아주 다른 의견을 주셨고 그 의견이 옳다는 것을 우리는 이미 알고 있기에 선생님께 실례를 무릅쓰고 이렇게 인사드립니다. 혹시 취재에 응해주실 수 있으신지요?" 허... 참. 50이 넘게 살다보니 벼라별 일이 다 생기는구먼... 살짝 기분이 나쁘긴 하였으나 저자의 의견이 옳다고 하니 취재에 응하지 않을 이유는 없는 터, 인터뷰에 응하고 그들의 질문에 답변을 이어갔다.

우선 담당 PD가 저자에게 물었다. "다른 병원들은 아주 심각하다, 수술해야 한다고 말하던데 왜 선생님의 견해는 이리도 다른 것입니까?" 저자는 답했다. "디스크는 감기와 비슷해요. 감기를 수술합니까? 물론 만성 중이염이나 폐 농양 같은 특수한 합병증으로 감기가 진행한다면 수술을 해야 하겠죠. 그러나 대부분의 감기는 그냥 놔두어도 저절로 자연 치유가 되기 때문에 주로 비수술적 치료로써 증상 위주의 치료를 하는 것입니다. 예컨데 온 몸이 쑤시고 아프면 타이레놀 같은 진통제를 주고 콧물이 심하면 콧물약을 주는 것처럼 말이지요. 디스크도 마찬가지입니다. 왜냐하면 디스크도 대부분 자연 치유되는 질환이기 때문입니다. 따라서 증상 위주의 치료, 즉 물리치료를 우선 권해드렸던 것입니다."

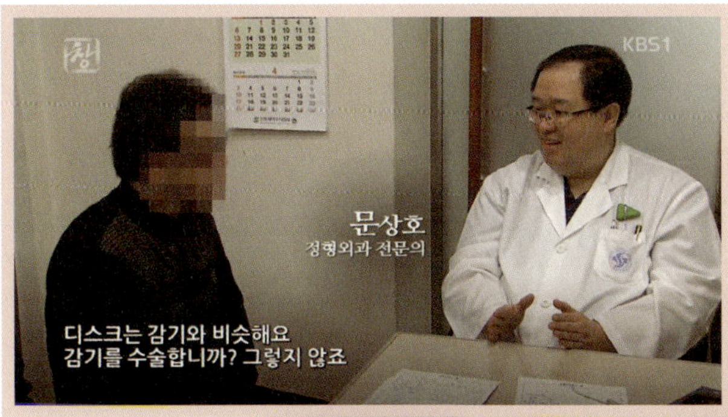

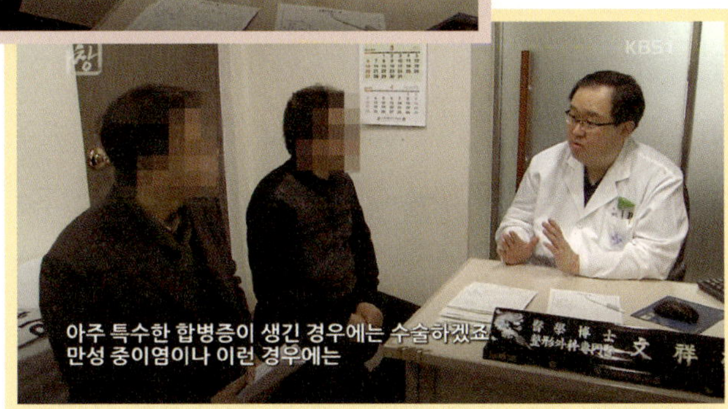

KBS '시사기획 창' 화면 캡쳐 (2016. 3. 22.자 방송)

사실은 이랬다. 방송국에선 이 환자를 데리고 이미 모 대학병원에 가서 사전에 정밀 검사를 하였고 그 결과, 아주 경미한 디스크만이 있다는 진단과 별다른 치료가 필요 없는 정도라는 '답'을 취재진들은 미리 가지고 있었던 것이다. 그리고 나서 이 환자에게 PD는 서울과 경기도의 10군데 정도의 병원을 다니게 하여 의사들이 어떠한 의견을 제시하는지를 추적하여 왔다. 그러던 중 재수 없게(?) 뚱이, 즉 저자가 걸려든 것이다. 그런데 나중에 들은 이야기이지만 대부분 중증 진단을 내렸고 '만기 디스크' 혹은 '급진 디스크'라는 저자도 처음 듣는 용어를 써 가며 환자에게 겁을 주었다고 한다. 심지어 환자가 증상이 경미하다고 해도 의사는 '아파서, 괴로와서 못 살게 될 거다'라는 말까지 하였다고 하니 사실 저자가 믿기 어려울 정도이다. 어쨌든 이러한 저자의 인터뷰가 방송을 탔고 그 후 어찌 되었을지 독자들은 상상해보시라... 그야말로 환자들이 구름처럼 몰려들었다. '양심 의사'를 만나겠다고 말이다. 솔직히 저자가 뭐 그렇게 내세울 수 있는 멋진 양심 의사는 아니다. 저자보다 더욱 더 훌륭하고 양심적인 의사들이 워낙 많이 있으니 그 분들에게는 부끄러운 일이 아닐 수 없겠다. 어쨌든 매스컴의 위력을 실감하면서 갑자기 많아진 환자들을 한동안 버겁게 진료해야 했고 세월이 많이 흐른 지금까지도 방송을 보고 저자를 찾아오는 분들이 가끔가다가 있는 걸 보면 방송의 힘은 참으로 대단하다는 것을 새삼 느끼곤 한다. 한편 방송 직후 인터넷을 검색해 보니, 온라인상에서 저자의 현재 근무 병원을 네티즌들이 찾아내려는 노력은 실로 추리 소설의 명탐정을 방불케하는 추적 과정들이었는데, '예전에 포항에 있었다.' '지금은 어디냐?' '살아있는 허준 선생이다.' '이 시대의 양심적 의료인이다.' 등등 차마 저자가 보기에도 웃지 못할, 민망한 댓글들이 줄줄이 달리는 것이 아닌가! 신상 털기란 바로 이런 것이로구나. 결국은 저자의 병원까지 알아내어 먼 지방에서도 왕림을 해 주시는 환자분들을 보고 저자는 한번 더 놀랄 수밖에 없었다...

그렇다면 왜 저자는 엉뚱하게도 디스크가 감기와 비슷하다고 주장하는 것일까? 다음 에피소드에서 알아보도록 하자.

Episode 2.
디스크가 뭐에요?

일단 '디스크'란, 어떠한 질병의 이름이 아니라는 것을 독자들은 알아야 한다. 디스크는 정상적으로 인체의 척추에 있는 중요한 구조물이다. 우선 오른쪽 그림을 보자. 이 그림들은 척추 뼈 모형의 전체 모식도로서 앞에서 본 그림과 옆에서 본 그림으로 이루어져 있다. 연한 황토색의 척추 뼈들 사이로 마치 고무 같은 파란색 디스크가 껴 있는 모습이다.

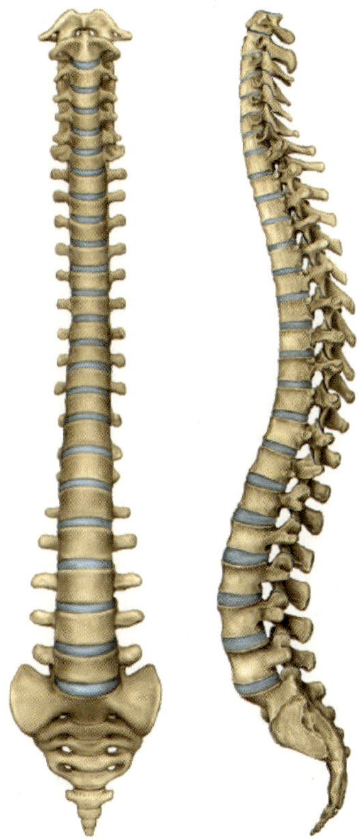

왼쪽이 앞에서 본 그림이고,
오른쪽이 옆에서 본 그림이다.

아래 그림처럼 옆에서 본 척추 모식도를 확대하여 보면 뼈와 디스크의 구분에 도움이 되리라. 오른쪽 동그란 확대 사진에서 황토색 영역이 뼈이고 파란 영역이 디스크이다. 그 내부로 노랗게 지나가는 부분이 뇌에서부터 내려오는 신경 다발인 '척수'다.

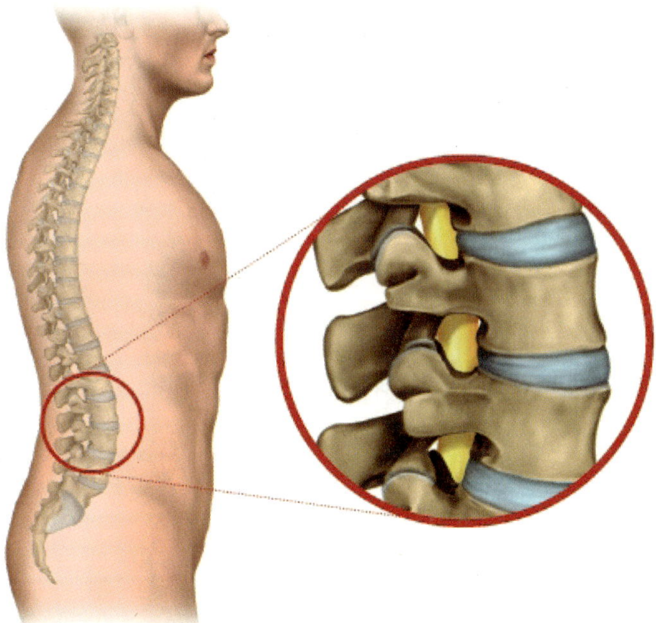

이렇게 뼈들 사이에 마치 고무 패킹처럼 껴 있는 디스크는 제법 중요한 역할을 수행한다. 뼈들을 잘 연결하여 척추 뼈들이 원만한 배열을 이루도록 만들고, 완충 작용을 하여 충격을 흡수하도록 도와줌으로써 걷거나 뛸 때 체중이나 외부 압력이 척추 뼈로만 가지 않고 분산되도록 하는 중요한 역할을 하는 것이다. 그런데 잘 이해가 안 된다고? 걱정마시라... 이렇게 한번 비유를 해보자. 신발을 안 신고 맨발로 뛰는 것과 푹신하고 잘 만든 신발을 신고 뛰는 것이 차이가 있을까?

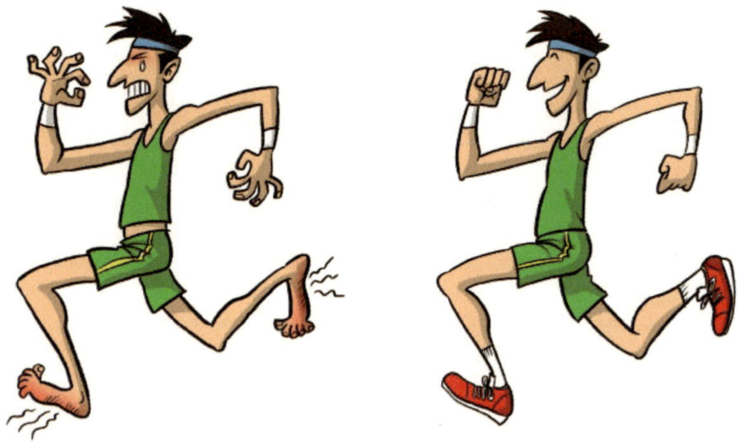

물론 있다. 제대로 된 신발을 신고 뛰는 것이 훨씬 더 편안할 것이다. 바로 그러한 원리에 의하여 척추 뼈에 마치 신발이 신겨 있듯이, 쿠션 기능을 함으로써 편안하게 인체가 활동할 수 있도록 만들어 주는 기능을 바로 디스크가 하는 것이다. 만약 척추 뼈만 연달아 있다면 어떻게 될까? 아마도 걷거나 뛸 때 상당한 충격이 곧바로 뼈를 통하여 올라가서 가장 꼭대기에 있는 뇌에 전달이 됨으로써 피로도 증가 및 퇴행성 변화가 빨리 초래되어 끔찍한 결과가 올 것이다. 더구나 뼈에 골다공증이 발생하거나 해서 조금이라도 약해져 있다면 완충 작용을 하는 디스크가 없으므로 사소한 외력에도 바로 골절, 즉 뿌러져서 극심한 통증 및 변형을 유발하게 될 터이니 디스크란 얼마나 고마운 존재인지 독자분들은 알 수 있을 게다.

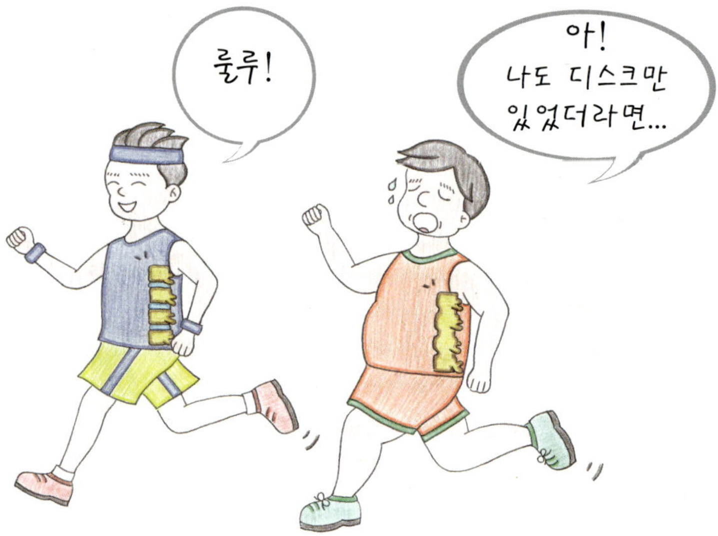

그런데 이렇게 고무처럼 탱탱하던 디스크가 세월이 흘러 변성이 되고 외부 압력에 오랫동안 시달리게 되면 흐물흐물해지는데 이 상태를 '**디스크 변성**'이라고 하고, 많은 문제들을 일으키게 된다. 퇴행성 변화라고 생각해도 좋다. 오른쪽 45 페이지 MRI 사진을 보자. 화살표로 가리킨 디스크는 다른 디스크들과 달리 유달리 까맣게 보인다는 것을 독자들은 알 수 있을 것이다. 속칭 '블랙 디스크 질환'이라고 부르는 이유이며 다른 말로 '디스크 내장증'이라고 불리우기도 한다. 즉 디스크가 변성된 것이다.

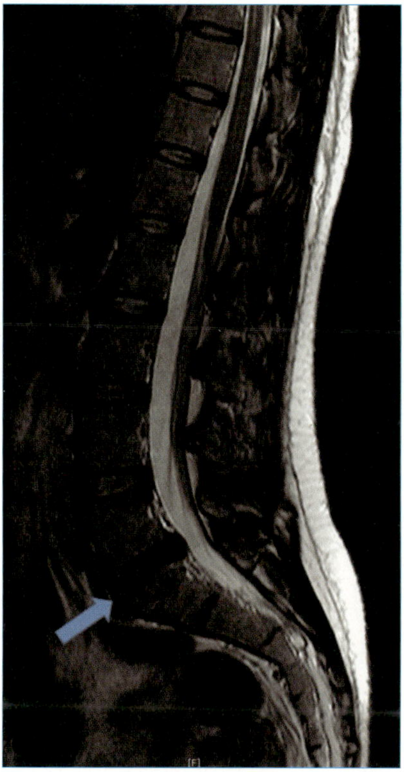

이 MRI 영상은 티투(T-2)라는 세팅이다. 앞서 말한 대로, 화살표가 가리키는 디스크는 다른 디스크들과는 색깔이 다르다. MRI는 세팅을 여러 가지 조합으로 달리하여 각각 색깔이 다르게 보이도록 할 수 있고 그 중 하나의 세팅이 티투(T-2)인데, 물과 지방이 주로 하얗게 보이게 된다. 이 세팅에서 어떤 디스크가 이렇게 까맣게 변하면 '아하, 이 디스크는 퇴행성 변화, 즉 변성이 되어 있는 것이로구나.'라고 알 수 있는 것이다. 즉 수분을 잃고 탱탱해짐도 잃은 상태가 되어서 이렇게 까맣게 보이게 된다. 물은 하얗게 보이는데, 변성된 디스크는 내부의 물 성분이 줄어들게 되어 디스크가 까맣게 보이도록 기여를 하게 되는 것이다. 이게 도대체 몇 번 디스크냐고? 저자에게도 환자들이 이렇게 몇 번째 디스크가 병이 있냐고 묻는 경우가 많다. 그런데 디스크는 자체의 번호가 아니고 양쪽 뼈의 번호로써 위치를 매긴다. 다음 46 페이지 그림을 보자.

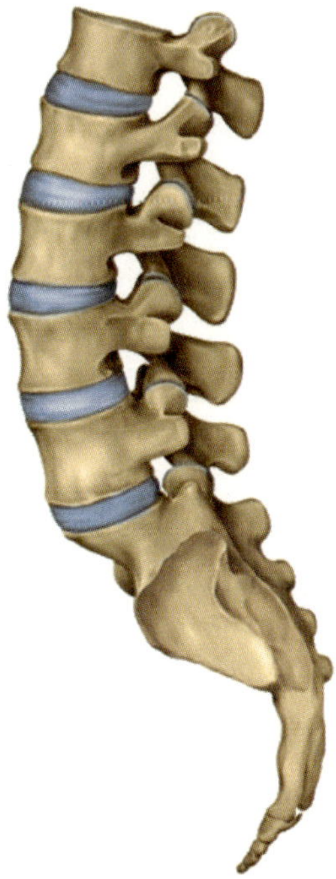

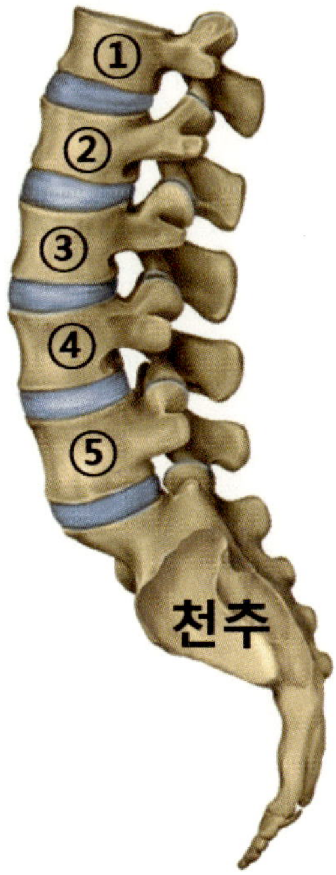

허리 척추뼈를 '요추'라고 하는데 이 요추는 5개의 뼈로 이루어져 있고 머리쪽부터 1번, 2번... 하는 식으로 뼈의 이름을 매긴다. 요추 아래에는 '천추'라는 길다란 척추뼈가 있어서 요추들과는 구분된다. 반대 방향으로 천추 바로 위에 있는 뼈를 5번 요추, 그 위는 4번, 이런 식으로 번호를 매기는 것이 좀 더 편하리라. 요추보다 머리쪽으로는 갈비뼈를 달고 있는 흉추들이 존재하므로 요추들과 구분이 가능하다. 디스크는 운명적으로 두 개의 뼈 사이에 위치를 하므로, 예를 들어 '4번, 5번 디스크' 혹은 '제 4, 5 요추간 디스크'라는 식으로 불리우게 되는데 이들 모두 4번 요추 뼈와 5번 요추 뼈 사이

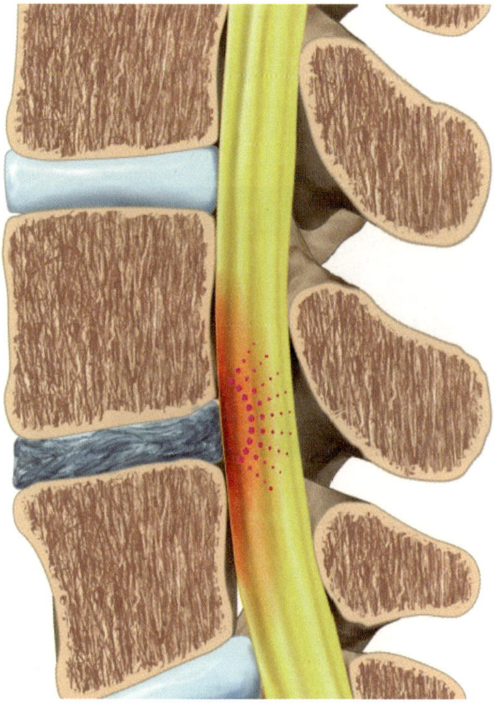

변성된 디스크로부터 알갱이 들처럼 화학물질이 터져서 노란색 영역인 척수를 자극하는 그림

에 존재하는 하나의 디스크를 가리키는 말이 된다. 디스크를 흔히 '추간판'이라고도 부른다.

우선 까맣게 변성된 자체만으로도 허리에 문제를 일으킬 수 있는데, 디스크가 변성되어 내부 물질이 화학적으로 변화된 상태에서 손상된 섬유륜(디스크를 싸고 있는 포장지)을 통해 새면 후방에 있는 척수(뇌신경 다발)를 변성된 물질들이 직접 자극할 수 있는 것이다. 이렇게 되면 요통 혹은 다리로 뻗치는 양상의 통증까지도 나타날 수 있게 된다.

다음으로 사람들이 흔히 '디스크'라고 하는 '디스크 탈출증'에 대해서 알아보려면 간단히 디스크의 구조에 대한 이해가 필요한데 마치 과일 중 귤과 비슷하다고 생각하면 된다.

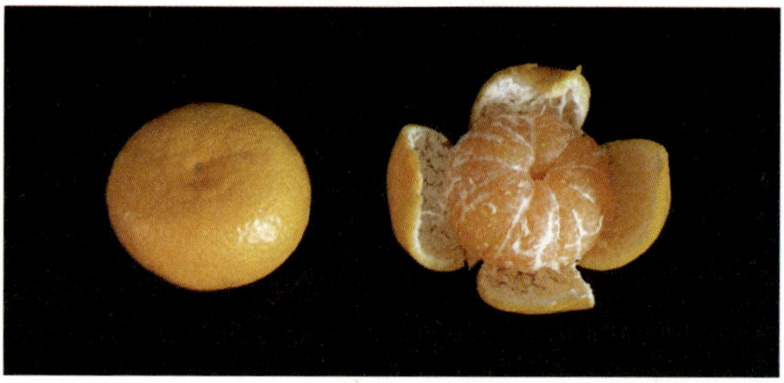

자, 아래 그림은 허리의 척추, 즉 요추를 칼로 베듯 잘라서 그 단면을 보는 그림이다.

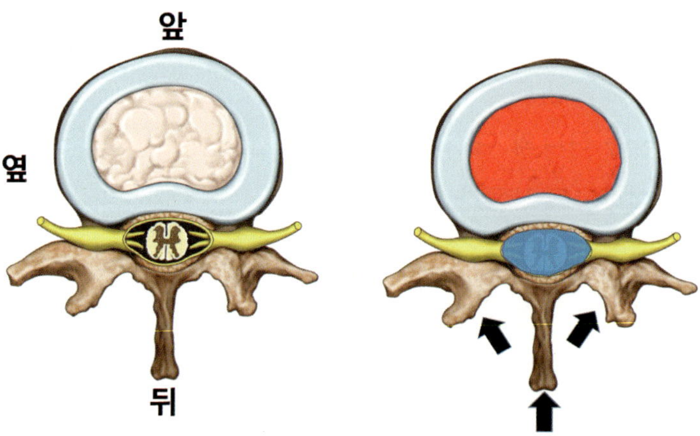

디스크의 모식도, 우선 왼쪽 그림을 보자. 귤껍질처럼 외부를 둘러싸고 있는 하늘색 테두리가 섬유륜이고 귤 알맹이 같은 내부의 분홍색 영역이 수핵이다. 왼쪽 그림에 대한 설명 그림이 오른쪽 그림이다. 빨간 영역은 수핵, 파란 영역은 척수이고 검은 화살표들은 뼈를 가리키고 있다.

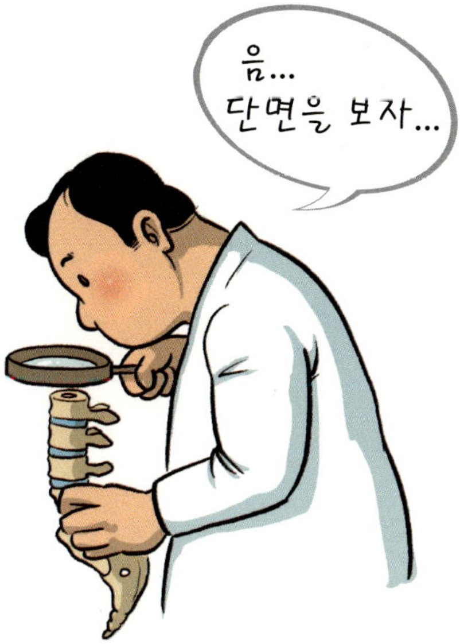

위에서 내려다본다고 생각하면 된다. 왼쪽 48 페이지 아래 그림에서 보듯이 디스크는 외부에서 귤껍질처럼 싸고 있는 하늘색 섬유륜이 있고 그 껍질을 벗겨내면 내부에 귤 알맹이 같은 분홍색 수핵이 있게 되는데, 왼쪽 그림에 대한 설명 그림이 오른쪽에 있다.

오른쪽 설명 그림에서 빨간 영역으로 칠한 부위가 수핵인 것이다. 파란 영역은 '척수'라는 뇌신경 다발이고 양 옆으로 노란색의 신경이 분지되어 나아가서 하반신의 감각, 운동 등을 지배하게 된다. 척수가 있는 공간을 '척추관'이라고 부르는데, 이 공간이 잘 유지가 되어야 환자가 편안하게 지낼 수 있으리라. 한편, 척수의 뒤에는 검은 화살표들이 가리키는 뼈가 척수를 덮듯이 보호하고 있다.

그런데 이 섬유륜이 틀어져서 균열이 생기면 많은 문제들이 초래된다. 아까 이야기했던 변성된 디스크의 화학적 물질들이 척추관 내로 분비되어 척수 및 신경들을 자극함으로써 통증을 만들어낼 수 있고 다음 단계로는 수핵이 이 틈을 삐집고 튀어나가게 되어 여러 문제를 발생시키게 된다. 이렇게 되면 바로 우리가 흔히 말하는 '디스크'가 되는 것이다. 정확히 말하면 '디스크 탈출증' 혹은 '추간판 탈출증'이라 불러야하지만...

자, 그렇다면 디스크의 심한 정도를 어떻게 나누고 있을까? 디스크의 단계별 분류를 위해 우선 정상 디스크의 모식도를 이렇게 그려보자.

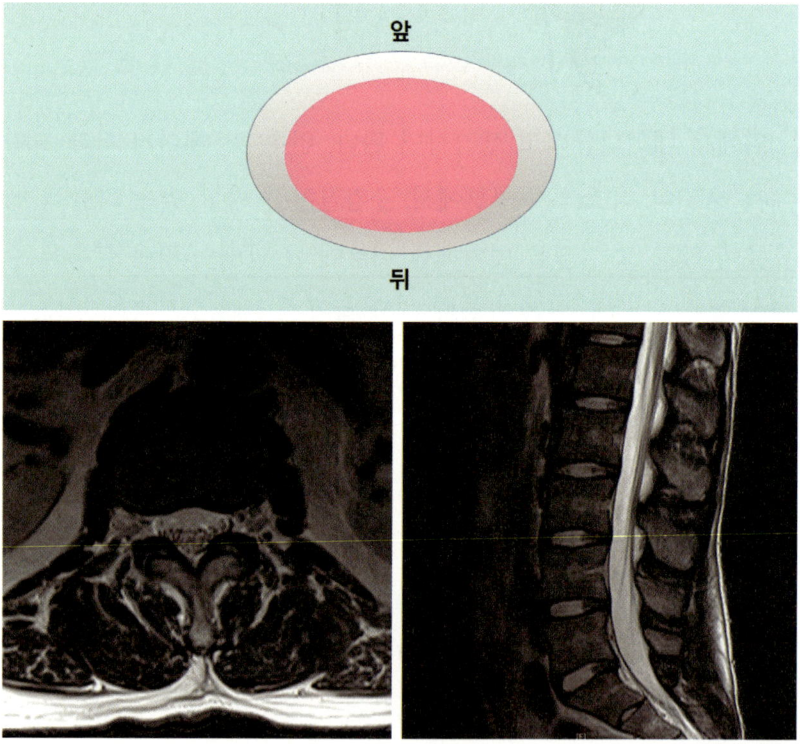

정상 디스크 모식도 및 MRI 영상. 모식도에서 회색 테두리가 섬유륜이고 내부의 분홍색 영역이 수핵을 나타낸다. 아래 MRI 사진들 중 왼쪽 사진은 단면도이고, 오른쪽 사진은 옆에서 본 영상인데 척추관이 넓게 잘 유지되고 있다.

MRI 검사 결과를 토대로 디스크를 그 심한 정도에 따라 4단계로 나누는데, 첫번째 단계가 섬유륜이 퇴행성 변화로 인해 약해져 늘어남으로써 디스크가 전체적으로 커지게 되어 불룩해지는 상태로서 흔히 '**디스크 팽윤(Bulging)**'이라고 부른다. 이 때는 당연히 섬유륜의 파열은 없다. 즉 포장지는 터지지 않은 것이다.

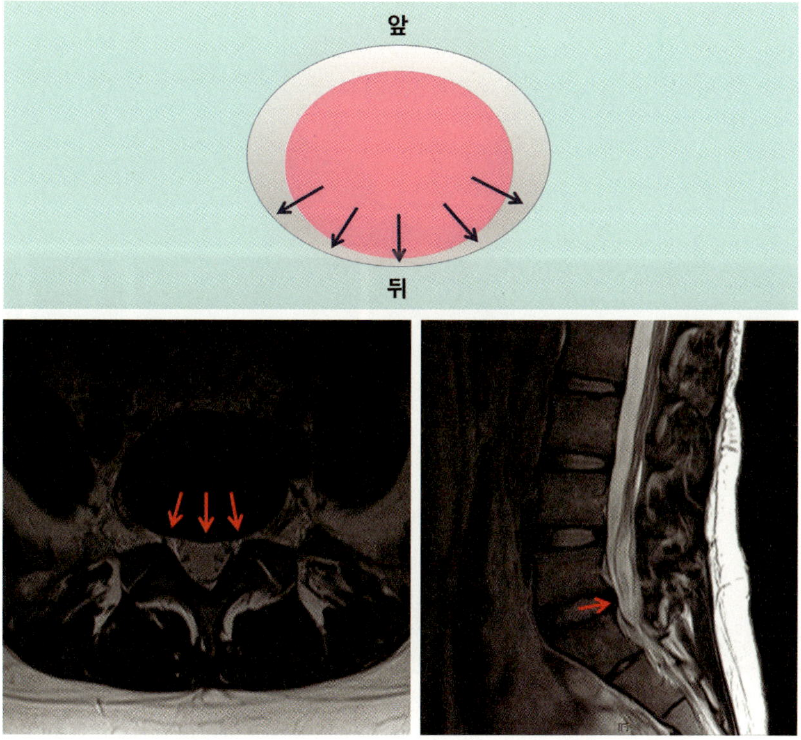

팽윤의 모식도 및 MRI 영상, 화살표들이 팽윤되는 방향을 가리키고 있다. MRI에서 팽윤된 디스크로 인해 척추관이 약간 좁아졌지만 심하지는 않다.

돌출(Protrusion)은 확연하게 디스크가 튀어나가려 하지만 섬유륜의 바깥쪽이 아직 터지지 않아 수핵이 돌출만 되어 있을 뿐, 아직 척추관 안으로는 진입하지 못하는 상태이다. 비록 포장지가 일부 훼손되었지만 아직 바깥쪽 포장지가 괜찮아 내용물이 척추관 내부로 흘러나오진 않은 상태인 것이다.

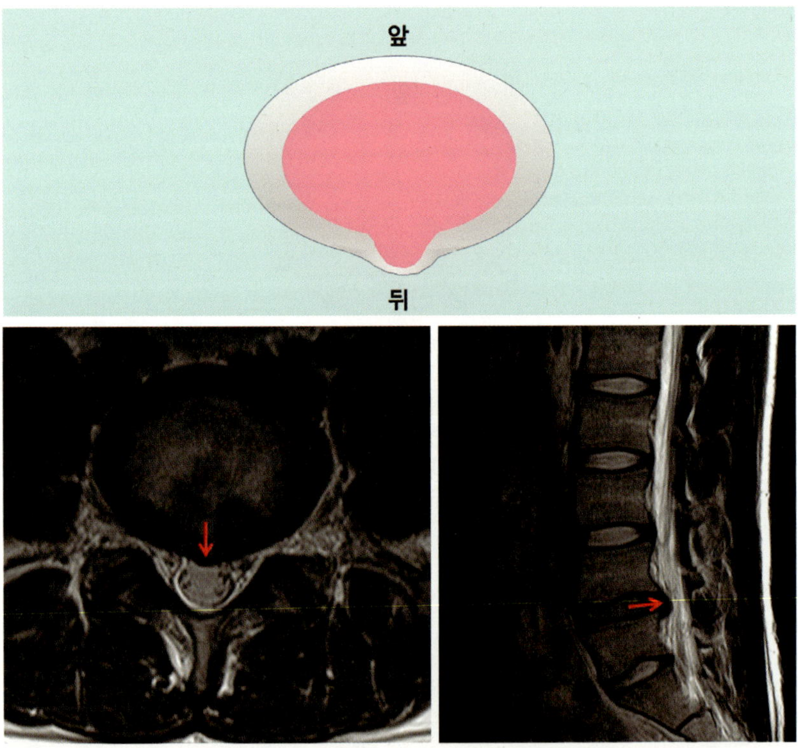

섬유륜의 안쪽 층을 뚫고 수핵이 탈출하려 하지만 섬유륜의 바깥층이 아직 정상이므로 척추관 안으로는 진입하지 못하는 상황이 '돌출'이다. 팽윤에 비해서 돌출에서는 척추관이 꽤 좁아진 것을 알 수 있다.

그러나 섬유륜의 바깥쪽마저 터진다면 수핵이 척추관 내로 진입하게 된다. 이러한 형태가 **탈출(Extrusion)**인 것이다. 즉 포장지가 완전히 터진 상태를 말한다.

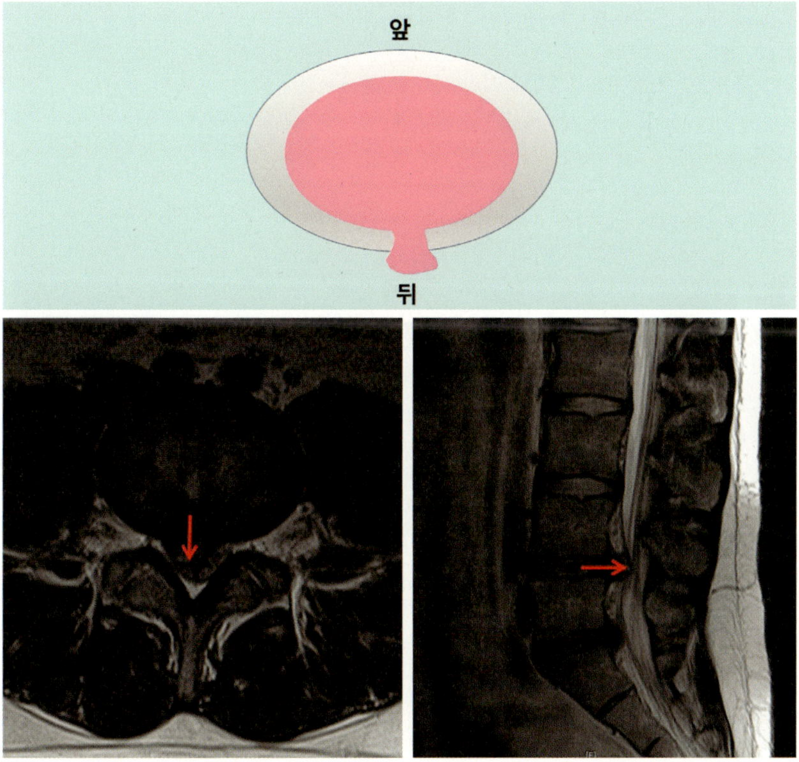

섬유륜이 완전히 뚫려서 수핵이 척추관 안으로 진입(빨간 화살표)하게 되는 것이 '탈출'이다.

격리(Sequestration)는 모체라고 할 수 있는, 가운데 위치한 커다란 디스크 수핵으로부터 일부가 인공위성처럼 분리되어 떨어져 나간 상태를 말한다. 이렇게 되면 조각이 되어 척추관 내를 떠돌게 된다.

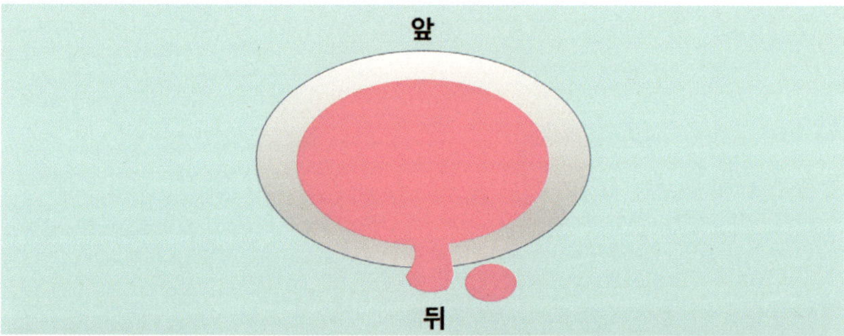

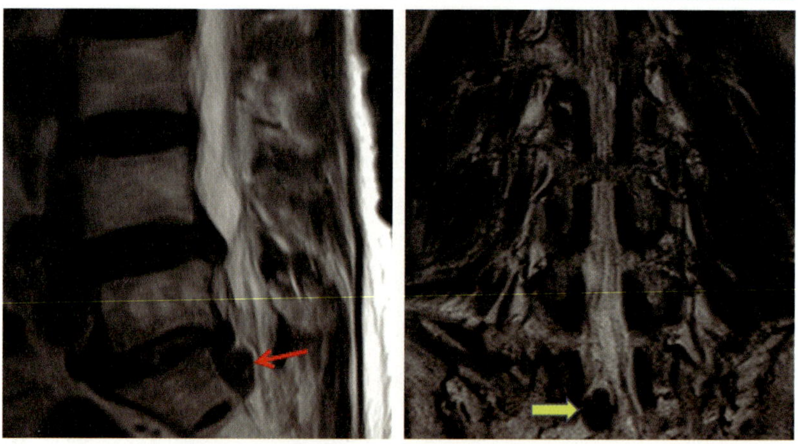

조각이 분리되어 척추관 안을 떠도는 것이 격리이다. 흔히 조각이 위, 아래로 움직이기 때문에 MRI의 횡단면에선 조각이 잘 안보이는 경우가 많아서 환자의 옆면, 전후면에서 각각 길게 자른 MRI 영상들을 여기서 제시하였다. 떨어져 나간 디스크 조각을 화살표가 가리키고 있다.

디스크란 원래 섬유륜이라는 보자기에 잘 밀봉이 되어 있어야 행복한 상태인데 이것이 터져서 다른 인체 조직에 닿게 되면 상당한 자극을 발생시키게 된다. 즉, 터져 나온 디스크 조각들은 근처 조직에 대하여 극심한 염증을 척추관 내에서 일으켜서 주변 신경이나 척수가 화학적으로 손상되어 굉장한 통증을 유발하게 되는 것이다. 거의 대부분 변성된 디스크들이 이러한 디스크 탈출증을 일으키는데, 똑같지는 않지만 비유를 한다면 깨끗했던 물이 썩으면 악취를 풍기고 유해한 물질이 만들어지듯이 디스크도 정상일 때는 괜찮지만 검게 변하면 각종 유해물질을 생성한다고 생각하면 좀 더 이해가 쉬우리라. 그래서 극심한 염증을 발생시키게 되는 것이다.

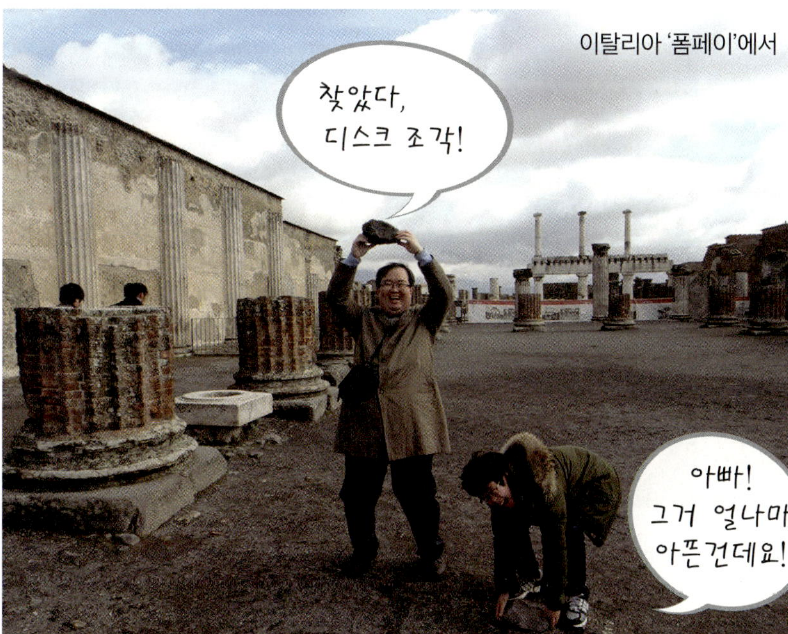
찾았다,
디스크 조각!
아빠!
그거 얼나마
아픈건데요!
이탈리아 '폼페이'에서

그런데 이러한 현상은 마치 아래 사진의 '위궤양'과 유사하다고 할 수 있다. 아니, 디스크 얘기를 하면서 웬 위궤양이냐고? 일단 저자의 설명을 들어주시라... 위장은 점막으로 잘 덮여 있어야 행복해진다. 하지만 점막의 일부가 없어지면 보호막이 제거되는 것이므로, 그 결과 위산이 위벽 내부를 공격하여 파괴시킴으로써 궤양을 일으키게 된다. 위산은 고농도의 산성 분비물이라서 염산처럼 강한 독성을 가지고 있으나, 위 점막은 이 위산이 문제를 일으키지 못하도록 위장 관 내부 벽을 고이 덮어 보호하는데, 이러한 보호막이 파괴되는 경우에는 위산이, 인체의 일부인 위 내벽을 화학적으로 부식시켜서 깊게 패이게 만드는 것이다. 이렇게 궤양이 되면 상당히 속 쓰린 통증을 느끼게 되리라.

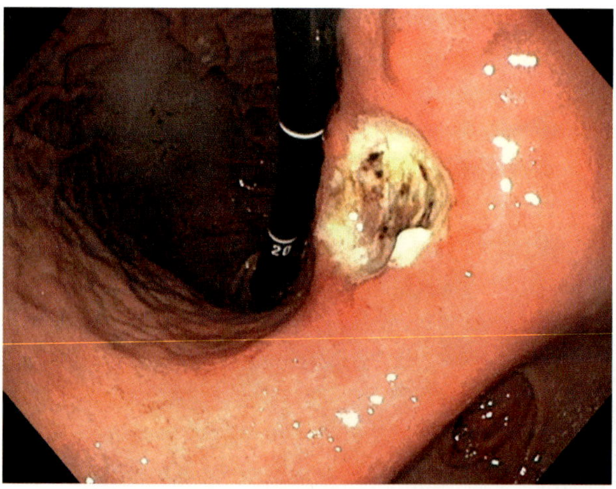

위궤양 사진. 위장 내시경 줄이 검은 화이버로 보이고 가운데 부분에 주위 분홍색 점막과는 다른, 약간 노란색을 띤 궤양이 보인다. 즉 점막이 없어져 위벽이 파괴된 부위인 것이다.

디스크도 섬유륜에 잘 싸여 있어야 하는데 섬유륜을 뚫고 나와 버리면 주변 정상 조직에 화학적으로 유해한 자극을 주게 되어 통증을 발생시키게 된다.

이러한 화학적 작용 외에 또 다른 방식으로도 디스크는 통증을 유발할 수 있는데, 기계적으로 직접 신경 조직을 압박하여 통증을 발생시키는 것이다. 자, 한번 독자들의 윗팔을 수건으로 동여맨다고 가정해보자.

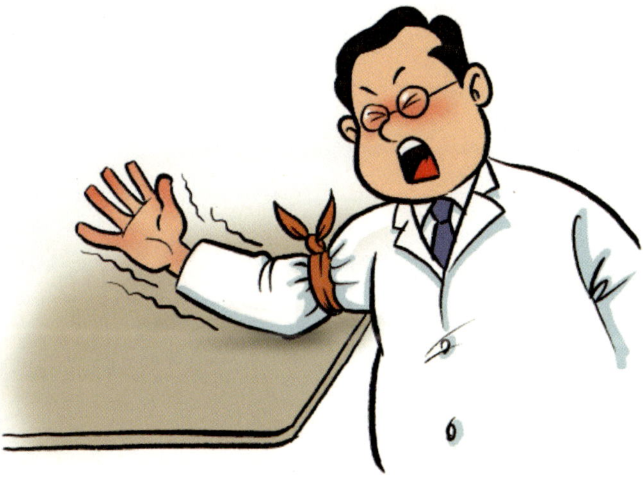

물론 수건으로 동여맨 바로 그 자리도 아프겠지만 이상하게도 아래팔과 손까지 저리고 아파 오는 것을 알 수 있을 것이다. 왜 그럴까? 그 이유는 수건이 조여짐으로써 그 조여지는 횡단면에 있는 신경들이 눌리게 되고, 따라서 그 신경이 지배하는 아래팔과 손에 저림과 통증이 유발되는 것이다. 여러분들이 잘못 팔을 베고 자면, 깨어나서 한참을 팔과 손이 저림으로 해서 고생하게 되는 경우가 있는데 이도 이러한 현상 때문에 발생하는 증상이다. 그렇다. 디스

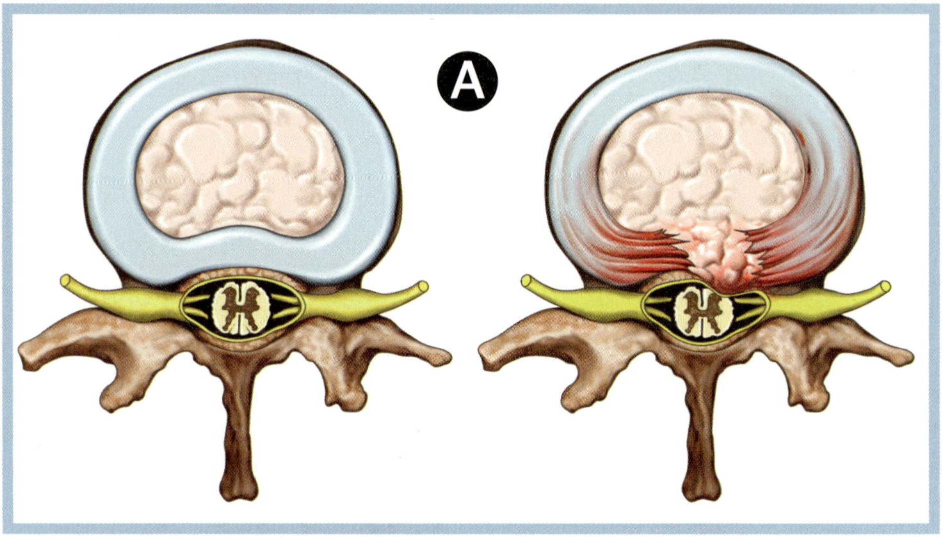

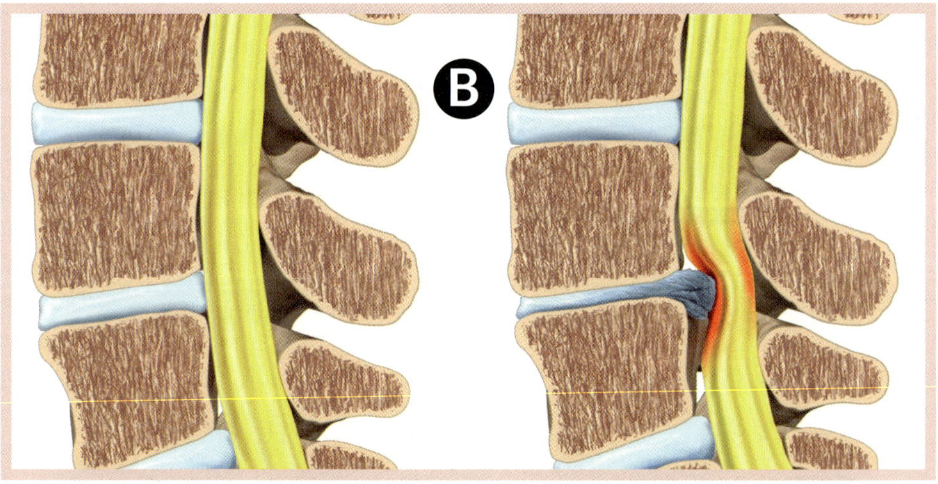

디스크가 신경을 누르는 모식도. Ⓐ 그림들이 인체를 횡단면으로 자른 모식도들이고 Ⓑ 그림들은 옆에서 위아래로 길게 자른 모식도이다. 각각 왼쪽은 정상, 오른쪽은 디스크가 터져 나온 상태를 설명하고 있다. 디스크가 척추관 내로 탈출하면 오른쪽 그림들처럼 신경을 꽤 누를 수 있다는 것을 알 수 있으리라.

크 탈출에서도 마찬가지로 척추관에서 나가는 신경을 디스크가 직접 압박하게 되면 이와 같은 원리로 신경이 압박되므로 그 신경이 지배하는 영역, 요추에서는 주로 허벅지와 아래 다리, 무릎, 발목, 발 부위에 저림과 통증이 발생할 수 있게 되는 것이다. 그런데 경추, 즉 목의 척추 부위에서는 어깨와 팔, 손목, 손까지 저리고 아플 터인데, 요추는 다리로 가는 신경들이 나오고 경추는 팔로 가는 신경들이 나온다는 것을 다시 한번 상기시키면 이러한 현상들이 이해가 되리라.

이젠 디스크가 무엇이라는 것을 대략 알 수 있을 것이다. 그럼 치료는? 급하시긴... 다음 장에서 자세히 이야기해 보도록 하자.

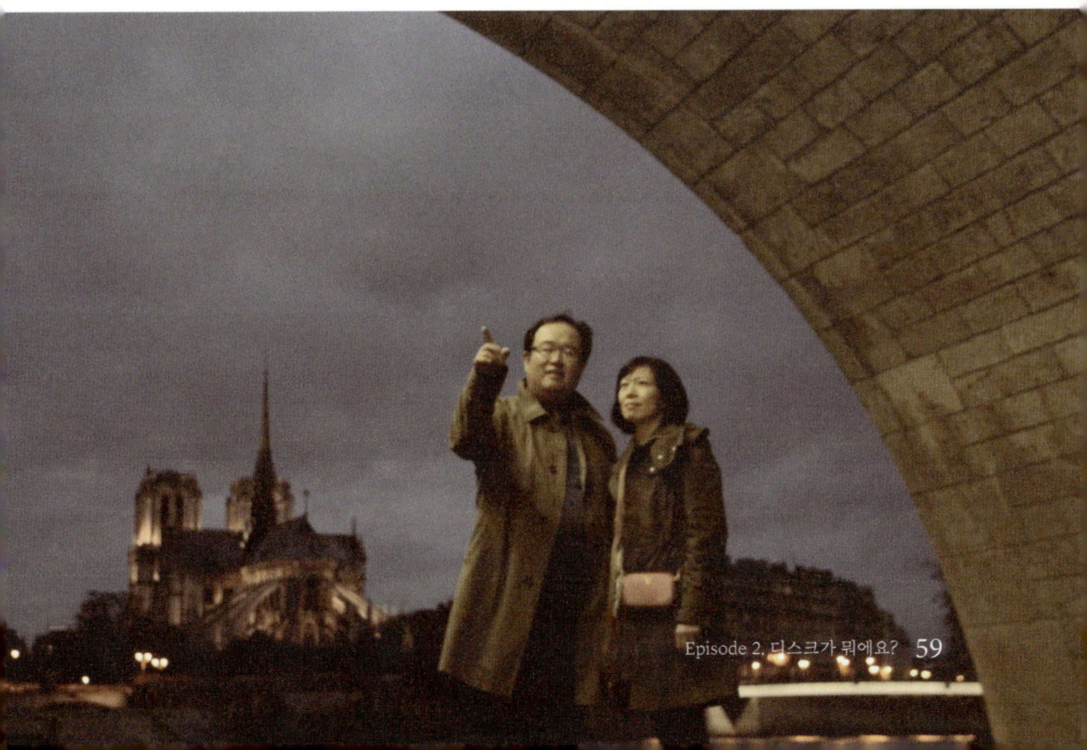

Episode 3.
디스크는 감기다?

자, 그렇다면 디스크가 튀어나오는 이런 무시무시한 상태를 어떻게 치료해야 할까? 옛날 저자의 선배 의사들은 간단히 생각했다. '튀어나온 조각을 제거하면 되지, 뭘...' 그런데 그렇게 수술을 하다 보니 물론 결과가 좋은 경우도 있었으나 간혹 여러 가지 문제들이 발생하는 경우를 경험하게 되었다. 그것은 수술로 인한 마취 사고, 그리고 수술로써 유발되는 출혈로 인해 혈종이 발생함으로써 척추관 내에서 신경의 극심한 압박이 초래되어 아예 하지 마비 및 소변, 대변 기능의 장애 등이 유래되는 경우가 드물지만 발생을 하였던 것이다.

"혈종이 뭐야?"라고 묻는 독자들이 있으리라.

혈종이란 해장국을 먹을 때 그 국 안에 있었던, 피가 굳어서 만들어지는 '선지'를 생각하면 된다.

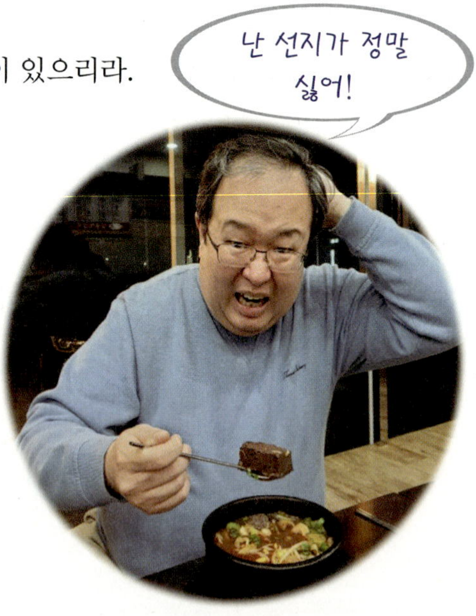

피는 혈관 내에서는 액체 상태이지만 혈관 밖으로 나오면 굳게 되는데, 척추관 내로 출혈된 피는 선지처럼 딱딱해져서 주변 신경 조직을 심하게 압박하여 파괴하게 되는 것이다. 이외에도 수술 후 단기간의 결과가 좋았어도, 장기간을 놓고 보았을 때 다시 디스크가 튀어나와 재발하거나, 수술하지 않은 다른 마디의 디스크에 문제가 발생하는 등의 곤란한 경우를 우리 선배 의사들이 당하게 되었다. 더구나 황당한 것은 수술이 비교적 잘 되었다고 의사가 판단할지라도, 수술 후 지속적으로 통증이 있어서 괴로워하는 환자들을 접하게 되는 등 미처 예상하지 못했었던 수술로 인한 여러 가지 문제들이 발생하였는데, 문헌을 보면 척추 수술 후 재수술을 필요로 하는 경우가 논문에 따라 9.5에서 25%의 빈도까지 보고하고 있는 것이 사실이다. 평균 잡아 10명을 수술하면 약 1명 이상이 결국 재수술까지 이르게 된다는 것이니 상당히 곤란한 결과가 아닐 수 없겠다. 그러니 당연히 수술적 치료에 대해 의사들도 회의를 가지는 사람들이 늘어나게 된다.

그러면서 두 가지 놀라운 논문들이 출간되어 의사들에게 생각의 전환점을 가지도록 만들게 된다. 그 중 하나는, 같은 정도의 디스크 환자들을 두 가지 다른 치료를 하여 서로 비교한 연구인데, 한 그룹은 수술을 하였고 다른 그룹은 비수술적 치료를 하였다고 한다. 그런데 예상치 못한 결과가 나왔는바, 수술을 시행한지 얼마 안되는 시점에서는, 수술 그룹이 결과가 더 좋았지만 **4년, 10년 후에 추적해보니 수술을 한 그룹이나 하지 않은 그룹이나 결과가 같았다**는 것이다. '아니, 수술을 하나, 안 하나 결과가 같다니?' 저자도 맨 처음 이 논문을 접하게 되었을 때 솔직히 믿기 어려웠었다. 하지만 이 논문은 1983년에 Weber라는 의사가, 세계적으로 권위 있는 논문집인 'Spine' 학술지에 발표한 믿을만한 논문이다. 그러나 물론, 이와는 다른 결과를 보고하는 논문들도 있다. 여기서 독자들이 알아야 할 사항은 '의학은 항상 정답만이 있는 것이 아니다'라는 것이다. 즉 수학처럼 1 더하기 1은 항상 2가 되는 식의 학문이 아니라 1 더하기 1이 1.5가 될 수도 있고 3이 될 수도 있는 이런 학문이 의학인 것이다. 즉, 기계적 혹은 수학적으로 딱 맞아떨어지는 결과만이 존재하는 학문이 아니고, 다양한 결과가 있을 수 있고 또한 다양한 해석이 있을 수 있는 학문이 의학이라는 것을 독자들은 명심해 주길 바란다. 어쨌든 Weber의 논문은 많은 의사들을 놀라게 하고 사고의 전환을 가져오게 한다. 즉 비수술적 치료로도 얼마든지 디스크를 치료할 수 있다는 걸 알게 된 것이다. 또 다른 놀라운 논문들이 나오게 되는데 여러 의사들이 MRI로 추적한 결과, 터져 나온 디스크가 수술을 하지 않아도 시간이 지나면 저절로 사라진다는 것을 발견하게 된 것이다. 오른쪽 페이지 사진들을 보자.

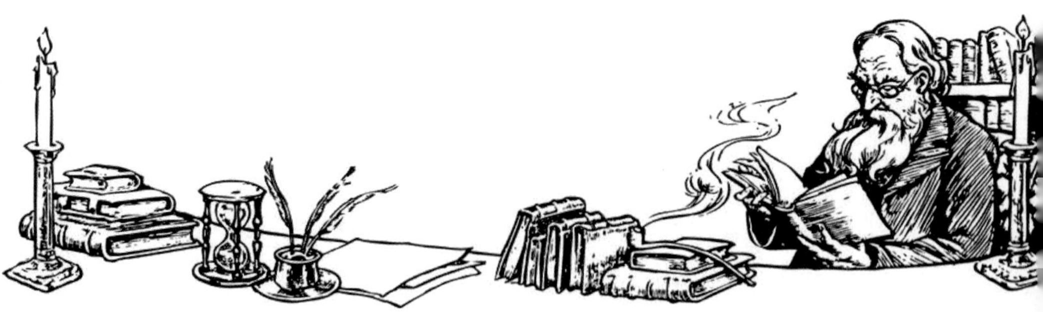

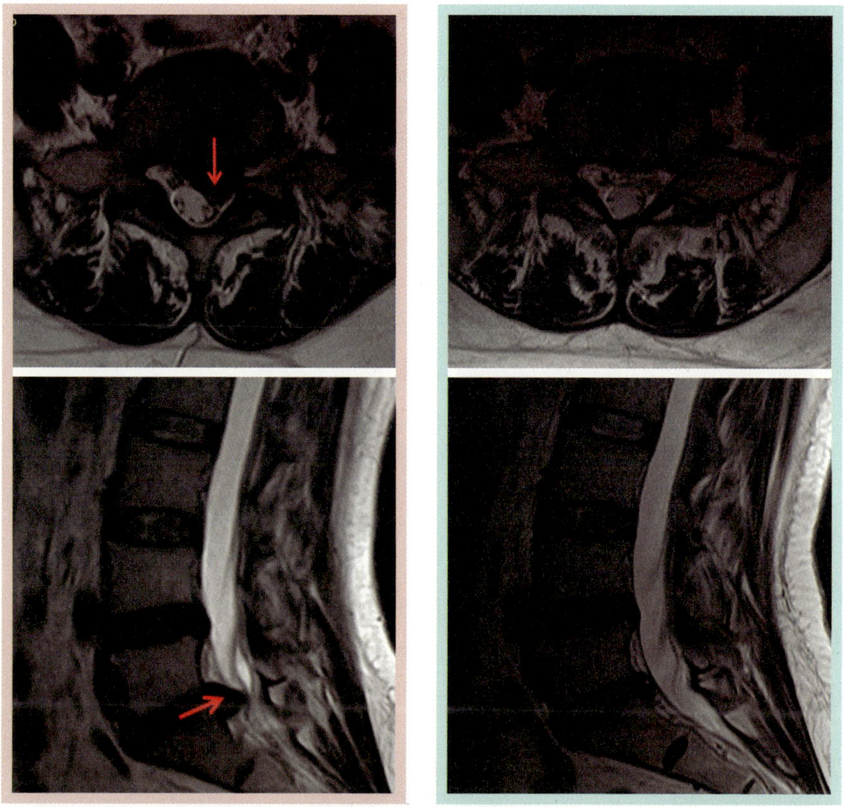

44세 여자 환자였다. 제5요추-제1천추간에 거대한 디스크가 있었다(왼쪽 사진들 화살표). 수술하지 않고 비수술 치료를 5개월간 시행한 후 다시 MRI를 찍었다(오른쪽 사진들). 튀어나왔던 디스크가 자연적으로 많이 사라졌음을 알 수 있다.

물론 모든 환자들이 이렇게 완벽하게 자연 치유 되지는 않는다. 하지만 튀어나온 디스크가 조금이라도 위축이 되어 뇌신경 다발을 압박하거나 자극하는 정도가 줄어든다면, 환자의 증상 입장에서 봐서는 꽤 드라마딕한 효과를 얻을 수 있으리라. 자, 이젠 우리 똑똑한 독자들은 금방 치료 방침을 세울 수 있을게다.

그런데 혹시라도 "그렇다면 마냥 그냥 두면 되겠네?" 설마 독자들이 이렇게 생각하진 않을 테지? 마냥 그냥 둘 수가 없는 것이, 그러는 동안 많은 환자들은 매우 아파하고 힘들어 할 것이기 때문이다. 통증을 호소하는 환자에게 "좀 참어라!"라고 하는 것처럼 무책임한 말은 없을 테니까...

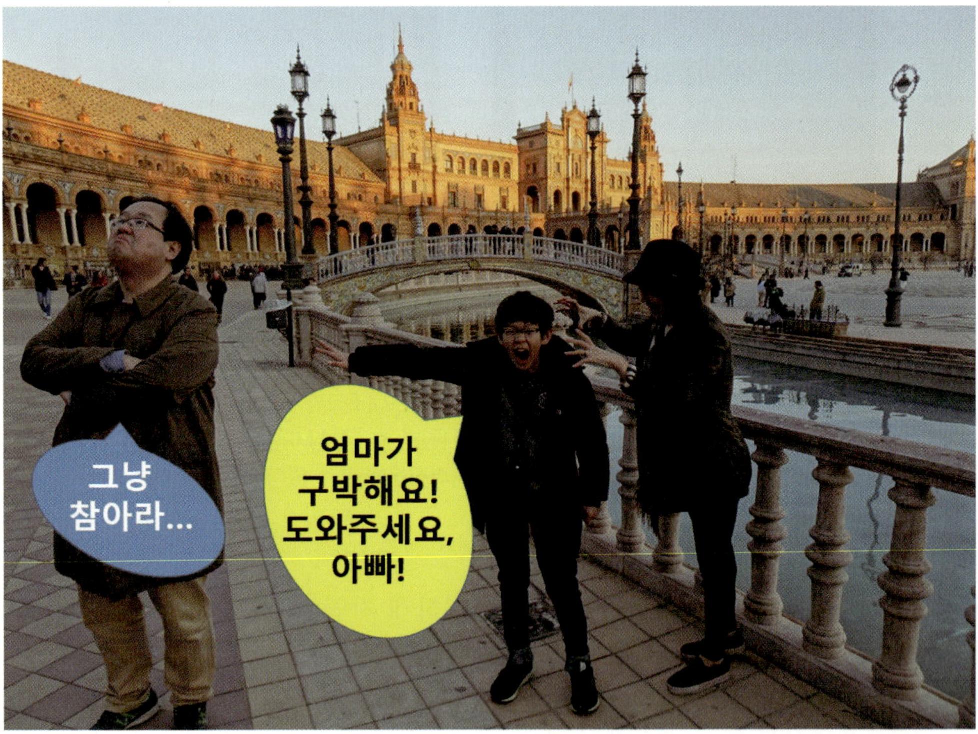

스페인 세비야에서...

하지만 통증을 조절해 주면서 기다린다면 정답에 가까운 현명한 치료가 될 수 있으리라. 그렇다. 아주 아파하는 시기만 잘 달래서 넘기면, 그 후로 디스크는 저절로 서서히 위축됨으로써 호전될 수 있기 때문에 수술하지 않고 그냥 두어도 치료를 할 수 있게 되는 것이다. 마치 감기처럼 말이다. 여기서 독자들이 감기에 심하게 걸렸던 경험을 한번 회상해 보자. 머리가 아프고 열이 나며 목이 따끔거리고 콧물이 줄줄 나게 되면 병원을 찾게 된다. 의사는 "바이러스로 인한 감기입니다."라며 약을 처방하였을 것이다. 그 약을 먹고 나면 증상이 많이 좋아져서 "아이구, 이젠 나았네!"라며 기뻐했던 기억들이 누구나 있으리라. 그러나 이건 착각이다. **처방 받은 약은 감기 바이러스를 단 한 마리도 죽이지 못한다.** 다만 윗줄에 나열한 **증상들을 줄이는 작용만을 하는 약들**일 뿐이다. 그러면 쓸데없는 치료를 한 것은 아니냐고? 아니다. 이렇게 생각의 관점을 바꾸어 보자. 환자는 무엇 때문에 괴로워했는가? 몸 안에 있는 감기 바이러스 때문에? 이것도 틀렸다. 우리 몸 안에는 무수한 바이러스 및 박테리아가 있지만 거의 증상을 일으키지 않고 공존하면서 잘 살고 있다. 그런데 유별나게 감기 바이러스는, 우리 몸에 들어오면 머리가 아프고 열이 나는 등의 증상들을 발생시키기 때문에 괴로웠던 것이다. 즉 바이러스의 침입, 그 자체보다는 이차적으로 일으킨 증상들 때문에 힘들어하게 된다. 그러한 증상들만을 없애도 환자는 다 나은 것처럼 편안해질 것이며 그러는 동안 정작 감기를 일으킨 주범들인 바이러스들은 약물이 아닌, 환자 스스로의 면역 체계에 의하여 서서히 파괴되어 치유에 이르게 된다.

그럼, 이러한 감기 치료의 원리를 어떻게 디스크에 적용할 수 있다는 말인가? 여기서 한번 척추, 관절을 전문으로 진료하는 정형외과 의사들의 교과서인 '정형외과학'을 살펴보도록 하자.

'**추간판 탈출증(디스크)에 의한 요통 및 방사통은 대부분 시간이 경과함에 따라 치료의 방법에 상관없이 저절로 호전**되며, 이는 **시간이 경과함에 따라 염증 반응이 소실되고 수핵의 수분이 감소되어 수핵의 크기가 작아지기 때문**이라고 설명된다'라고 명백히 기술되어 있다. 더 나아가서 '그러므로 **자연적으로 증상이 없어질 때까지 얼마나 환자를 편안하게 지내게 하는가가 치료의 근간**이 된다'라고 적혀있다. 매우 중요한 사항들이다. 디스크의 자연적인 흡수는 염증이 가라앉던지, 수분이 빠져나가던지 혹은 인체 내 면역 체계 등에 의해 서서히 일어나는 일이고, 이렇게 장기간에 걸쳐 자연 치유가 발생하는 동안 심하게 아파하는 '통증'이라는 증상이 나타나는 시기에만(주로 디스크 초기에 나타난다) 적절한 통증 조절 치료를 해주어 결국 통증을 해결해 주면 이것이야말로 완치가 되는 것이다. 마치 감기에서 증상 치료만 하면서 면역 체계가 바이러스를 퇴치할 때까지 기다리는 것처럼 말이다. 그래서 저자는 감히 "디스크는 감기다"라고 주장하였던 것이다.

이런 통증 조절 치료에는 여러 가지가 있다. 일차적으로 소염진통제 등의 먹는 약물 치료, 더운 찜질(핫팩) 등의 물리 치료, 안정 등이 우선 시행할 수 있는 통증 치료들이다. 이것들로도 통증 조절이 안 된다면 그 다음으로 시도할 수 있는 방법이 신경차단술 등의 주사 치료가 있겠고, 그것도 마땅치 않다면 더 나아가서 신경성형술 등의 소위 '시술' 치료도 가능하리라. 그러나 만약 이러한 비수술적인 치료에도 불구하고, 전혀 호전이 없고 통증 및 마비 증상이 진행하며 소변, 대변 보는 감각까지 이상이 오는 특별한 상황이라면 반드시 수술을 하여야 하는데, 이는 마치 감기 환자라고 하더라도 만성 중이염이나 폐 농양 같은 합병증으로 진행하는 특별한 경우라면 외과적 수술을 받아야 하는 것과 유사하다고 할 수 있을 것이다. 즉 대부분의 디스크는 비수술적 치료로써 증상 위주의 치료를 하면 되지만 소수에서는 수술을 반드시 해야 한다. 그렇다면 이렇게 반드시 수술을 해야 하는 경우는 얼마나 될까? 다행히 정형외과학 교과서에는 그 빈도를 10% 미만이라고 기술하고 있으니 디스크 환자 10명 중 채 1명이 안 되는 것이다. 따라서 90% 이상은 수술이 필요 없고, 비수술적 치료로써 치료할 수 있다는 것이 의학 교과서적인 진실이다. 수술의 절대 적응증, 즉 반드시 수술을 해야 하는 경우는 책들마다 거의 같은 의견인데 바로 마미 증후군(cauda equina syndrome)인 경우로서, 이 증후군은 척추관 내에서 워낙 신경 압박이 심하여 요통뿐만 아니라 다리의 마비가 심하고 생식기 및 항문 주위의 감각 저하와 소변, 대변 기능 장애까지 초래하는, 드물지만 심각한 상태를 말한다. 이 경우는 주저말고 응급으로 수술해야 한다. 엄마를 흔히 외국에서 '마미'라고 부르는데 우연치 않게 발음이 같다. 이 증후군이라면 수술의 적절한 시기를 놓칠 경우, 후유증이 크므로 주의해야 한다. 그러나 이러한 마미 증후군 외에는 응급으로 수술을 해야 하는 경우는 거의 없다. 얼마든지 우선은 보존적 치료를 시도해 볼 수 있는 것이다. 그러나 효과가 전혀 없는데도 마냥 이런 비수술적 치료를 지속하는 것 또한 바람직하지 않을터, 1달 이상 치료를 하여도 통증이 지속된다면 수술을 고려해야 한다. 현재 우리나라 정부 기관인 심사평가원에서는 진행하는 마비 등의 특별한 사유가 없으면, 최소 6주 이상의 비수술적 치료를 의무화하고 있다. 이후에나 수술을 할 수 있는 것이다. 수술은 여러 기법들이 있는데 주로 척추관의 후방을 덮고 있는 뼈의 일부를 제거하고 척추관으로 접근하여 척수(뇌신경 다발)를 살짝 제끼고(아래 그림에서 파란 화살표), 그 전방에 있는 튀어나온 디스크를 기구를 사용하여 끄집어내는(아래 그림의 빨간 화살표) 술기로 이루어져 있다. 요사이는 현미경 혹은 내시경을 이용하여 최소로 피부를 절개하고, 내부에서의 정상 조직 파괴도 최소로 하여 후유증이나 합병증이 줄어들도록 노력하고 있다.

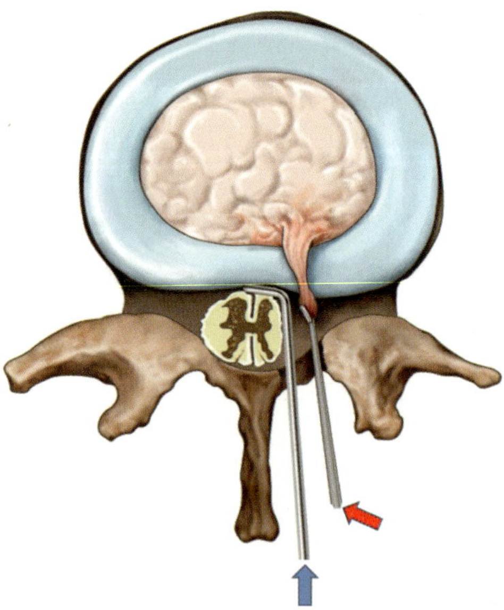

수술의 모식도. 파란 화살표가 가리키는 기구를 이용하여 척수를 왼쪽으로 제끼고난 후, 튀어나온 디스크를 포셉(빨간 화살표)을 사용하여 집어서 끄집어내고 있다.

우리가 여기서 꼭 짚고 넘어가야 할 사항이 있다. 모든 튀어나온 디스크가 세월이 가면 완벽하게 없어지는 것은 아니다. 오랜 세월 동안 여전히 튀어나와 있으나 증상을 일으키지 않는 경우도 있고, 약간만 들어가는 경우도 있으며, 완벽히 없어지는 경우까지 다양한 코스를 밟게 된다. 증상만 일으키지 않는다면 설령 조금 튀어나와 있더라도 전혀 문제될 것은 없다. 그런데 한 가지 흥미로운 사실이 있는데 완벽하게 흡수가 되어 없어지는 디스크는 아이러니하게도 살짝 튀어나온 디스크가 전혀 아니고, 세상에... 제일 심각한 단계인 '격리'되어 떨어져 나간 상태라는 것이다! 흔히 생각하면, 악성 종양 등의 많은 질병들은 초기 단계에서 치료해야 결과가 더 좋다는 사실을 떠올릴 터인데, 그러나 디스크에서는 정반대이다. **심할수록 자연 치유의 가능성이 높아지게 된다.** 이런 역설적 현상을 설명하려고 많은 가설과 실험들이 시행되었는데 그 중 유력한 주장이 바로 인체의 면역 체계 때문이라는 것이다. 우리 몸에 세균이 들어오면 어떻게 될까? 세균으로 오염된 음식을 먹었다고 가정해 보자. 물론 처음엔 열도 나고 배도 아프고 전신이 쑤시면서 맥을 못 추게 될 것이다. 이러한 현상은 세균이 가진 독소가 인체 내로, 주로 피를 타고 혈관을 따라 여러 장기로 전파되어 나타나는 증상들인데, 서서히 세균이 증식하게 되면 시간이 지날수록 증상이 점점 더 심해진다. 만약 이러한 때 적절한 치료가 이루어지지 못한다면, 혈관을 따라 전신에 세균이 창궐하는 '패혈증'에 빠지게 되어 쇼크를 일으키고 혼수상태를 거쳐 사망까지 이르게 될 수 있다. 그러나 대부분 초기에 증상이 나타났을 때 적절한 항생제를 투여하는 치료를 하게 되므로 이러한 비극은 발생하지 않는다. 투여된 항생제는 인체에서 세균의 증식을 억제하고 어떤 경우에는 세균을 직접 죽이기도 하는데, 여기서 흔히 우리가 오해하는 것 중의 하나가, 투여된 항생제가 인체 내에서 세균을 전멸시킬 거라고 생각하는 것이다. 물론 어떤 항생제는 그렇게 박멸을 하는 경우도 있을 수 있지만 대부분은 세균의 증식을 억제하는 정도로 끝나게 되고 그 후 해결사가 나타나 남아있는 세균들을 섬멸하게 되는데, 이 해결사가 바로 우리가 갖고 있는 면역 체계이다. 항체 혹은 여러 가지 세포들이 이러한 면역 체계를 구성하는데 이들은 일단 세균들을 '적'으로 인지하여('항원'으로 인지한다고 해야 적절한 의학적 표현이다) 이에 맞는 공격 체계를 일정 시간 동안 갖추고, 준비가 끝난 후 비로소 세균들을 무차별 공격하여 모조리 섬멸하고 만다. 항생제의 역할에 대하여 실망하는 독자들도 있겠지만, 천만의 말씀... 이렇게 면역 체계가 본격적인 공격을 위하여 준비해야 하는 동안, 임시로 군대 역할을 하여 잠시 세균들을 억누름으로써 인체를 안정시켜 주는 아주 중요한 역할을 한다. 세균들이 창궐하여 인체를 혼란하게 만들면 여러 장기들의 기능이 떨어지면서 면역 체계도 힘을 키울 수 없으니, 이러한 면역 체계의 준비 시간을 벌 수 있도록 세균의 증식을 억제하는, 절대 절명의 임무를 항생제가 우선 수행하는 것이다.

'에이! 내가 알 던 것이랑 틀리는데? 항생제가 주로 세균을 없애겠지?'라고 생각하는 독자들도 있을 것이다. 자, 그럼 하나의 예를 들어보자. 독자들은 후천성 면역 결핍증, 즉 AIDS라고 들어보았을

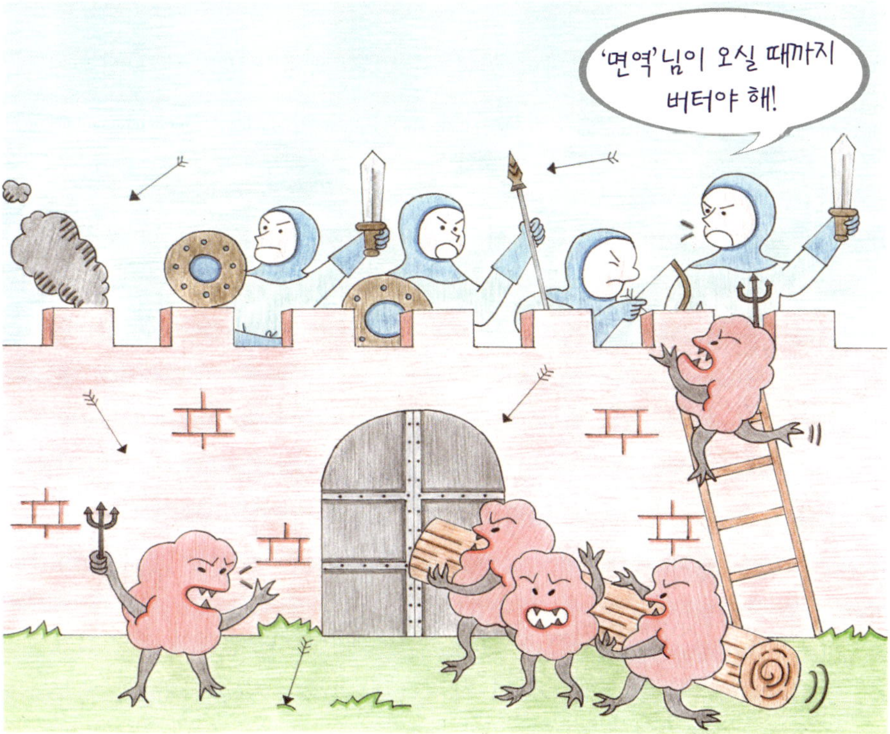

것이다. 이 바이러스는 환자의 면역 체계를 망가뜨린다. 사실 그 외에는 별로 이 바이러스가 하는 일이 없다. 그런데 왜 그렇게 인류가 공포스러워 할까? 이유인 즉슨, 일반인들은 감염되더라도 거뜬히 이겨낼 수 있는 사소한 다른 세균이나 바이러스에 대하여, 비정상적인 면역 체계를 가지고 있는 AIDS 환자들은 전혀 대응을 하지 못하므로 바로 치명적인 상황에 이르게 된다는 것 때문이다. 심지어 제일 좋다는 항생제를 투여하더라도 그 순간 조금 가라앉을 뿐 곧 다시 세균들이 창궐하여 결국 목숨을 잃게 된다. 항생제들이 완벽하게 세균들을 죽일 수 있다면? 아마 대부분의 AIDS 환자들은 제 수명을 다해 살 수 있을 것이다. 그러나 항생제는 조연일 뿐이고 뒤이어 나타나야 할 진짜 주인공, 즉 면역 체계가 망가졌기 때문에 하찮은 바이러스나 세균의 침입에도 어이없이 무너지고 마는 것이다.

이러한 면역 체계는, 정상적으로 디스크가 섬유륜으로 잘 포장되어 있을 때에는 별다른 반응을 하지 않는다. 즉 디스크를 '적'으로 인지하지 않는다는 것이다. 그러나 섬유륜이 파괴되어 그 틈으로 디스크의 수핵이 흘러나오면 면역 체계는 이들을 '적'으로 인지하고 비로소 공격하게 된다.

얇은 섬유륜이라도 둘러싸여 있으면 보호막이 있는 것이므로, 수핵이 돌출되더라도 증상을 별로 일으키지 않는 경우가 많다. 그러나 이 보호막이 벗겨지는 순간 수핵은, 특히 썩은 물처럼 독소들을 분비하는 변성된 수핵이라면 척추관내 신경이 밀집되어 있는 부분에 직접 노출되어 엄청난 염증을 일으키게 된다. 이로 인한 증상은 극심한 요통 및 다리로 뻗쳐 나가는 통증(이를 '하지 방사통'이라고 한다)으로 나타나게 되는 것이다. 그런데 이런 염증이 심하게 일어날수록 아이러니하게 면역 체계도 더욱 공격 본능을 자극 받는다. 그래서 이렇게 터져 나온 수핵들을 항원으로 인지하고 무수한 공격을 퍼 붓는 것이다. 이러한 과정을 통해 서서히 수핵을 흡수시킴으로써 결국 없어지게 만드는 일을 해내게 되는데, 따라서 면역 체계는 디스크의 자연 치유에 있어서 아주 중요한 핵심적인 역할을 수행하게 되는 것이다. 결국 섬유륜이라는 보호막으로 둘러싸여 있는 초기 단계들보다는 보호막이 벗겨진 채로 척추관 내로 터져 나가 진행된 단계의 디스크들이 더 잘 흡수될 수 있는 찬스

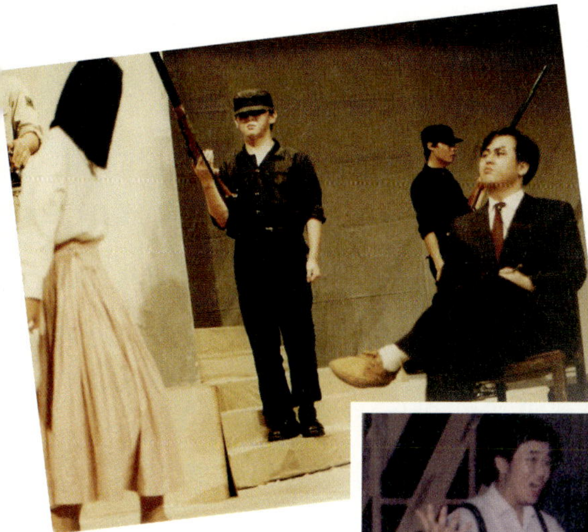

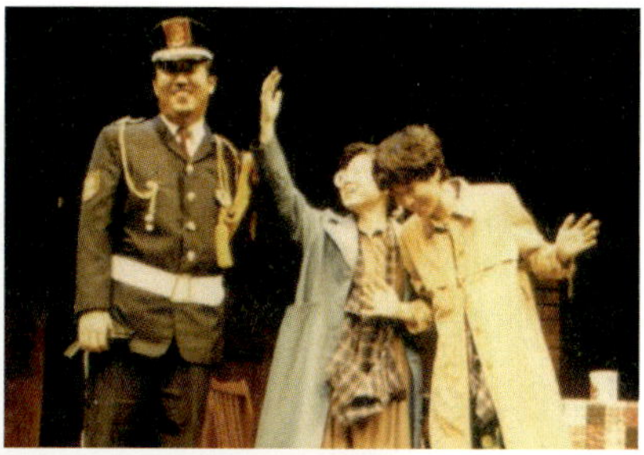

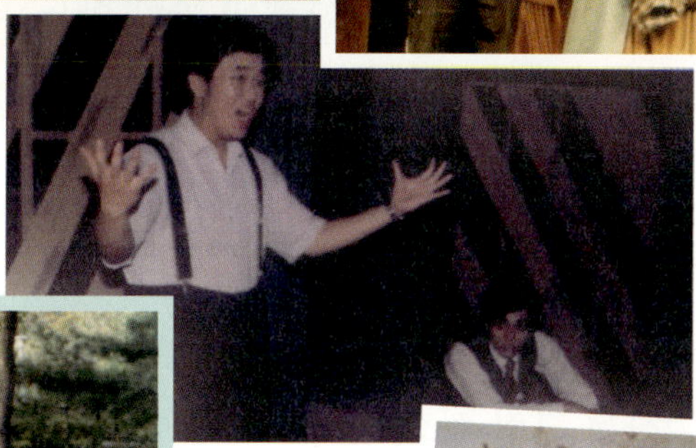

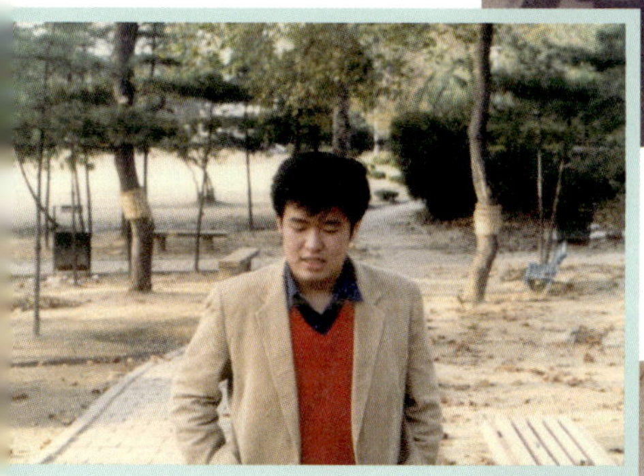

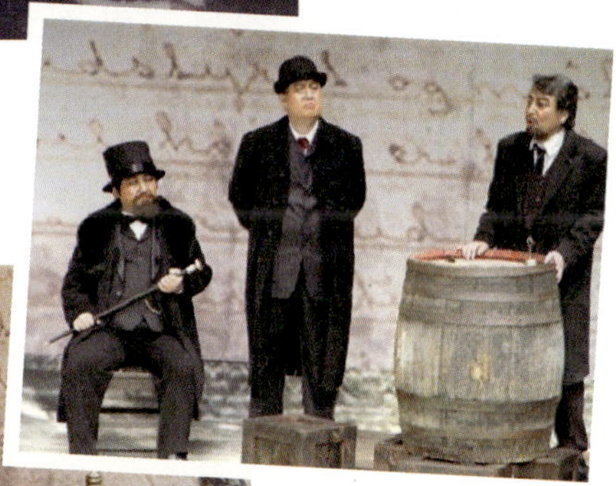

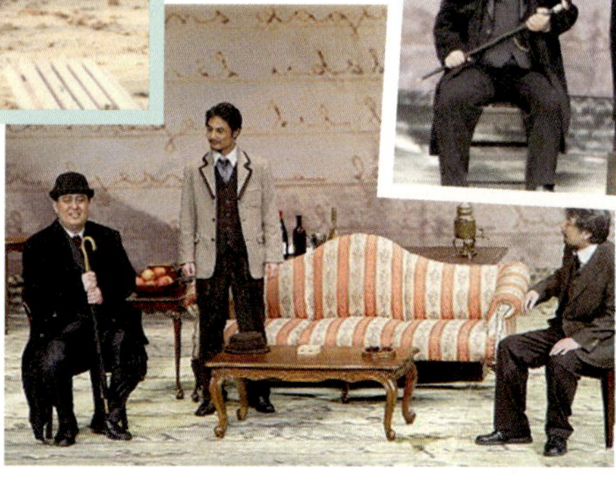

연극은 조연들만 있어서는 성립되지 않는다. 주인공이 나타나야 비로소 완성되는 것이다. 마치 '항생제'라는 조연 외에 '면역 체계'라는 주인공이 꼭 필요하듯이 말이다. 저자의 서울 의대 연극반 시절 사진들, 저자는 학창 시절 모든 연극에서 배우로서 활동하였는데 동국대학교 교수로 재직 중에도 동국대 연극 동아리 학생들과 더불어 연극을 하곤 했었다. 게다가 근자에는 대학로에 있는 극장에서 어느덧 중, 장년이 된 서울 의대 연극반 출신 선후배들끼리 모여 공연을 하기도 했으니... 외도가 너무 심했나?

를 갖게 된다. 그러나 한 가지 문제가 있다. 즉 보호막이 벗겨진 탈출 및 격리 단계에서 이러한 자연 흡수치료가 완성되기를 기다리는 동안, 워낙 심각한 염증이 발생하므로 극심한 통증 때문에 환자가 어마어마하게 괴로와하며 지내야 한다는 것이다. 요즈음은 빠른 직장 복귀를 다들 희망하고 있다. 이렇게 아픈데도 무조건 누워서 기다리라고 하는 것은 어쩌면 유행에 맞지 않는 치료 방법일게다. 즉 디스크가 조금이라도 자연 치유가 되어서 심한 통증을 스스로 발생시키지 않을 정도로 되는 동안까지라도, 마치 감기의 증상 치료처럼 통증을 줄여주는 치료를 반드시 해야 하는 것이다. 그래서 요즈음은 수술로써 디스크를 떼어내기 보다는 자연 치유되는 동안 통증을 조절하는 그런 치료 전략으로 많이 바뀌고 있다. '디스크는 자연적으로 증상이 없어질 때까지 얼마나 환자를 편안하게 지내게 하는가가 치료의 근간이 된다'라는 교과서의 내용을 다시 한번 상기하도록 하자! 자, 그럼 이렇게 통증을 줄여주는 치료로는 어떤 것들이 있을까?

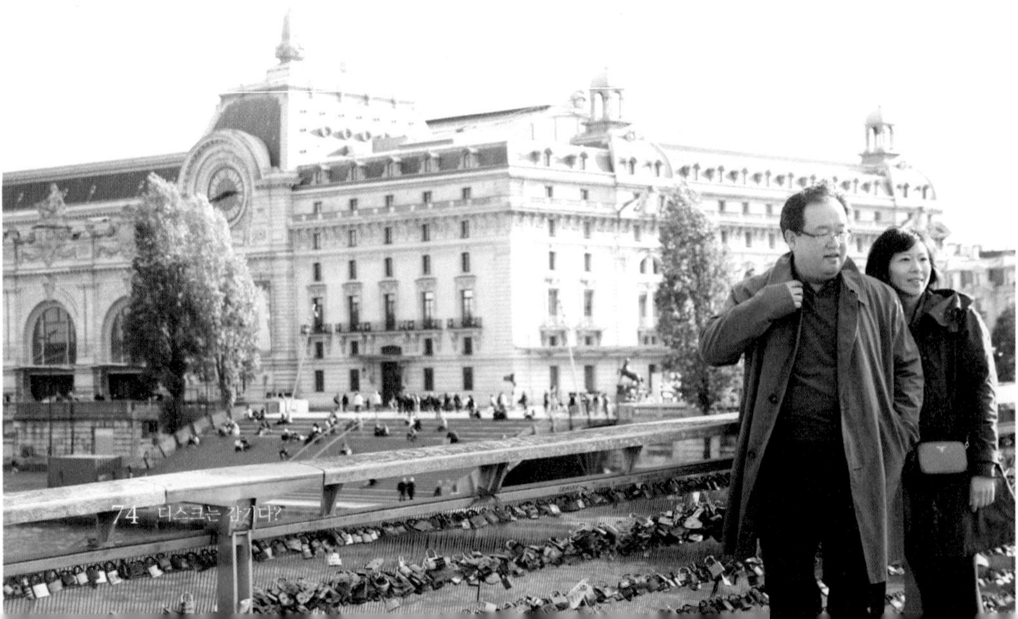

Episode 4.
디스크 통증 치료는 어떤 것들이 있는지요?

디스크가 자연 치유 되는 동안 증상 위주의 치료를 해야 한다는 것을 이제 독자들은 알게 되었을 것이다. 물론 특수한 경우는 빼고 말이다. 그렇다면 증상을 호전시켜서 디스크 환자의 괴로움을 덜어주고 자연 치유 되는 동안 견뎌낼 수 있도록 하는 치료 방법들로는 어떠한 것들이 있을까? 사실 매스컴이나 버스, 지하철 광고를 보면 무수히 많은 척추 치료에 대한 홍보물들이 쏟아지고 있다. 뭐가 좋은 건지, 내게는 어떤 치료가 적합한지 헷갈릴 수밖에 없으리라. 이번 에피소드를 통하여 독자들이 디스크에 대한 향후 치료 방침을 결정하는데 도움이 되기를 저자는 바래본다. 자, 우선적으로 떠오르게 되는 것은 먹는 약과 물리치료일 것이다.

1) 약물, 물리치료, 운동치료

'디스크에 먹는 약 가지고 되겠어?'라고 생각하는 독자들도 있을 것이다. 하지만 가장 간단하고 꽤 효과를 볼 수 있는 것이 바로 약물 치료이다. 우선적으로 처방할 수 있는 약물로는 진통제와 소염제가 주를 이루게 되는데 과연 진통제와 소염제는 어떻게 다른 것일까? 쉽게 설명하자면 **진통제는 통증의 억제**에 주된 기능을 하는 것이며 **소염제는 염증을 가라앉힘**으로써 통증을 줄여주는 효과가 있는 약물이다.

우선 진통제로서 대표적인 것이 아스피린과 타이레놀(아세트아미노펜)이다. 흔히 처방 받을 수 있고 또한 비교적 안전한 약물이기도 하다. 하지만 아스피린은 위장관 출혈 등의 합병증이 있을 수 있고 타이레놀은 드물지만 간에 독성을 나타낼 수 있으므로 의사의 처방 없이 장기 복용하는 것은 바람직하지 않다. 그 외에도 여러 진통제들이 있으니 의사와 상의하여 이런 약물 치료를 우선적으로 해 보도록 하자. 그러나 마약성 진통제들은, 진통 효과는 뛰어날지 모르지만 가끔 약물 의존성, 즉 중독이 될 수 있으니 최대한 피하는 것이 좋다.

그렇다면 소염제는? 염증을 가라앉히는 기능이 있는 약물인데 대표적인 것이 스테로이드 약물이다. 소위 '뼈주사'라고 불리웠던 주사제들이 바로 이 성분인 것이다. 염증을 가라앉히는데 탁월한 효과가 있지만 전신적으로 여러 합병증들을 발생시킬 수 있으므로 저자는 환자에게 일차적으로는 거의 처방하지 않는 약이다. 여기서 독자들은 이런 의문이 들지 모른다. 그렇다면 '염증'이란 무엇일까? 저자는 '염증'과 '감염'을 헷갈려 하는 사람들을 흔히 만나곤 한다. 두 가지 현상을 구분하기 위하여, 무엇인가가 내 팔을 긁고 지나갔다고 가정을 해 보겠다. 그러면 내 팔에 벌건 자국이 생길 것이며 부어오르고 아플 것이다. 이렇게 외부 자극에 대하여 내 몸이 반응하는 일련의 현상들을 총체적으로 '염증'이라고 부른다. 그 자극들은 어떠한 것이라도 상관없다. 이렇게 기계적으로 손상이 되던, 아니면 화학적으로 자극이 되던, 외부 물질이 생체 내로 침입하던 말이다. 그에 비하여 '감염'은 세균이나 바이러스 등이 몸 안에 침입하는 현상을 말한다. 감기 바이러스가 몸 안에 침투하였다면 바로 '감염'이란 단어를 쓸 수 있는 것이다. 그러나 감염이 되어도 무증상으로 있을 수 있으니 감염은 반드시 염증을 일으키지는 않는다. 즉 감염과 염증은 다른 개념인 것이다. 다시 말하면 외부 생명체가 내 몸 안에 침투하기만 하면 감염인 것이요, 이유야 어찌되었던 자극에 의하여 벌겋게 성나고 아프다면 염증인 것이다. 이러한 염증을 가라앉히는 약들이 바로 소염제인 것이고.

그런데 강력한 소염제인 스테로이드는 여러 부작용으로 인해 함부로 처방하지 말라고 하니, 그럼 도대체 무슨 약을 쓰라는 말인가? 그래서 흔히 **비스테로이드성 소염제**(Non-Steroidal Anti-Inflammatory Drug, 대문자들만 따서 NSAID, 즉 '엔세이드'라고 흔히 불리운다)를 많이 처방하게 된다. 아마도 독자들이 허리가 아프다고 병원에 가면 가장 흔히 처방받게 될 약물의 종류일 것이다. 그러나 저자는 이렇게 '엔세이드'를 디스크 등으로 인한 만성 통증에 처방하는 것에 대하여는 다소 회의적이다. 왜냐하면 통증이 만성으로 되면, 벌겋게 부어오르는 소위 '염증' 요소는 아주 적게 되기 때문이다. 주로 급성 통증에서 염증 요소가 많게 되므로, 갑자기 수일 전부터 아팠던 급성 환자들에게는 '엔세이드'를 처방하지만 수 개월 혹은 수 년간 지속된 만성 통증이라면 저자는 처방을 자제하는 편이다. 이러한 만성 통증을 일으키는 기전은 염증과는 거의 무관하다고 알려져 있으므로, 염증을 가라앉히는 약을 쓰는 것이 적절하지 않다고 생각하기 때문이다. 어쨌든 의사와 상의하여 적합한 약물을 처방 받는다면 아주 간단하지만 꽤 괜찮은 통증 공략 방법이 될 것이다.

자, 다음으로 물리치료란 무엇이고 또 어느 정도의 효과를 기대할 수 있을까? 물리치료란 여러 가지 물리적 요소를 이용하여 치료하는 것을 말한다. '물리적 요소'가 뭐냐고 묻는 독자들이 있을게다. 열, 광선, 전기, 초음파, 운동 등이 물리적 요소이며 이들을 이용하는 것이 물리치료이다. 그래서 물리치료는 이러한 요소들에 따라서 따뜻하게 해 주는 온열 치료, 전기로 자극하는 치료, 허리를 당기는 견인 치료 같은 기계적인 치료, 관절을 풀어주고 근력을 강화하려는 운동치료 등으로 나눌 수 있다. 약물이 가지는 부작용, 수술적 치료의 위험성 및 한계 등을 우려한다면 물리치료도 좋은 선택이 될 수 있다. 통증을 줄여주고 허리 기능을 호전시켜 줄 수 있겠지만, 물리치료 받으러 자주 병원에 가야한다는 단점 등의 여러 한계가 있는 것이 사실이다.

운동치료도 주치의에게 처방 받아서 잘 시행한다면 상당히 효과적일 수 있겠으나 몇 가지 주의해야 할 사항들이 있다. 흔히 저자에게 묻는 질문이 "걷는 것은 괜찮지요?"라는 것인데, 사실 **걷기**는 달리기나 등산처럼 과격한 운동이 아니라서 특히 중년 이후의 환자들에게 적합하고 폐, 심장 등의 기관에는 좋은 영향을 줄 수 있지만, 적어도 **척추에는 별로**이다. 왜냐하면 '걷기'는, 척추가 몸무게의 상당량을 부담하며 운동하도록 만들어주므로, 결국 척추에 좋지 않은 영향을 미치기 때문이다. 잘 이해가 안 된다고? 그렇다면 다음 얘기를 듣고 판단하시라...

원래 포유류에겐 디스크의 질환이 없다고 한다. 강아지, 고양이 같은 네 발 달린 포유류 말이다. 그런데 신의 섭리를 거슬러 직립보행을 한 인류에게는, 업보처럼 2가지 독특한 질병이 생기게 되는데 바로 치질과 허리 질환이다. 즉 원래 중력을 받도록 설계되지 않았던 항문과 척추가 인류의 도발적인 자세 변경으로 인하여 중력을 받게 되었으니, 결국 무리가 되어 항문도 오랫동안 받는 중력으로 인해 아래 방향으로 탈출하게 되고, 척추 중 특히 허리에서도 장기간 중력을 받아야 하므로 디스크가 못 견디게 되는 것이다. 내가 안 해도 될 일을 갑자기 떠넘겨 받아 무리하게 해야 한다고 가정해 보자. 당연히 여기저기 문제들이 발생하게 되리라. 마찬가지다.

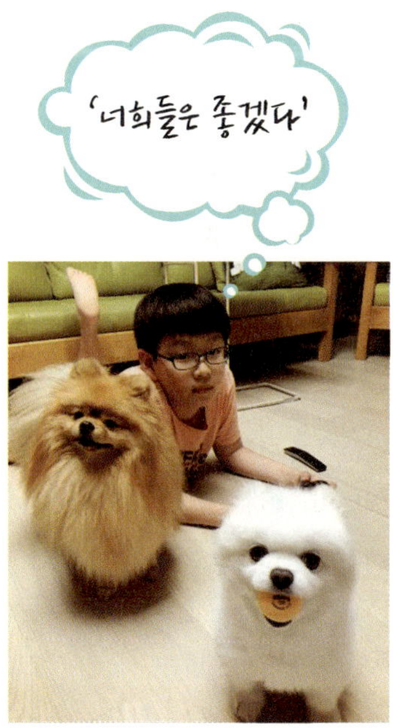

척추란 원래, 4발로 걸을 때나 뛸 때에는 반듯이, 즉 편평하게 누워있으므로 체중을 받는 기관이 아닐터인데, 인간의 의지에 의하여 척추가 서게 되면 중력으로 인한 체중의 과부하가 걸리게 되므로 여러 질환이 발생하는 것이다.

이제 반대로 한번 생각해 보자. 그러면 척추가 서 있는 자세에서 시행하는 운동은 모두 허리에 안 좋을 것이라는 것을 알 수 있을 것이다. 왜냐하면, 그렇지 않아도 서 있는 것 자체만으로도 허리에 부담을 주고 있는데 더구나 서 있는 자세로 운동을 한다면, 가만히 서 있을 때보다도 더 많은 하중이 척추에 가해지기 때문이다. 그러므로 달리기, 등산, 자전거 등의 운동은 허리에 좋을 리가 없다. 그리고 걷는 것도 실상은 허리에 별로 좋지 않다. 독자들은 짜증이 날 지경일 것이다. "그럼, 도대체 뭘 하라는 거야?"

바로 수영이다. 수영은 물에 둥둥 뜨므로 척추가 중력을 받지 않게 되어 부담을 전혀 주지 않기에, 순수한 허리 인대 및 근육 강화 운동이 된다. 이렇게 튼튼해진 척추 인대 및 근육들은 척추를 받치는 든든한 기둥 역할을 하게 됨으로써 허리에 아주 좋은 영향을 미치게 된다. 그런데 수영이라고 해서 다 좋은 것은 아니다. 자유형이 제일 좋다고 되어 있다. 배형은 본전, 평형 및 접형은 오히려 해롭다. 하루에 1시간씩 1주에 3회 수영하라고 저자는 환자들에게 권한다.

2) 신경 차단술

약물 혹은 물리치료 같은 간단한 치료에도 별 호전이 없다면 다음 단계로 흔히들 신경 차단술을 권유받게 된다. 얼핏 듣기에 신경을 자르는 치료로서 다가올 수 있지만 기계적으로 신경을 차단하는 치료는 아니다. 감각을 전달하는 경로가 신경인 것은 잘 알고 있으리라. 어떠한 자극에 대하여 인체에서는, 뇌에서 통증을 느낄 수 있도록 만드는 신호를 자극 부위로부터 신경을 통하여 뇌까지 전달함으로써 결국 통증이 발생하게 되는데, 이러한 상태에서 어떠한 **약물을 신경 주위로 주입하여 신경의 내부에서의 통증 신호 전달을 방해**하면 통증을 느끼지 못하게 된다. 결국 신경을 통한 통증 신호 전달 과정을 약물로써 차단하여 통증을 없애려 하는 것이 신경 차단술이다. 흔히 초음파나 엑스 레이 등의 방사선 기기들을 이용하여 신경의 위치를 확인하고 그 부근으로 여러 가지 신경 차단제를 주입하여 신경 주위로 약이 퍼지게 하는 과정으로 이루어져 있다. 즉 신경 자체를 콕 찔러서 신경 내부로 약물을 주입하는 것이 전혀 아니고, 신경 표면을 약물로 적시는 것이다.

그러나 엑스 레이 등의 방사선 기기는 되도록 피하는 것이 좋다. 왜냐하면 방사선을 쪼이면서 약제를 주입하게 되는 동안, 체내에 방사선이 축적되므로 향후 아주 좋지 않은 후유증을 남기게 될 수 있기 때문이다. 물론 1회에 쪼이게 되는 방사선 양은 미미하므로 크게 걱정하지 않아도 되지만 횟수가 많아져서 몸에 점점 방사선이 다량으로 축적되게 되면 암이 발생하는 등의 치명적인 결과를 초래할 수 있으므로 되도록이면 방사선을 안 쪼이는 것이 최선이다. 언젠가 의학적으로 꼭 필요하여 CT(컴퓨터 단층 촬영) 검사를 해야 할 순간이 올지도 모른다. 이 검사는 특히 많은 양의 방사선을 내뿜으므로 이런 때를 대비해서라도 불필요한 방사선의 축적을 지금은 최대한 피하도록 하자. 그런데 초음파는 방사선이 제로인 영상 장비이다. 방사선이 아예 없다는 의미다! 그러므로 가능하면 초음파를 이용한 차단술을 하는 것이 바람직하다.

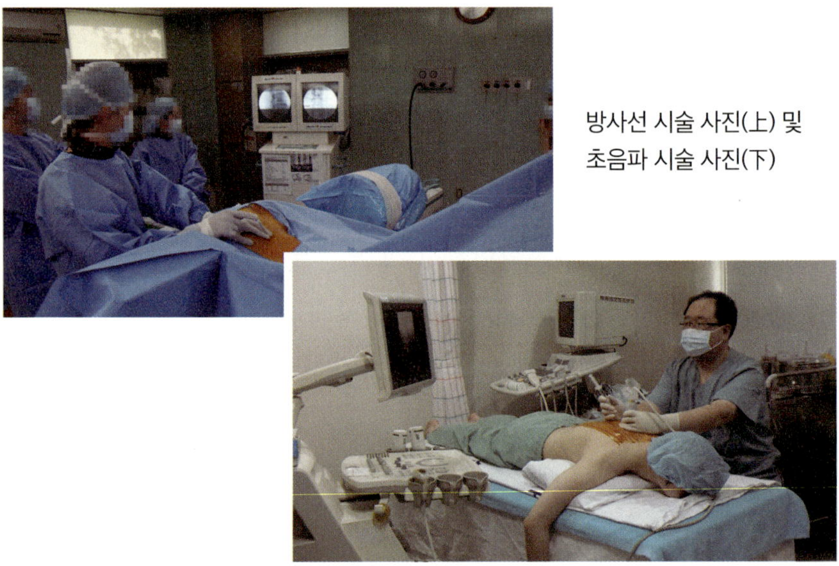

방사선 시술 사진(上) 및 초음파 시술 사진(下)

어쨌든 신경 차단술은 일차적으로 약물이나 물리치료로써 효과를 보지 못한 환자들에게 선뜻 시도하기에 안성 마춤인 치료 방법이다. 약물 이외에 고주파 등이 신경 차단 방법으로 사용되는 경우도 있으니 독자들은 참고하기를 바란다.

3) 방사선은 해로워요!

사실 오랫동안 방사선의 해악에 대하여 둔감하고 무지하였던 것이 사실이다. 이것은 비단 환자들뿐만 아니라 의사들에게서도 마찬가지다. 방사선은 인체에 들어오면 잘 배설되지 않고 체내에 서서히 축적된다. 지금 당장 쪼여도 아무런 증상이 없기에 아무 생각 없이 쪼이곤 하지만 오랜 시간 후 악성 종양을 일으키기도 하는 아주 치명적인 결과를 초래할 수 있기에 이제부터라도 방사선 노출을 최소로 하는 노력을 해야 할 것이다. 의사들이 방사선 차단복이라고 입는 납으로 만든 가운도, 알고 보면 방사선 차단율이, 재질에 따라 다르지만 불과 몇 십 %에 지나지 않는다. 나머지는 투과하여 내 몸에 쌓이는 것이다! 저자가 막 전임 강사로 발령을 받고 동국대학교 포항 병원에 근무하였던 1998년 초, 갑자기 포항에 있는 한 종합병원의 정형외과 주임 과장님께서 돌아가셨다는 부고를 받은 적이 있다. 수술을 많이 하셨고 상당히 명망이 있으셨던 분이라는 것만 알고 있었을 뿐 한번도 뵙지 못하였던 선생님이었지만, 같은 지역에 계셨던 의사 분의 마지막 길을 찾아뵙는 것이 도리라는 생각에, 문상을 하러 그 종합병원에 차려진 상가에 갔었다. 그 때 같이 문상을 온 여러 선생님들로부터 작고하신 분이 수술 중에 납 가운을 거의 입지 않으셨고 동영상으로 방사선 투시기를 보면서 수술을 많이 하셨기에 방사선으로 인한 골수암으로 돌아가신 것 같다고 수군대는 말들을 들을 수 있었는데, 안타깝게도 정형외과 의사들은 방사선 투시기를 거의 끼고 살다시피 하며 수술을 해야 하는 것이 사실이다. 다른 과 친구 의사들이, 정형외과에 입문했던 저자에게 “방사선으로 샤워하는 과에 뭣하러 지원했냐?”라고 놀리던 기억이 있을 정도이니까. 게다가 고인께서 정지 화면으로 한 컷씩 보지 않고 동영상처럼 연속해서 보면서 계속 방사선을 쪼였다면 기하급수적으로 방사선 조사량이 늘어났을 터이고 더욱이 차단복까지 착용하지 않으셨다면... 그래서 이러한 과다 노출로 인하여 유명을 달리 하신 것 같다는 안타까운 말들을 동료 의사들이 하였던 것이다. 의사의 숙명이라고 하기에는 너무나도 슬픈 일 아닌가? 그러나 그 즈음 외국에서는 이미 방사선의 해악에 대하여 많은 연구들이 발표되고 있었고 그에 대한 해결책으로 초음파가 대두되기 시작하고 있었다. 초음파는 해상도가 떨어지고 배우기 어려우며 숙련되기까지 시간이 오래 걸린다는 등의 단점이 있지만 방사선이 하나도 없다는 아주 강력한 장점을 가지고 있기에 1998년 당시에도 이미 외국에서는 상당히 각광을 받고 있었던 것이다. 물론 지금에 와서는 전세계적으로 초음파가 그야말로 눈부시게 그 영역을 확장하고 발전하고 있지만 말이다.

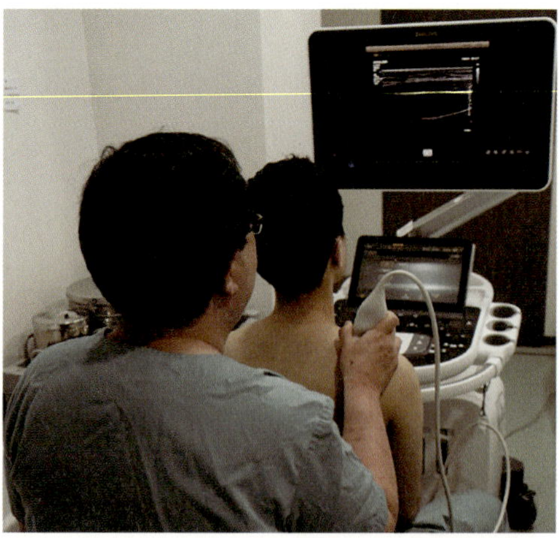

방사선과 관련되어, 저자의 눈에 눈물이 핑 돌게 만들었던 다른 에피소드를 하나 소개하겠다. 어느 따사로운 초여름날 오후에 아름다운 원광대학교 의과대학 교정에서 강의를 할 기회가 있었는데, 강의가 끝난 후 한 선생님이 저자에게 다가와 갑자기 이런 말을 하였다.

"박사님이 집필하신 초음파 문헌들을 잘 보고 있습니다. 박사님 팬이라서 박사님이 하는 강의를 쫓아다니다시피 하며 듣고 있는데요, 사실 제가 박사님께서 초음파 강의 때마다 즐겨 쓰시는 바로 그 '손 사진'의 주인공입니다"

순간 저자는 얼어붙은 듯 큰 충격을 받았다. '아, 이 분이 그 선생님이구나...'

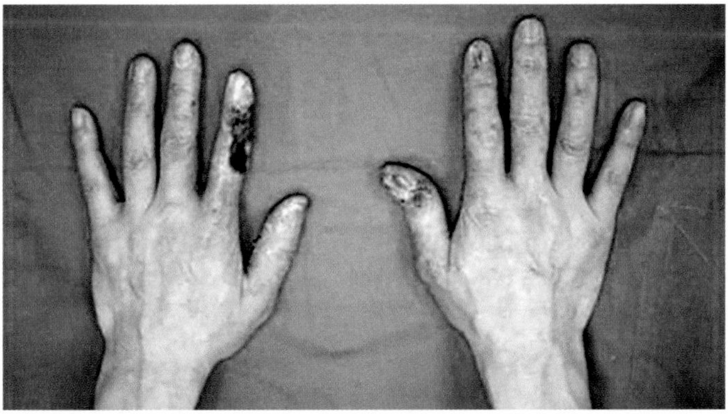

원광대학교 정형외과학 교실에서 출간한 논문에서 발췌한 사진입니다.
(Copyright © 2014 by The Korean Orthopaedic Association; from Dae Moo Shim, M.D., Yu Mi Kim, M.D., Sung Kyun Oh, M.D., Chul Min Lim, M.D., and Byoung Tack Kown, M.D.; The Journal of the Korean Orthopaedic Association Volume 49 Number 3 2014 Page 250-253)

이 선생님은 아주 오랫동안 수많은 아픈 환자를 시술로써 치료해 왔던 정형외과 전문의이다. 그러나 그 수많은 치료를 하면서 방사선을 많이 쪼이게 되어 그 분의 귀한 손이 괴사되고 암으로까지 진행되었고, 결국 병변을 절제하고 피부 이식술을 여러 차례 받아야만 했었다. 자기를 희생하면서 환자를 치료한 성스러운 의사임이 분명하지만, 이 선생님에게는 너무나도 가혹하고 슬픈 일이 아닐 수 없겠다. 저자는 원광대학교 정형외과학 교실에서 출간한 논문에 있는 이 분 손 사진을 인용하여 의학 강의 때마다 청중들에게 보여주면서 방사선의 해악과 초음파의 안전성을 홍보하여 왔던 것이다. '환자도 마찬가지이지만 의사도 자기 안전을 돌아보아야 한다'는 것이 저자의 지론이었다.

저자는 순간 당황되었지만 인사를 나눈 후 외람되게도 이것은 꼭 짚고 넘어가야겠다는 생각이 들어 감히 물었다.

"원장님, 앞으로도 제가 원장님의 손 사진을 계속 강의와 저서에 올려도 되겠습니까?"

죄송스런 마음과 참 내가 뻔뻔스럽다는 느낌이 내 머리를 스치고 지나갔다. 그런데 이 선생님은 이렇게 대답하였다.

"그럼요, 저는 해로운 방사선의 사용을 줄이고 안전한 초음파를 의학에 활용하자는 박사님의 사상을 존경합니다. 초음파를 더욱더 열심히 연구하고 발전시켜서 앞으로는 나와 같은 불행한 의사가 나오지 않도록 노력해 주세요."

그러고 나서 악수를 청하시기에 엉겁결에 저자가 잡은 그 분의 손이 많이 변형되고 불편해 보여서, 가슴을 아리는 듯 마음이 아팠다. 이 선생님의 따뜻한 손을 잡고 있으니 저자의 눈가엔 어느덧 촉촉이 눈물이 고이기 시작하였다.

'네, 반드시, 반드시 그렇게 하겠습니다...' 저자의 마음 속 깊이 이 말을 되새겼다. 그 이후 저자가 초음파에 미친 듯이 열심히 공부하고 연구하여 결국 네이버, 교보문고에서 초음파 분야 판매량 1위에 등극한 베스트셀러를 집필할 수 있었던 것은 아마도 이 선생님 말씀의 힘 때문이었으리라.

그런데 정말 신기하게도 손을 잡고 있었던 그 순간, 웃음을 지으시는 선생님의 얼굴에서 천사의 잔상을 저자는 확실히 강렬하게 느낄 수 있었다. 이 천사 분의 희생과 헌신으로 이미 수많은 환자들이 치유되었었지만, 더구나 앞으로 오랜 시간 동안 많은 환자와 의사들까지도 구원을 받게 되리라는 것을 그 순간 저자는 가슴으로 너무나도 또렷이 알 수 있었다.

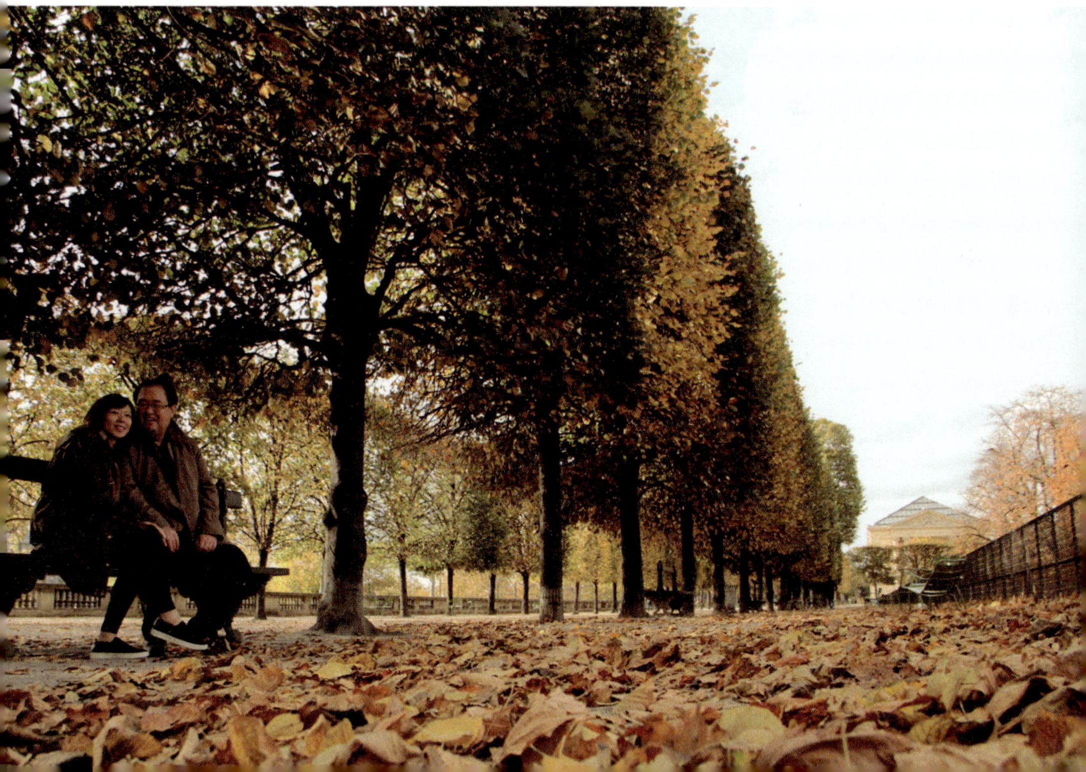

4) 시술

요사이 여기저기서 '시술'이라는 단어가 유행처럼 번지고 있는 것이 사실이다. 흔히들 비수술적이면서도 적극적인 치료 방법들을 시술이라고 하는데, 사실 의학적으로 수술과 시술의 경계가 명확히 그어져 있지는 않다. 저자가 수년 전에 어느 보험사로부터 시술과 수술의 구분에 대하여 자문을 받았던 적이 있는데 아무리 문헌을 찾아봐도 명쾌한 답을 얻지 못하여 두루뭉실하게 답변을 했었던 기억이 있을 정도로, 특히나 요즈음 아주 적게 피부를 절개하고 내시경 같은 특수 장비를 이용하여 수술하는 '최소 침습적 수술'과 기존에 알고 있던 '시술'은 그 둘 사이가 구체적 내용 상 서로 중첩되는 부분도 상당히 있는 것이 사실이다. 하지만 일반적으로 무언가 기계적으로 병변을 제거하거나 조작하는 것은 수술이라고 하고 그렇지 않고 약제나 고주파 등을 이용하여 병변의 자연 치유 및 통증 완화를 유도하는 것이 시술이라고 구분한다면 큰 무리가 없으리라고 저자는 생각한다. 이에 대한 이야기는 간단히 끝낼 수 있는 내용이 아니어서 다음 장에서 자세히 기술하기로 한다.

Episode 5.
시술이 '사기'라면서요? 정말인가요?

한동안 매스컴에서 허리 시술들에 대한 부정적인 견해들이 보도되었던 것을 독자들은 기억하는지? 사실 어떤 치료든 고유의 장점 및 단점을 갖게 되기 마련이다. 너무 장점만을 과대 포장하여 광고해서는 안 되지만, 반면에 너무 단점만을 부각시키어 어떤 이들에게는 상당히 좋은 치료가 될 수 있는 방법들을 사장시키려 해서도 안 되리라. 만약 100명의 환자들 중 90명에게 효과가 있었고 10명에게는 전혀 효과가 없었던 치료가 있다고 가정해 보자. 효과가 없던 10명은 "체, 돈만 날렸네. 아주 몹쓸 치료야!"라고 생각할지도 모른다. 그러나 이 10명의 불만을 달래기 위해 이러한 치료 방법을 아예 없애버릴 수는 없다. 왜냐하면 효과가 있던 90명을 위해서, 이 치료는 반드시 필요하기 때문이다. 그러나 효과가 다수에 있었다 하더라도 소수에서는 효과가 없다는 것을 의사나 환자가 미리 알고 너무 과대한 기대나 광고는 하지 말아야 함은 물론이리라.

어쨌든 요사이 유행하는 시술법들에 대하여 자세히 알아보도록 하자.

1) 신경성형술은 신경을 예쁘게 해주는 시술인가요?

한동안 뜨거운 감자 같은 시술이었다. '신경을 성형한다?' 언뜻 듣기에도 썩 살 이해가 안 되는 시술명이다. 사실 외국에서는 '신경성형술(neuroplasty)'보다는 '경막외 유착박리술(epidural adhesiolysis)'이라는 용어로도 많이 불리우고 있다. 우리나라에서는 압도적으로 신경성형술이라고 불리워지지만 말이다. 그런데 만약 얼굴을 예쁘게 성형하는 '성형술'의 효과를 여기서도 기대한다면 그것은 분명 오해이다. **신경성형술은 병변 부위까지 약물들을 정확히 전달하는데 그 목적이 있는 시술일 뿐**이다. 참고로 오랫동안 널리 시행되어 왔던 척추외과 영역에서의 다른 '성형술'이 있는데 바로 '추체성형술'이다. 이것은 척추체가 골다공증 때문에 약해진 상태에서 사소한 외력, 즉 넘어지거나 엉덩방아를 찧는 등의 가벼운 외상임에도 불구하고 골절된 환자에게, 마치 골절부를 시멘트로 때우듯이 인체용 시멘트를 골절부에 주입하여 즉시 단단하게 함으로써 통증을 줄여주게 하는 시술인데, 이것도 '예쁘게' 만드는 시술과는 거리가 멀다. 그러므로 의학에서 '성형술'이란 의미가 반드시 미용적인 시술만을 가리키는 것은 아니라는 것을 독자들이 이해해주길 바란다. 추체성형술의 증례를 오른쪽 페이지 사진에서 만나보자.

저자가 신경성형술을 처음 접한 것은 약 10년 전 저자와 함께 동국대학교 포항 병원에서 교수로 있었던 신경외과 김한식 선생님이 시술하는 장면을 본 것이었다. 당시에 이 시술을 참관한 느낌은 저

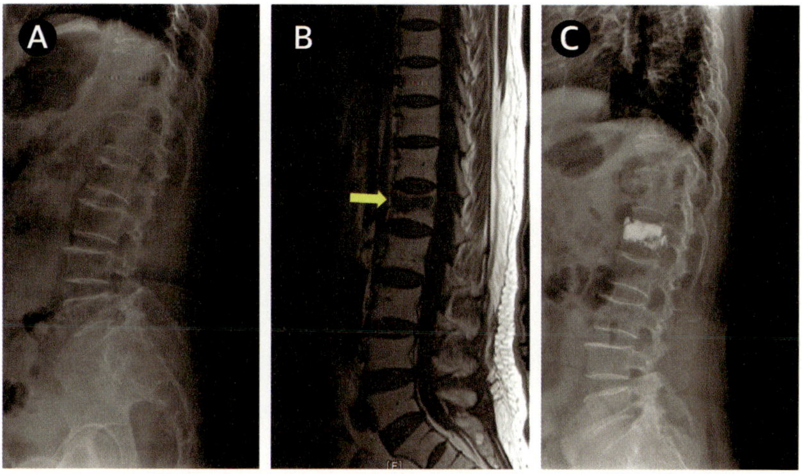

Ⓐ 이것은 엉덩방아를 찧었던 할머니의 허리 사진이다. 요추를 옆에서 찍은 엑스 레이 (X선 사진)인데, 이 사진을 언뜻 보면 척추 뼈가 하얗게 보이지 않고 약간 검은 듯이 보인다는 것을 독자들이 알 수 있을 것이다. 골다공증이 심해서 이렇게 보인다.

Ⓑ MRI를 찍어보니 화살표가 가리키듯 척추체 한 곳에 금이 가 있다는 것을 알 수 있다. 즉 골절된 것이다.

Ⓒ 골절 부위를 하얀 시멘트로 때우는 '추체성형술'을 시행한 후 찍은 엑스 레이다.

자에겐 상당히 충격적이었다. 술식은 간단하면서도, 상당히 심한 통증을 호소하던 환자들이 시술 후 드라마틱하게 통증이 사라졌다고 좋아하는게 아닌가... 이후 저자가 직접 시술을 해 보니 역시 그 효과가 매우 좋았다. 저자에게 누군가 '이제까지 28년간 의사 생활을 하면서 가장 극적인 효과를 경험했던 치료들이 무엇이냐?'라고 묻는다면 우선 항생제에 의한 세균 감염의 치료로서, 심각한 감염으로 인해 혼수상태에 있던 환자의 열이 떨어지고 의식이 돌아오는 것을 경험하였던 것이라고 대답할 터인데, 그야말로 사경을 헤매던 감염 환자들이 극적으로 회복되는 것을 보면서 정말 이 약물은 신의 축복이라는 생각밖에는 들지 않았던 의사 초년병 시절의 기억이 있다. 그 다음이 바로 이 신경성형술인데 초창기 10여년의 전문의 생활 동안 주로 공격적이고 큰(침습적이라는 용어가 의학적으로는 더 적당하리라) 척추 수술만을 해 왔던 당시 저자에겐 이 시술이 아수 매력적이고 멋진 치료로서 느껴졌었다. 저자의 실력이 없어서인지 이런 큰 수술을 정성껏 시행했는데도 불구하고, 합병증이나 통증으로 괴로워하는 환자들을 꽤 만들고 나서 이러한 저자의 수술 술기에 회의를 느끼던 시절이기도 했으니 신경성형술이 저자에겐 얼마나 고마왔으랴! 그러나 당시 저자가 몸담고 있는 대한정형외과학회 내의 평가는 아주 부정적이었다. 마치 사기꾼들이 하는 시술인양 평가되고 있어서 저자는 상당히 혼란스러웠던 기억이 있다. '내가 환자에게 사기술을 하는 것인가?'

일단 문헌을 찾아보았다. 당시엔 많지는 않았지만 문헌 상 그래도 치료의 기전(왜 좋아지는가에 대한 설명)과 그 결과가 비교적 잘 기술되어 있었으며 따라서 이것은 학문적으로 어느 정도는 근거가 있는 치료라는 것을 발견할 수 있었다. 그리고 놀랍게도 당시 비판하던 의사들의 다수가 전혀 신경성형술을 해보지 않았던 사람들이란 것도 알 수 있었는데, 이것은 의사로서 약간은 무책임한 일이 아닌가라는 생각이 들었다. '그래, 생각만 하고 말로만 떠들지 말고 이 시술을 직접 해 보고나서 평가해보자.' 이렇게 저자는 결심했다. 해 보지도 않고 평가한다면 적절하지 못하다고 생각했었던 것이다. 그래서 결국 현재까지 약 3000여 케이스의 시술을 하게 되었고, 그 경험을 바탕으로 다수의 국내 논문 그리고 'Medicine'을 비롯한 유명 SCI급의 해외 학술지들에서 여러 편의 논문들을 제

1저자로서 출간하는 등 나름 열심히 연구 활동을 해 올 수 있었다.

그리니 아직도 우리나라에서 신경성형술은, 자체의 학문적 의미보다는 상업적 가치로서 의사들에게 다가오는 것 같다는 것이 저자의 솔직한 느낌이다. 건강보험 공단이 정해 주는 가격으로 받지 않아도 되는 '법정비급여', 즉 의사가 임의로 수가를 정하여 받을 수 있는 시술이기 때문인데 만약 신경성형술이 하나의 '인간'이라면 얼마나 슬퍼하겠는가? 다른 사람들이 자신의 진정한 가치를 알려고 하지는 않고, 자기를 돈 벌이 도구로만 생각한다면 그 인간은 어떤 감정이 들지 생각해보라... 그렇다. 그래서 저자는 신경성형술의 진정한 학문적 가치를 알기 원했고, 또한 '상술'로서 어떤 개인의 묘방처럼 그 술기와 약제의 조합 등을 혼자 비밀처럼 가지고 있는 일부 현재 세태에 회의를 느끼며, 저자라도 그 경험과 시술 방법 등의 연구 결과들을 책으로 공개함으로써 많은 의사들이 저자와 함께 신경성형술을 연구하고 발전시킬 수 있는 계기를 만들고 싶었다. 이렇게 해서 2017년 초에 탄생한 책이 '신경성형술로의 여행'이다. 저자의 진심이 통했는지 그동안 많은 의사 분들이 저자에게 직접 신경성형술을 받으러 오셨다. 학회 회장님, 대학병원의 주임 교수님 등등. 저자를 믿고 귀하신 몸을 저자에게 맡기셨던 그 분들에게 그저 감사할 따름이다.

신경성형술은 학문적으로 가치가 있으며 통증에 시달리는 환자들을 아주 효과적이고 보람 있게 치료할 수 있도록 만들어주는 고마운 시술이다. 그러나 현재는 이제 시작 단계라고 저자는 생각한다. 앞으로 무한한 발전 가능성이 있다고 확신하고 있는 것이다.

신경성형술은 꼬리뼈 근처에 있는 천골 열공(sacral hiatus)을 통해 쉽게 척추관 내로 카테터를 삽입할 수 있다는 점을 이용하는 시술이다.

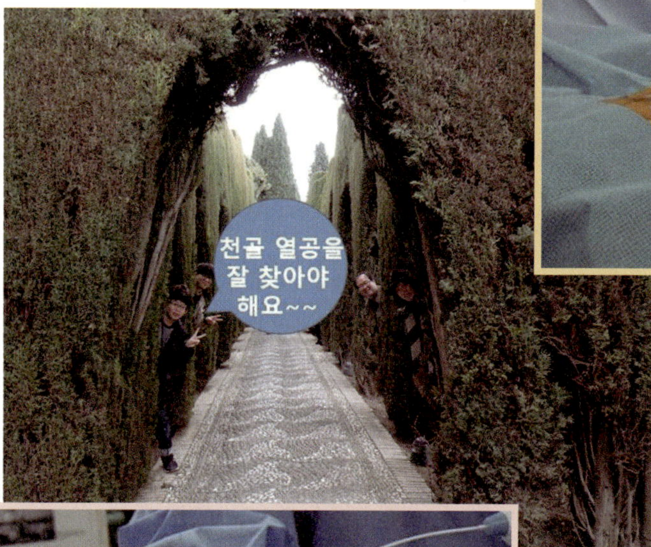

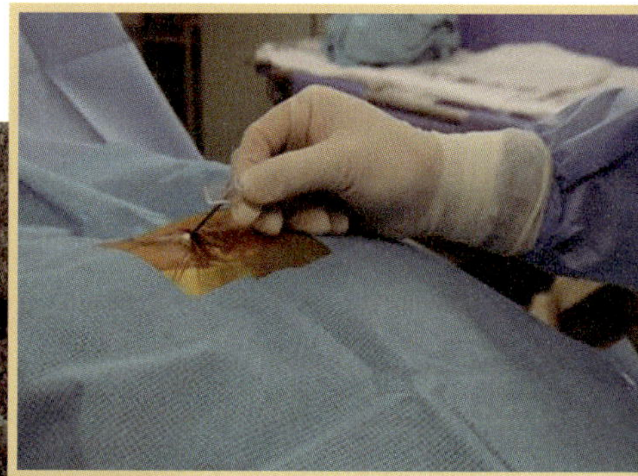

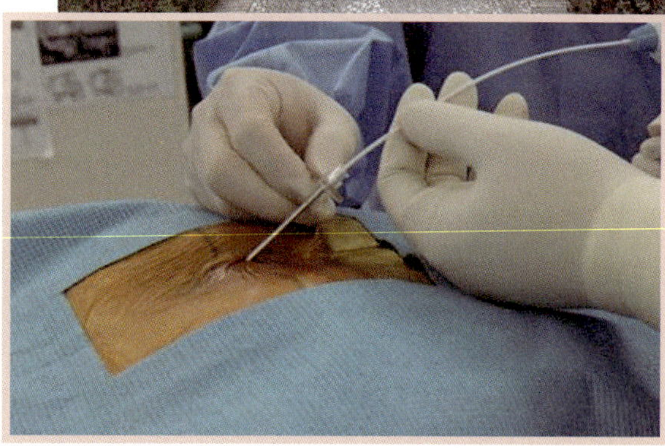

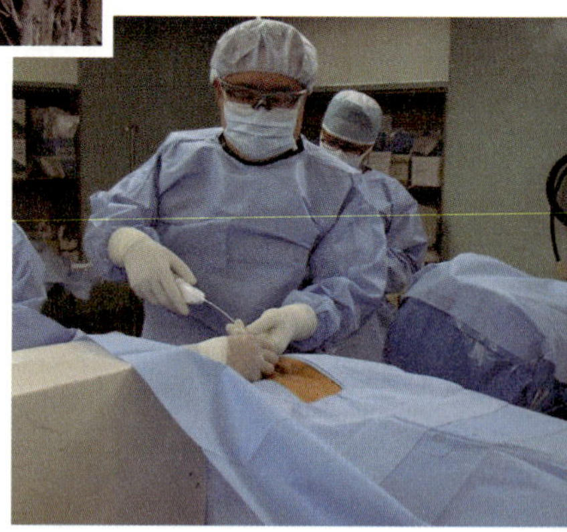

즉 꼬리뼈 근처의 천골 열공은 척추관 내로 들어갈 수 있는, 또한 피부에 매우 가깝게 위치하여 있기에 시술하는 의사들이 접근하기가 매우 쉬운 '게이트'인 것이다. 사실 허리 부위에서 직접, 피부로부터 척추관까지 도달하려면 상당히 먼 거리를 뚫고 가야한다. 척추 수술이 공격적이고 침습적일 수밖에 없었던 중요한 이유들 중의 하나이다. 그러나 이 게이트를 잘 이용하면, 깊게 들어가기 위하여 뼈와 근육 등의 두꺼운 정상 조직을 인위적으로 뚫거나 제끼고 들어가지 않아도 척수(뇌신경 다발), 디스크 등의 중요한 척추관 내의 구조물들에 비교적 쉽게 접근할 수 있으니 실로 고마운 게이트가 아닐 수가 없겠다. 이 게이트를 통해 카테터를 삽입하여 병변이 있는 부위로 접근한 후, 여러 가지 약물들을 병변 부위에 정확하게 투여하는 시술이 바로 신경성형술이다. 이렇게 비교적 쉽고 안전하게 여러 종류의 약제를 목표 지점에 다량으로 주입할 수 있다는 것이 신경성형술만이 가진 큰 장점이라고 할 수 있는데, 어떤 약물들을 넣을까 독자들은 궁금할게다. 저자는 투여하는 약물들 중, 생리식염수를 다량으로 넣어서 소위 '세척'하는 것이 상당한 의미를 가진다고 생각한다. '아니, 디스크 환자에게 뭔 세척이야?'라고 황당해 하는 독자들이 있으리라. 앞서 기술한 내용 중, 디스크가 변성되어 내부 물질이 화학적으로 변화된 상태에서 손상된 섬유륜(디스크를 싸고 있는 포장지)을 통해 새면, 후방에 있는 척수(뇌신경 다발)를 변성된 물질들이 직접 자극하게 되어 통증을 심하게 유발할 수 있다는 내용을 독자들은 기억할런지? 이 변성된 물질을 식염수로 세척하여 척추관 내에서 제거하는 것이 통증 조절에 있어서 상당한 의미를 가지게 되는 것이다.

그 후, 고농도의 식염수를 주입한다. 물은 어느 방향으로 이동하는가? 높은 데서 낮은 데로? 맞다. 그리고 하나 더 있다. 무언가 농도가 엷은 데서 진한 데로 물이 이동한다. 서로의 농도를 같게 하려는 습성 때문에 진한 곳으로 물이 이동하여 희석하려 하기 위함이다. 이러한 원리를 이용하는 것이다. 앞서 정형외과학 교과서를 인용하였던 문장을 상기해 보자. '디스크는 대부분 시간이 경과함에 따라 치료의 방법에 상관없이 저절로 호전되며, 이는 시간이 경과함에 따라 염증 반응이 소실되고 수핵의 수분이 감소되어 수핵의 크기가 작아지기 때문이라고 설명된다'라는 내용이었다. 자, 이 글에서 바로 디스크 내부의 수분을 줄여주는 것이 중요한 치료 기전이 될 수 있다라는 것을 알 수 있으리라. 수분이 감소되는 과정이 시작될 수 있도록 우리는 신경성형술 카테터를 통해 척추관 내에 '고농도' 식염수를 주입함으로써 근처 디스크의 수분이 식염수 쪽으로 농도를 맞추려고 이동하게 되는, 즉 디스크의 수분이 빠져 나가는 현상을 유도하려고 시도하는 것이다.

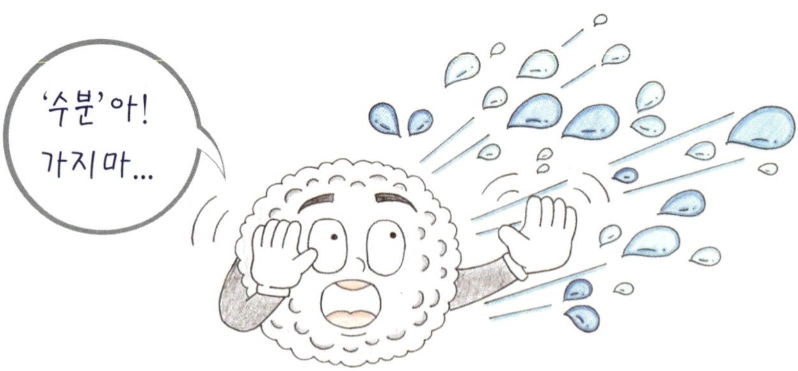

물론 그 외에도 고농도 식염수가 여러 다른 기전으로 통증 조절에 좋다는 논문들이 많이 있지만, 저자는 수분 박탈의 기전이 상당히 중요하다고 생각하고 있다. 이렇게 해서 수분이 조금이라도 빠지면, 이것이 발단이 되어 향후 중, 장기적인 시간을 거쳐서 디스크 수핵이 서서히 계속 위축될 것이며 결국 치유를 얻게 되는 기쁨을 맛볼 수 있으리라.

더불어서 '나트륨 이온 채널 블로커'라는 약제들을 쓰는데 흔히 마취제로서 많이 사용되는 리도카인, 부피바카인 등의 이름을 가진 약물들이다. 이름이 어렵게 들린다고? 아주 특별한 약물은 사실 아니다. 그러나 이러한 약물은 통증 조절에 있어서 탁월한 역할을 수행하게 되는데, 그 이유를 독자들이 알려면 일단 **만성 통증 환자들의 경우, 정상인들은 별로 통증을 느끼지 않았을 자극이나 환경에서도 신경이 쉽게 과흥분되어 심한 통증을 유발할 수 있다**는 사실을 알아야 한다.

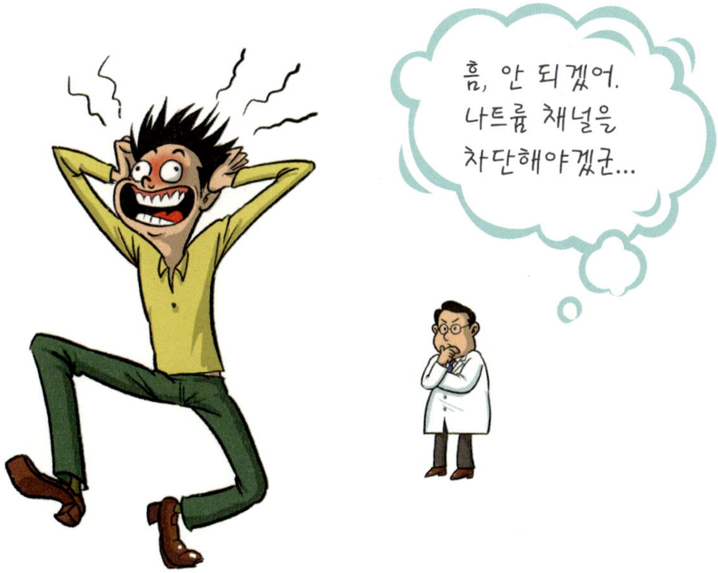

그런데 이렇게 '오버'하는 신경을 현미경으로 보니, 신경 섬유 세포들의 표면에 소금(NaCl)의 성분인 나트륨(Na)이 왕래하는 채널이 많이 생겨있다는 것을 의사들이 발견하였다. 어쩌면 이렇게 나트륨 이온 채널이 많이 생겨나는 것이 과흥분, 즉 '오버'하는 이유일지도 모른다. 이 상태는 결국 사소한 자극에도 극심한 통증을 느끼게끔 만드는 것이다. 즉 만성 통증의 주범이 될 수 있으리라. 그런데 이들 **'나트륨 이온 채널 블로커'들은 신경 섬유 세포들의 표면, 즉 세포막에 있는 나트륨 이온 펌프를 차단하여 채널을 무력화시킴으로써 신경의 흥분을 가라앉히게 된다.** 상당히 괜찮은 약제인 것이다.

그 외에 저자는 염증 소견이 의심되는 경우, 즉 급성으로 갑자기 디스크가 터져서 기계적 및 화학적으로 염증을 발생시킴으로써 극심한 통증이 유발되는 경우 등에는 제한적으로 스테로이드라는 항염제를 사용한다. 앞서 '약물 치료'에서 항염제의 치료 기전에 대하여 살펴보았다. 그런데 아이러니하게도 이 놈이 참으로 신경성형술을 뜨거운 감자로 만든 주범이 되었다. 일부 의사들이 '신경성형술은 단순히 척추강 내에 스테로이드를 주입하는 시술일 뿐이다'라고 무시하였던 것이다. 스테로이드는 절대로 남발하여서는 안 될 약제이기 때문에 이러한 부정적 평가는 상당히 주목을 받았었다. 그러나 이것은 신경성형술의 본질을 잘 알지 못하는데서 기인하는 오해이다. 신경성형술이란 어떠한 무슨, 무슨 약제를 쓰던 전혀 상관이 없다. 신경성형술은 다만, 목표로 하는 타겟에 카테터를 이용하여 정확히 약제를 전달하는, 마치 택배 기사의 역할만을 하는 것이다. 택배 기사가 전달해 주는 박스를 인도 받으면서 우리가 택배 기사에게 '내용물이 뭐에요?'라고 묻는다면? 이것은 택배 기사에게 물을 것이 아니라 선물을 보낸 사람에게 물어야 할 내용을 잘못 묻는 것이리라. 즉 박스 안의 내용물은 택배 기사에겐 전혀 중요치 않다. 받아야 할 사람에게 정확히 전달만 하면 되니까. 마찬가지다. 신경성형술에게 약제들의 구성 및 내용은 전혀 중요치 않다. 다만 이러한 약제들을 병변에 정확히 전달하는 데에만 관심이 있는 것이다. '신경성형술'이라는 택배 기사에게 내용물, 즉 약제를 가지고 왈가왈부 한다는 것이 과연 옳은 일일까? 더구나 저자처럼 스테로이드를 잘 안 쓰는 시술자도 있는데 말이다. 그런데 이 '신경성형술'이라는 택배 기사는 특히 척수(뇌신경 다발) 주변에 약간의 유착이 있어서 약물이 퍼지지 못하는 부위가 생겨 있는 경우 상당한 효과를 발휘한다. 뭔 얘기냐고? 자, 저자가 바닥에 누워있다고 가정해 보자. 저자의 다른 신체 부위는 잘 환기가 될 것이나 등을 바닥에 댄 부위엔 환기가 잘 안될 것이다. 그런데 등 부위에 파이프를 넣고 공기를 주입한다면? 그나마 환기가 어느 정도 일어나리라.

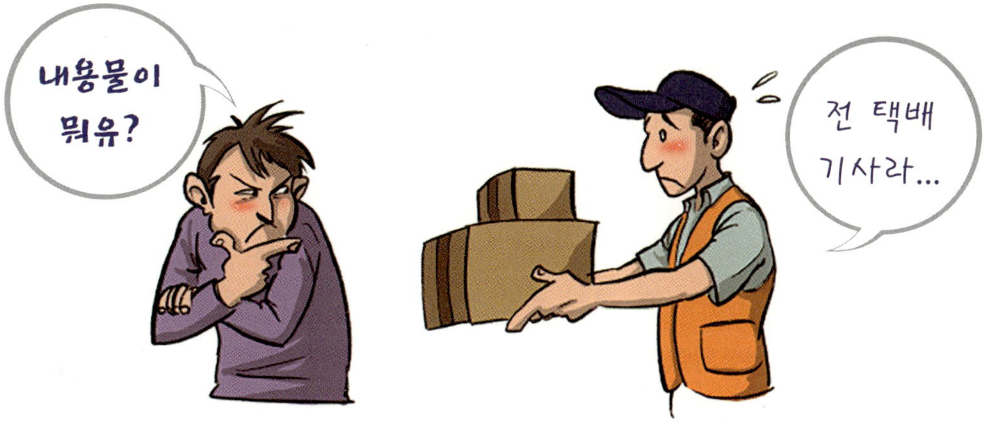

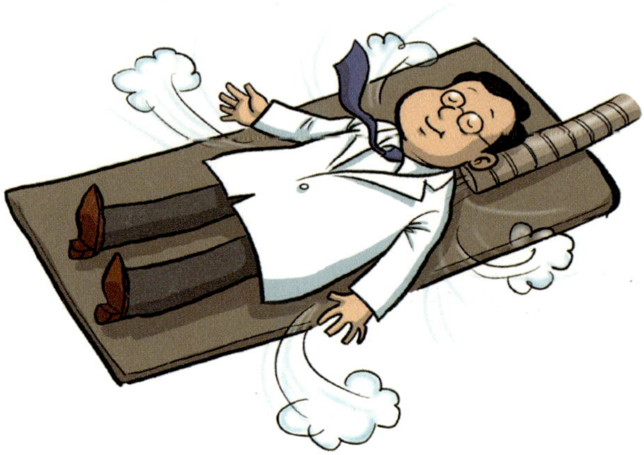

위 그림을 보면 등 부위는 바닥에 유착이 되어 있으므로 환기가 어렵지만, 등 부위에 직접 파이프를 넣고 공기를 주입한다면 환기가 어느 정도 가능할 것이라는 것을 알 수 있을 것이다. 그렇다. 바닥에 닿은 등 부위처럼, 주변 조직과의 유착이 있는 척수 부위에는 약제가 잘 스며들 수가 없는데, 바로 그림의 원리에 의해서 마치 등 부위에 파이프를 넣듯이, 유착 부위를 뚫고 카테터를 삽입함으로써 이를 통하여 약제를 주입하게 되면 유착 부위에도 어느 정도 약제를 주입할 수 있게 되리라. 물론 이는 심하지 않은 유착이 있을 경우에만 가능한 일이다. 그래서 유착 부위엔, 아무리 심하지 않은 유착 부위라도 약제를 보낼 엄두를 못 내는 다른 치료 방법들이 할 수 없는 효자 노릇을, 신경성형술은 할 수 있는 것이다.

그러나 모든 환자들에게 이런 원리가 적용되는 것은 애석하게도 아니다. 특히 수술 후, 흉터 조직 같은 섬유 물질이 척추관 내부에 반흔처럼 생성되어 척수와 달라붙어 있는 경우엔, 카테터가 이러한

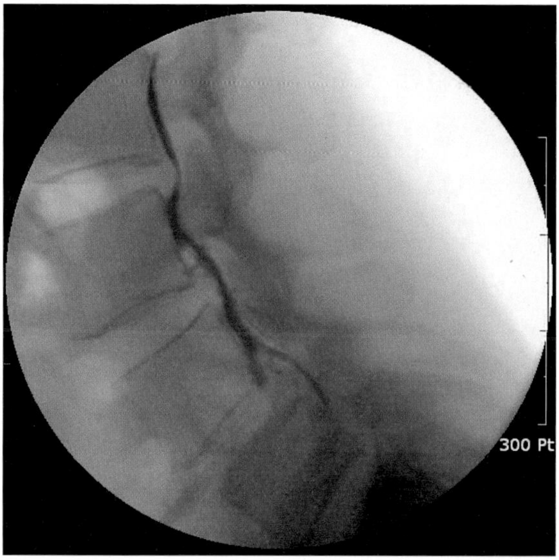

신경성형술 시행 중 찍은 방사선 투시기 영상이며, 검은 영역이 약물이 퍼지는 부위이다. 이렇듯 약간의 유착이 있더라도 신경성형술은 약제를 원하는 부위로 잘 배달할 수 있다.

강력한 흉터 조직을 뚫기에는 역부족이기 때문에 거의 대부분 효과가 없게 된다. 그래서 과거 허리 수술을 받았던 환자들에겐 큰 기대를 할 수 없는 것이 현실이다. 이러한 사실도 우리가 허리 수술을 성큼 받아서는 안 될 이유 중 하나이기도 하다. 신경성형술 같은 비수술적 치료가 듣지 않게 되는 열악한 환경을, 수술로써 내 몸 안에 만들게 되니 말이다. 한번 흉터 조직이 생기면 자연적으로 없어지는 것은 거의 기대하기가 힘들므로, 수술의 선택은 항상 신중해야 한다. 한 번의 선택은 돌이킬 수 없는 결과를 초래할 수도 있다는 것을 명심하자!

그러나 꼭 짚고 넘어가야 할 사실은 시술에 대한 환상을 가져서는 안 된다는 것이다. 모든 디스크 환자들이 이런 시술로써 완치가 된다면 얼마나 좋을까? 수술이 아예 없어질 것이다. 그러나 현실은 전혀 그렇지 않다. 앞서 기술한 **마미 증후군처럼 반드시 수술해야 하는 경우가 있는 것이다. 이러한 경우에도 무턱대고 시술을 한다면 이것은 상당히 옳지 않은 일**이 된다.

신경성형술에서 한발 더 나아가서, 현재 꼬리뼈 게이트를 통한 내시경이 시도는 되고 있지만 저자가 보기에는 아직 해상도가 선명하지 않는 등의, 더 개선해야 할 점들이 많은 단계이다. 그러나 워낙 공학이 눈부시게 발전하고 있는 지금, 아마도 수 년 내에 많은 문제들이 해결되어 마치 다수의 심장 수술들이 카테터를 이용한 간단한 시술로써 대치되었듯이 허리 수술도 지금처럼 전신마취 하에서 거창하게 열고 하는 것이 아니라, 국소마취 하에 꼬리뼈를 통한 내시경으로 보면서 여러 가지 시술들을 시행함으로써 대치할 수 있는 날이 아마도 곧 오리라 확신한다. 그런 시대가 도래하면, 큰 수술만 하던 과거의 저자라면 아마도 할 일이 없어질 것이다.

노르망디 '에트르타'에서

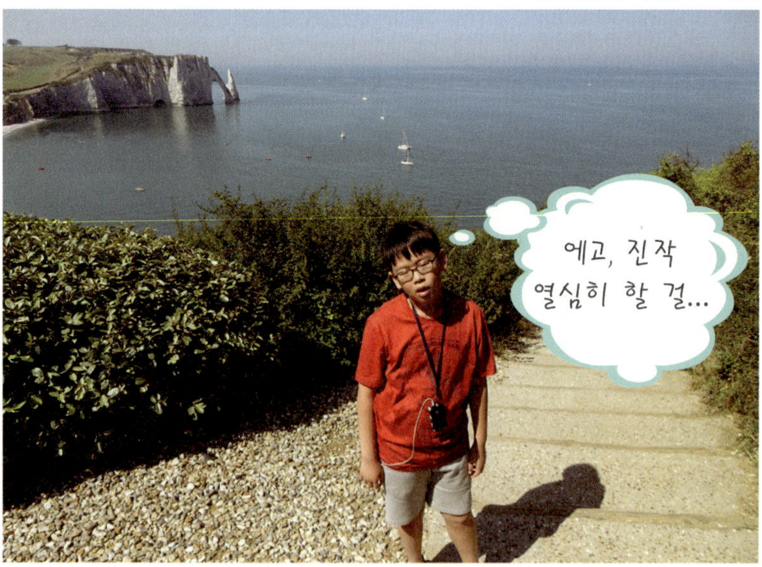

2) 풍선 확장술(Balloon Decompression)

이 시술은 신경성형술 카테터 끝에 풍선을 달아서 필요할 때 부풀림으로써, 무엇인가 기계적으로 확장할 수 있게 고안된 기구를 사용하여 환자의 척추관 내부의 협착 부분, 즉 좁아진 부분을 넓혀 주려는 시도를 하는 술식이다. 신경성형술에서, 사실 카테터만 넣어서는 주변 조직에 추가적으로 기계적인 힘을 가하는 것이 거의 불가능한데 이를 개선하여 좁아진 부위를 넓혀 보려는 기구가 바로 풍선 카테터인 것이다.

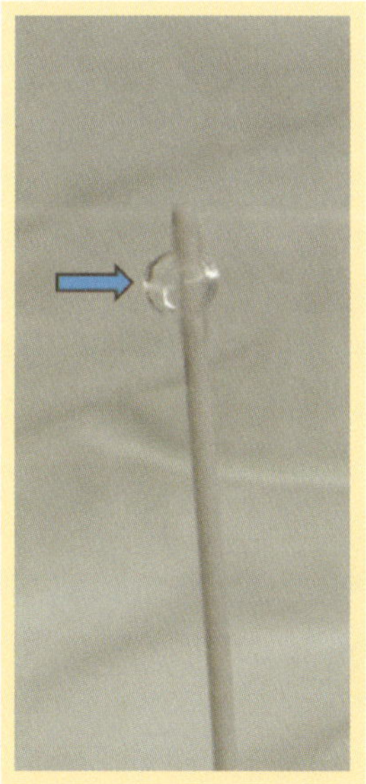

풍선 카테터, 화살표가 카테터 말단부에서 부풀어진 풍선을 가리키고 있다.

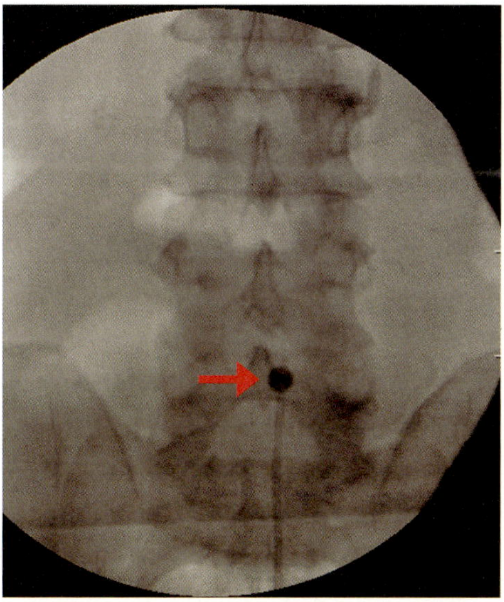

시술할 때, 방사선 투시기 화면을 보는 것인데 척추관 내에서 부풀려진 풍선을 화살표가 가리키고 있다.

원래 이러한 카테터에 달린 풍선은, 심근경색 같은 심장병 환자들에게서 주로 사용되어 왔다. 심장을 뛰게끔 일을 하고 있는 심장 근육에 피를 공급하는 혈관인 '관상 동맥'이 아래 그림처럼 좁아졌을 때, 혈관 속으로 풍선이 달린 카테터를 넣어서 좁아진 부위까지 진행한 후, 풍선을 확장함으로써 협착부를 넓혀 주는 시술을 아마도 독자들은 잘 알고 있으리라. 이러한 시술은 간단한 국소 마취하에서 시행할 수 있고 아주 효과적으로, 점점 죽어가던 심장에 가뭄의 단비처럼 혈관 공급이 재개되도록 하여 생명을 살리기 때문에 현대 의학의 쾌거 중 하나라고 해도 과언이 아닐 정도의 훌륭한 시술이다.

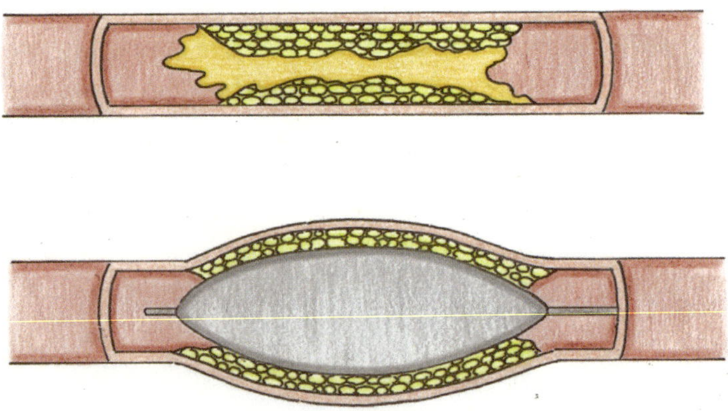

위 그림이 노란색의 찌꺼기가 혈관 벽에 쌓임으로써 좁아진 혈관을 나타내고 있고, 아래 그림은 회색 풍선으로 확장하는 모식도이다.

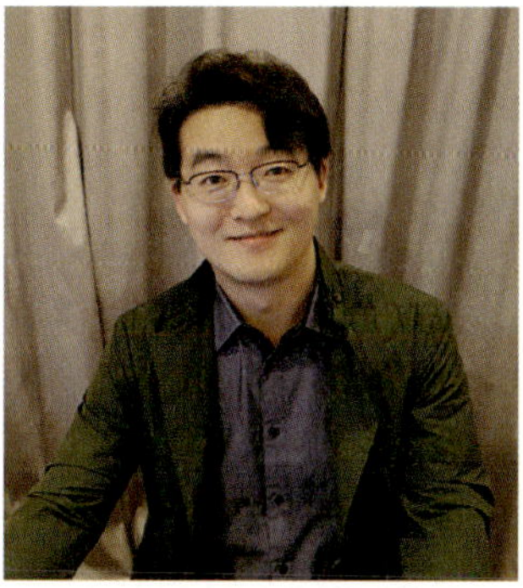

신진우 교수님

이 시술을 보며 이러한 풍선 카테터를 척추 질환에 사용할 수 있지 않을까라는 기발한 아이디어를 떠올린 의사가 있으니 바로 서울아산병원의 신진우 교수이다.

무엇인가 기계적인 일을 척추관 내에서 풍선을 이용하여 벌인다는 시도는 상당히 천재적인 발상이 아닐 수 없다. 척추관 내부를 좁아지게 만듦으로써 결국 신경 다발을 압박하게끔 하는 구조물이 있다면, 그 부위에 풍선을 넣어 협착 부위에서 부풀림으로써 신경 다발이 지나가는 길을 조금이라도 넓혀보겠다는 속셈이 있는 것이다. 그래서 개발자는, 다음 장에서 이야기 할

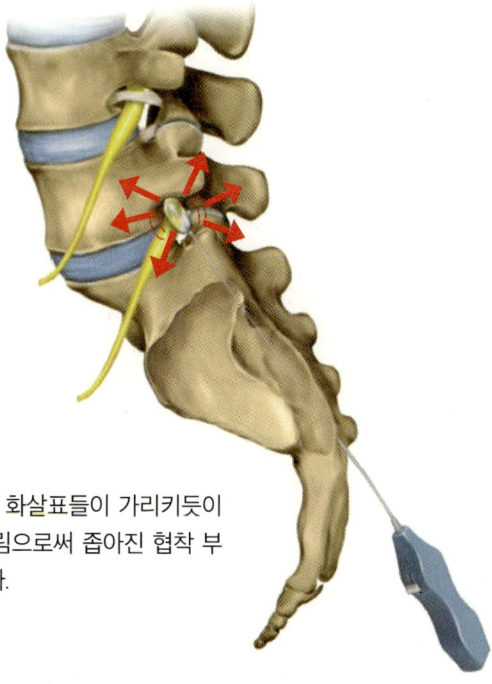

풍선 확장술의 모식도. 빨간 화살표들이 가리키듯이 풍선을 척추관 내에서 부풀림으로써 좁아진 협착 부위를 넓혀 보겠다는 시술이다.

'협착증'에 주로 쓰려고 고안하였다. 하지만 아직은 국내에서만 주로 시행되고 있고, 혈관 내부와 척추관 내의 환경이 사뭇 다르다는 점 등을 고려하여 선택에 신중을 기해야 할 것으로 저자는 생각하고 있다.

여기서 한 가지, **풍선 확장술과 풍선 성형술(Balloon Kyphoplasty)을 헷갈려 해서는 안 되리라.** 풍선 성형술이란 앞서 말한 추체 성형술, 즉 골다공증성 척추 골절에서 인체용 시멘트로 골절 부위를 때우는 시술에서 더 진일보하여 시멘트를 넣기 전에 풍선을 추체에 넣어 부풀림으로써 무너진 추체를 회복시킨 후 시멘트를 넣자는 술식이다. 왜냐하면 뼈가 약한 골다공증이 있는 환자에게서

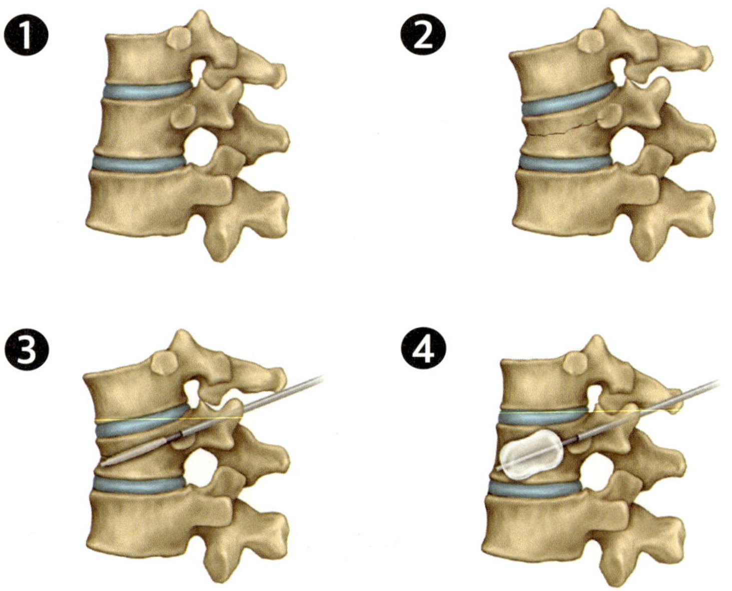

풍선 성형술의 모식도. 골절이 된 척추에 풍선 카테터를 넣어 확장시킴으로써 무너진 척추를 회복시키겠다는 원리이다.

①: 정상, ②: 무너진 척추뼈, ③: 풍선 카테터 삽입, ④: 풍선을 부풀려서 척추체 복원

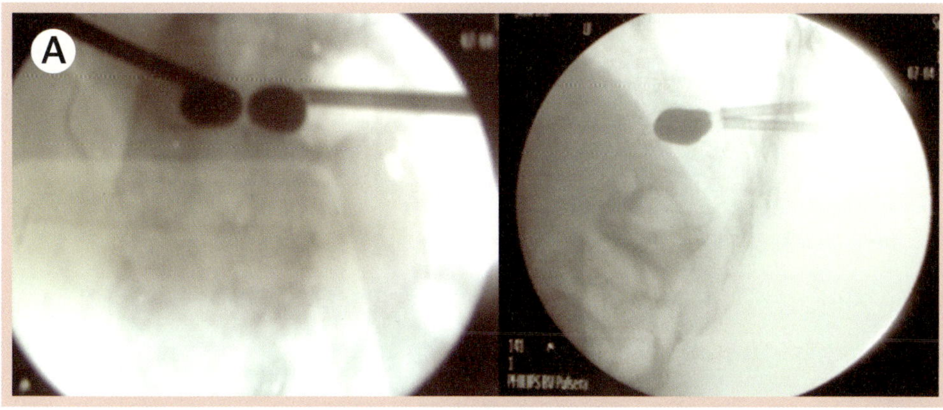

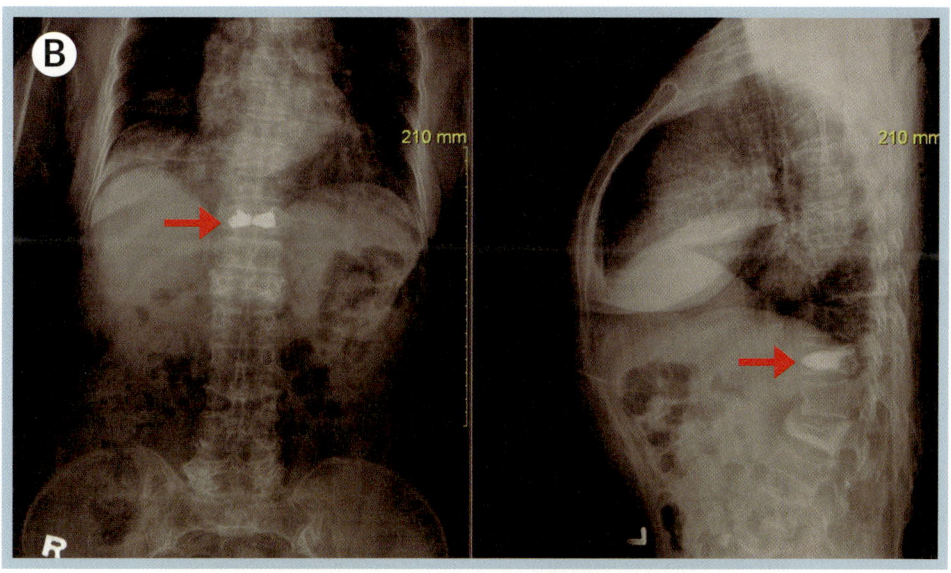

Ⓐ 시술 중 골절된 추체 내부에서 풍선을 부풀리는 사진
Ⓑ 풍선 확장 후 주입한 하얀 시멘트(화살표)가 골절된 척추에 잘 채워져 있는 것을 알 수 있는 X선 사진

발생하는 척추 골절의 가장 큰 문제 중 하나가 척추체가 자꾸 더 무너져서 전체 척추 기둥의 변형을 가져올 수 있다는 점이기 때문이다. 이러한 점을 개선하기 위해 풍선으로 무너진 척추체를 복원시키려 하는 시술이 바로 풍선 성형술이다.

둘 다 풍선을 이용하여 무언가 기계적인 일을 벌인다는 것은 같지만, 풍선 확장술은 신경 다발이 지나가는 척추관 내부를 좁아지게 하는 병변에 풍선을 놓고 부풀려서 신경 다발이 지나가는 길을 넓히려고 시도하는 것이고, 반면에 풍선 성형술이란 척추 뼈가 약해져서 뿌러짐으로 인해 추체가 무너진 골다공증성 골절 환자에게서 무너진 부위를 풍선으로 일으켜 세우려 하는 전혀 다른 시술임을 명심하자.

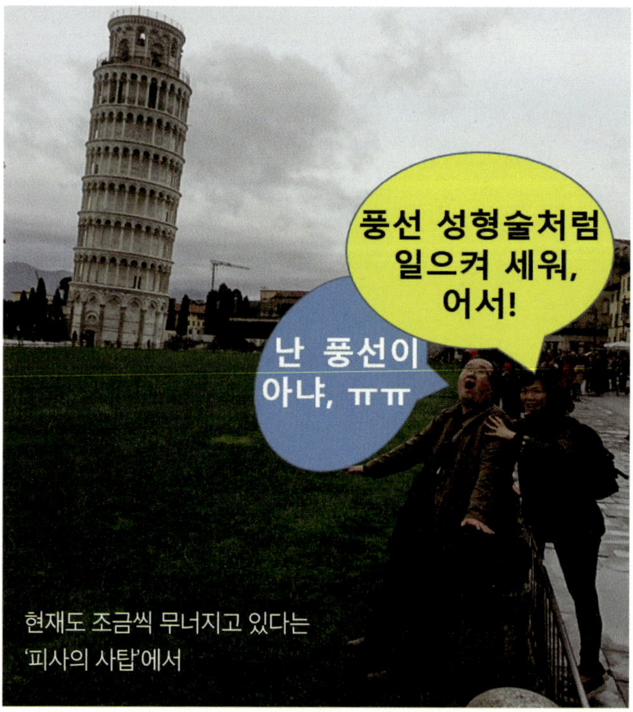
풍선 성형술처럼
일으켜 세워,
어서!
난 풍선이
아냐, ㅠㅠ

현재도 조금씩 무너지고 있다는 '피사의 사탑'에서

3) 고주파 수핵성형술

신경성형술과 헷갈리게 들리는 시술명 중의 하나가 '수핵성형술(Nucleoplasty)'이다. "이건 또 뭐야?"라고 할 독자들이 있을 터, 이것은 신경성형술과 여러 면에서 완전히 다른 시술이다. 원리부터 말하자면 전극을 디스크 내부에 넣은 후, 순간적으로 고주파를 발생시켜서 디스크 내부를 뜨겁게 달구어 지짐으로써 디스크 내부의 압력을 줄여주는 효과를 기대하는 술식이다. 최근에는 고주파 대신 '플라즈마'를 분사하여, 너무 고온으로 뜨겁게 되지는 않게 하면서 디스크의 압력을 줄여보겠다는 기구도 나와 있다. 왜냐하면 디스크 내부를 지지려다가 주변 정상 조직, 특히 신경을 지지면 끔찍한 일이 될 테니 말이다...

"그런데 압력을 줄이는 것이 뭐 그리 중요하지?"라고 생각하는 독자들이 있을게다. 이렇게 가정해보자. 만약 디스크 내부의 압력이 높아지면? 당연히 주위로 팽창하려 들 것이다. 그러면 디스크가 후방으로 터져 나가려는 힘도 커지게 되니 이러한 압력을 줄여주는 것은 디스크의 치료에 도움이 될 것이라는 것을 쉽게 알 수 있으리라. 그러나 장기적으로 볼 때 이 시술이 어떤 영향을 미치는가에 대한 가치 있는('권위적인'이라는 표현이 독자들에게 더 이해하기 쉬우려나?) 논문의 수가 적은 것이 사실이고, 실제로 이 시술을 꽤 시행하였던 저자의 개인적인 생각은, 아직은 그 효과에 대해서 단정 지을 수 있는 단계는 아니며 향후 연구가 더 필요한 단계의 시술이라고 생각한다. 따라서 저자는 시술이 필요한 환자에겐 우선적으로는 신경성형술을 시행하며, 만약 그 효과가 부족하고 다른 추가적인 시술이 필요할 것 같다고 판단되는 경우에만 수핵성형술을 시행하고 있다. 물론 이러한 방침은 의사들마다 다를 수 있을 것이다.

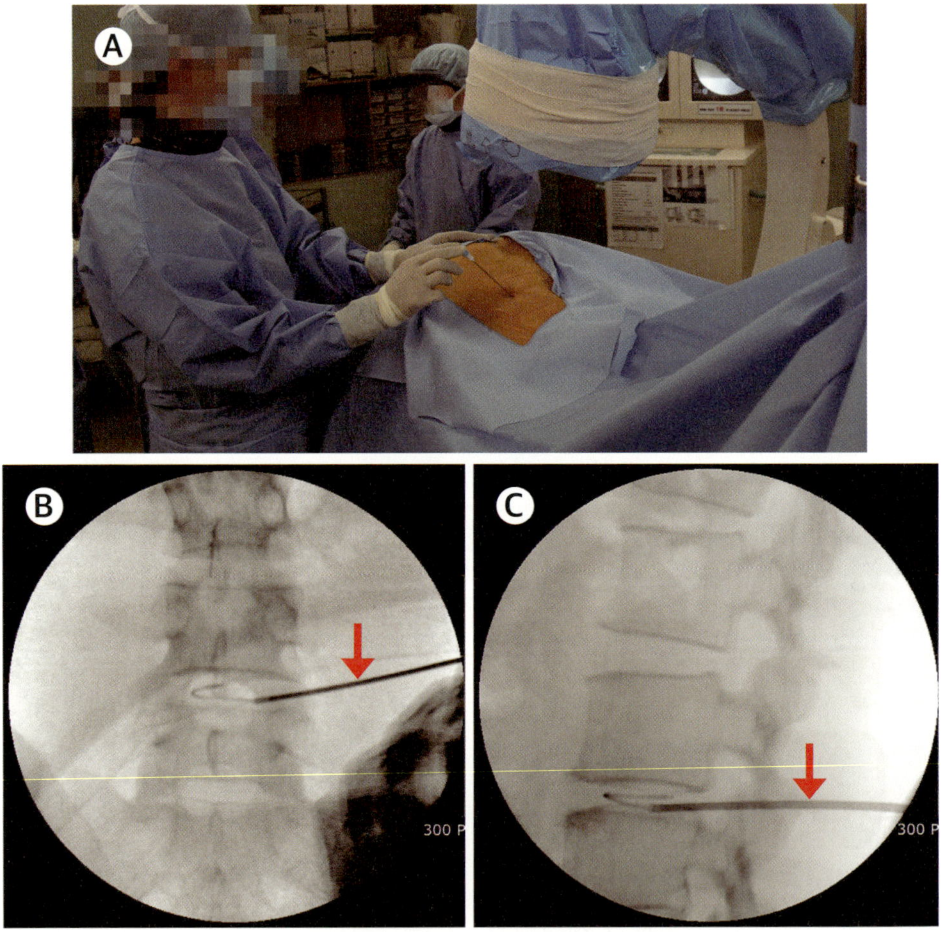

Ⓐ 실제로 수핵성형술을 시행하는 장면
Ⓑ 화살표가 가리키는 것은 카테터를 통과시킬 수 있는 유도 바늘이고, 그로부터 가느다란 전극이 나와서 척추 뼈들 사이의 공간, 즉 디스크가 있는 부위에 잘 분포하는 것을 알 수 있다. 이 사진은 시술 중에 찍은 투시 영상이며 환자의 정면에서 찍은 것이다.
Ⓒ 같은 장면을 환자의 옆에서 찍은 영상

유도 바늘을 주로 허리의 옆구리 피부에 찔러서, 척추에서 신경이 나가는 '추간공'이라는 부위를 거쳐 디스크로 삽입하게 되는데, 이러한 경로가 척추관 내에 있는 뇌신경 다발(척수)을 건드리지 않고 안전하게 바늘이 지날 수 있는 길이기 때문이다. 만족할만한 위치에 전극이 위치하였을 때 전극을 통해 고주파를 흘려보내면 된다. 그러나 일반적으로 섬유륜이 파괴되었을 때에는, 이 시술은 적용이 되지 않는다. 보호막처럼 디스크를 싸고 있는 섬유륜이 남아있어야 디스크 내부 압력을 줄여도 의미가 있기 때문이리라. 마치 풍선이 터지지 않은 상태에서 풍선 내부의 물을 빼야 풍선이 터지는 것을 예방할 수 있지, 만약에 풍선의 일부가 손상되어 있다면 물을 빼는 것이 별 의미가 없다는 사실과 유사하지 않을까? 손상된 풍선 부위로 이미 물이 새어 나갔을 터이고, 남아있는 물을 뺀다한들 별 예방 효과를 기대할 수 없을 테니 말이다...

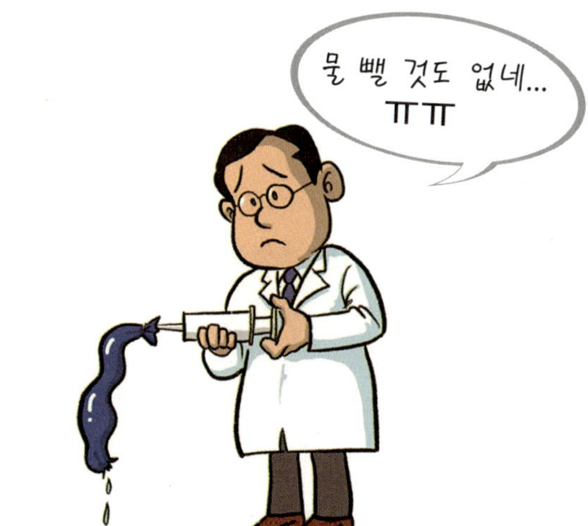

Episode 6.
프롤로가 디스크를 치료할 수 있다던데 사실인가요? 그리고 비슷하게 들리는 피알피(PRP)와는 같은 치료인지요?

프롤로와 피알피(PRP)는 발음은 비슷하지만, 이 둘은 너무나도 다른 시술이다. 또 전혀 다른 대접을 받고 있는데 2019년 현재, 프롤로(증식 치료라고도 불리운다)는 합법적인 치료지만 피알피는 극히 소수의 연구 기관을 제외하고는 일반 병원에서 시술한다면 불법이다. 대법원 판례까지 나왔으니 피알피를 하고 치료비를 받는다면 그건 불법 행위가 된다. 앞으로 연구 결과에 따라서 어떻게 변화할런지는 모르겠지만... 그렇다면 왜 이다지도 다른 대접을 받게 되었을까? 그걸 알려면 먼저 각각 무슨 치료인지를 알아봐야 할 것이다.

'피알피'란 Platelet-Rich Plasma의 약자 PRP에서 그 이름이 유래된다. 뭐 이리 어렵냐고? 단어가 의학 용어들이라 조금은 그럴 것이다. 이 단어들은 결국 '혈소판이 풍부한 혈장'이라고 해석이 된다. 우선 환자의 혈액을 많이 뽑아서 원심분리기에 넣고 원심분리를 시행하면 혈액은 여러 성분별로 나뉘게 되는데, 그 중 아주 소량의 부분 층은 혈소판이 보통 혈액에 비하여 10배 가까이 농축되는

층이 되는바, 그 부분을 추출하여 환자의 병이 있는 곳에 투여한다는 것이 치료의 내용이다. 즉 힘줄이 파열되거나 연골이 결손된 부위 등, 재생 작용이 필요한 병변에 혈소판이 농축되어 있는 '피알피'란 물질을 주입함으로써 재생 치료가 일어날 수 있도록 한다는 것이 치료의 원리다.

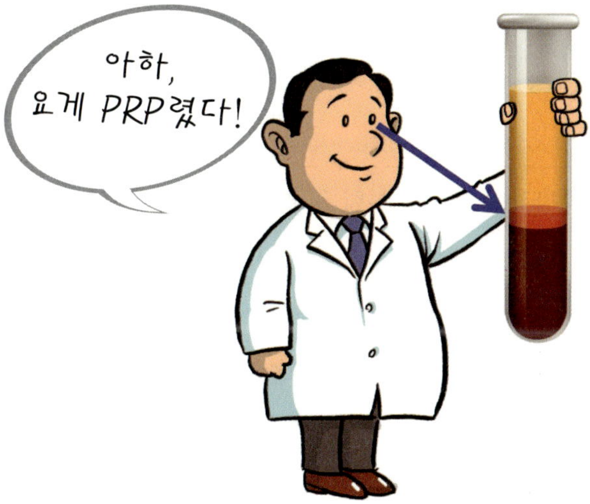

독자들은 의문이 생길게다. '혈소판이 재생 작용이랑 무슨 관련이 있어?' 그러게... 사실 혈소판은 지혈 작용을 담당한다고 널리 알려져 있으니 말이다. 즉, 상처가 생겨서 피가 나면, 그것을 멈추게 하는 중요한 작용을 하는 물질로 유명한 하나의 혈액 성분이 바로 혈소판인 것이다. 이러한 지혈 작용 역할은 재생 작용이랑 별 관련성은 없어 보이니 독자들의 생각도 일리가 있어 보인다. 그런데 상처가 생겨 찢어진 곳에서 어떠한 일이 발생하는가? 단시간에 일어나는 '지혈'만 보지 말고 그 후의 일들을 유심히 관찰해 보자. 찢어진 부위에 출혈이 생기게 되고 서서히 응고되면서 결국 피부의 결손 부위에 출혈된 피가 굳어 생긴 피떡, 즉 '혈전'이 형성되어 결손 부위를 메우게 되며 서서히 혈전은 굳어져 딱딱한 커버를 형성하게 된다. 그러는 동안 그 내부에서 재생 활동이 일어나 며칠 동안에 걸쳐 서서히 혈전 커버 밑에 정상 피부 조직들이 생기게 되고, 결국 수 일 후 혈전 커버가 떨어져 나감으로써 완벽히 재생된 피부가 모습을 드러내게 된다. 이러한 현상을 통해 우리는 출혈로 인해 형성된 혈전에 여러 재생 인자가 숨어 있음을 알 수 있게 되는데, 여기서 재생 활동의 주인공 역할을 하는 것이 바로 혈소판인 것이다. 혈소판은 문제가 있는 부위에 정착하게 되면, 각종 성장 인자들을 포함한 여러 메신저들을 생산하는데 이들은 직접 재생 작용을 일으키는데 관여하기도 하지만, 한편으로는 문제가 있는 병소로 줄기세포들이 동원될 수 있도록 신호를 보내는 역할도 한다고 알려져 있다. 꽤 그럴싸하다. 그러나 아직 과학적 근거가 부족하다고 우리나라 보건복지부 등에서는 평가하여 안전성과 유효성이 입증되지 못한 의료 기술로서 정의하고 있다. 앞으로 피알피는 향후 연구 결과들을 지켜보고 그 유용성에 대하여 신중하게 판단해야 할 치료 방법이라고 저자는 생각한다. 그에 반해서, 프롤로 치료는? 결론부터 말하자면 아주 합법적인 치료이다. 발음이 비슷하지만 '피알피'와는 전혀 다른 치료인데 과연 어떤 치료 방법일까?

독자들은 어떤 할머니가 이렇게 외치는 TV 광고를 기억할 것이다. "얘들아, 비올 것 같다. 빨래 걷어라!" 비가 오려고 하면 허리, 관절 등이 아파오는 할머니를 등장시킨 재미있는 광고였다. 그런데 왜 비가 올려면 삭신이 쑤시는 것일까?

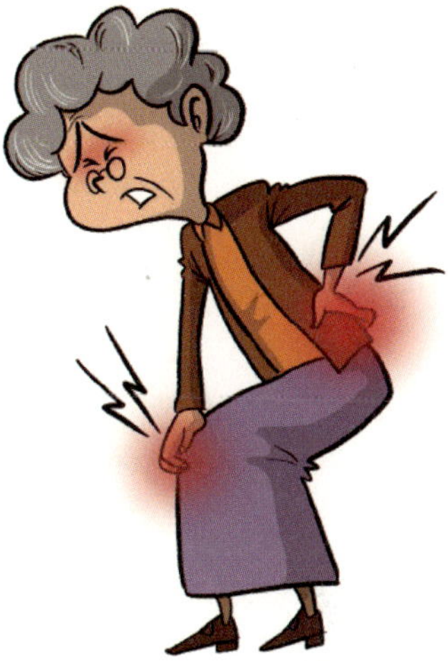

인대 혹은 힘줄이 뼈에 붙는 부위를 의학 용어로 'enthesis'라고 하는데 이 '부착부'들은 주로 관절 주위에 모여 있다. 관절을 움직이거나 안정시키는 역할을 하는 구조물들이 힘줄과 인대이니 당연히 관절 주위에 붙어야 그 기능을 하는데 있어서 수월하리라. 여기서 한 가지 독자들에게 퀴즈를 내어 보자. 인대와 힘줄('건'이라고도 불리운다)의 차이는? 아마도 선뜻 대답하지 못하는 독자들이 많으리라. 사람이 하나의 거대한 통뼈로 구성되어 있다면 움직이기가 아주 힘들었을 텐데 다행히 뼈는 중간 중간 끊겨 있고, 그 끊긴 부위를 '관절'이라고 하며 이 관절을 사이에 두고 양쪽 뼈들이 움직이기가 쉽게 되어 있다. 그러나 물론, 단순히 뼈만 끊겨 있다고 움직임이 가능하지는 않다. 두 가지가 더 필요할 것이다. 끊어진 부위

양 쪽의 뼈들이 덜렁대지 않도록 묶어주는 구조물과 강력히 수축할 수 있는 근육의 힘을 뼈에 전달해 주는 구조물이 필요하리라.

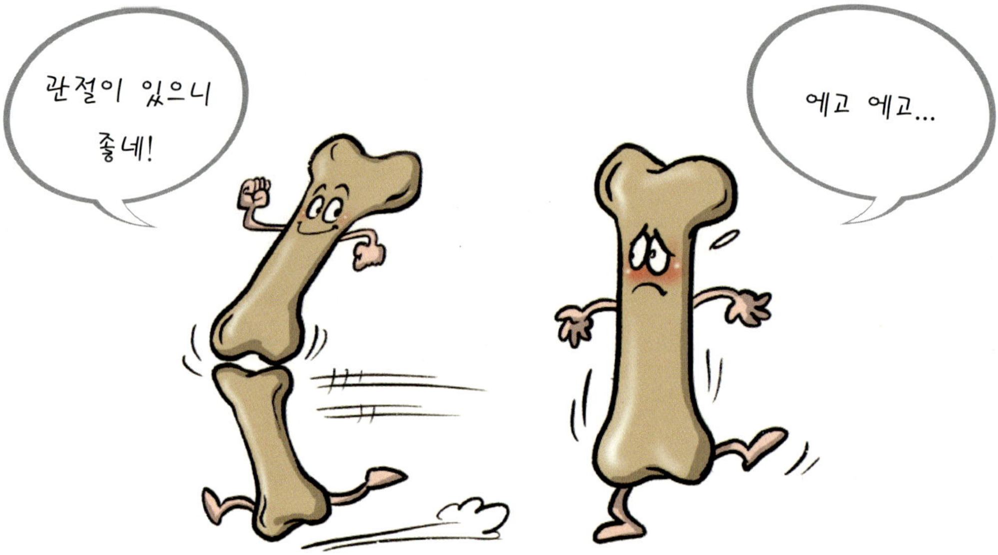

바로 끊어진 양쪽 뼈를 연결해서 관절이 움직이더라도 덜렁덜렁대지 않도록, 즉 안정성을 부과하는 것이 '인대'이고 근육의 힘을 전달하여 뼈를 움직이게 함으로써 관절 운동이 가능하게 하는 구조물이 '힘줄'인 것이다. 즉 힘줄이란 근육의 양 끝에서, 근육이 뼈에 붙도록 하는 연결 구조물로서 근육이 수축하면 따라서 뼈가 움직일 수 있도록 하는 기능을 담당하고 있다. **뼈와 뼈를 연결하는 것은 인대**이고, **근육과 뼈를 연결하는 것은 힘줄**이다라고 생각하면 이해가 더 쉬우리라.

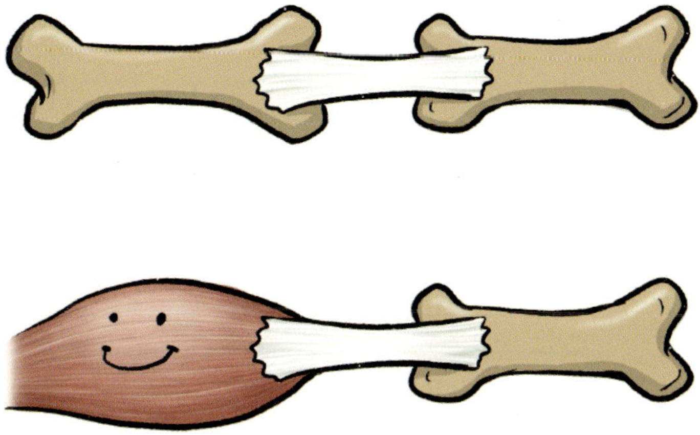

위 그림은 뼈와 뼈를 연결하는 '인대'이고 아래 그림은 근육과 뼈를 연결하는 '힘줄'을 묘사한 것이다.

그런데 이 인대와 힘줄이 뼈에 붙는 부위들, 즉 '부착부'들은 늘 일을 많이 하게 된다. 무언가 활동을 하려면 항상 관절 주위 뼈들이 움직여야 하므로 그러는 동안 이 부착부들은 엄청난 스트레스를 받는데, 즉 뼈를 잡아주랴, 뼈를 움직이랴 그 노동 강도가 다른 부위보다 훨씬 더 크게 되는 것이다. 게다가 다음에 설명할 '철근 원리'라는 것이 이 부착부들을 더 손상시키게 하는데, 다음 118 페이지 사진을 보자.

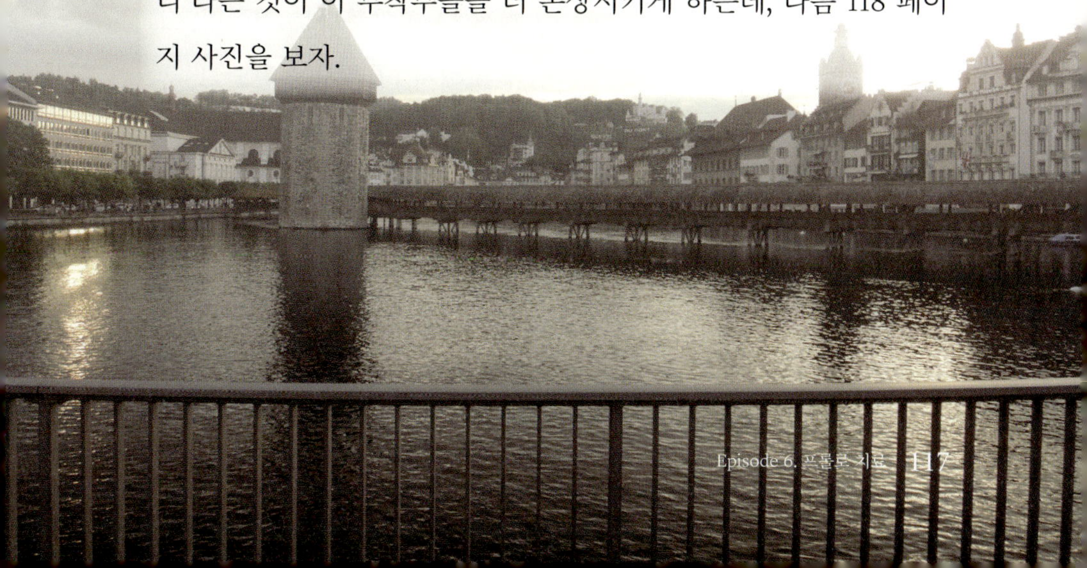

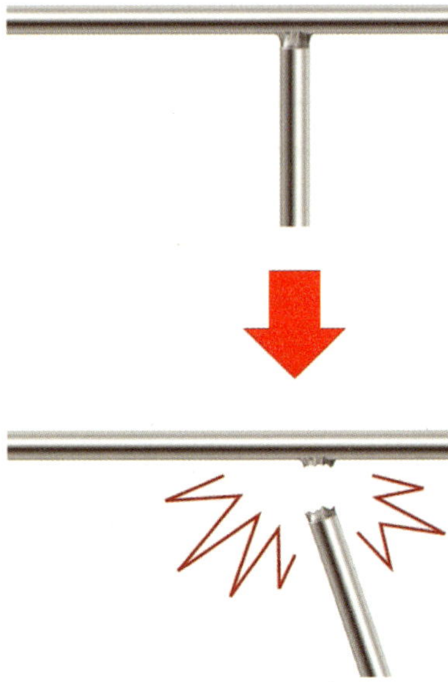

외력이 가해지면 용접 부위가 먼저 파괴된다.

철근에 외부 힘이 가해지면 이상하게도 철근의 실질이 아닌, 용접부가 먼저 파괴되고 그 손상 정도도 더 심하다고 한다. 그 이유는 용접 부위가 역학적으로 철근 구조물들 중에서 가장 약한 부위이기 때문이라고 하는데 이 원리가 인체에도 적용된다. 즉 **마치 용접하듯이 인대 혹은 힘줄이 뼈에 붙는 부위, 즉 '부착부'가 다른 부위에 비해서 외부 스트레스에 대하여 훨씬 더 취약하다**는 것이다. 그래서 결국 이 부착부들은 다른 부위에 비해서 더 흔히 손상되고, 손상되는 정도도 더 심하며, 따라서 치유도 제대로 안 될 가능성이 높아지게 된다. 이러한 것들이 오랜 시간 동안 쌓이게 되면 부착부가 퇴행성 변화, 즉 노화되어 너덜너덜해지면서 만성 통증을 일으키게 되는데 오른쪽 페이지 그림처럼 변화되는 것이다.

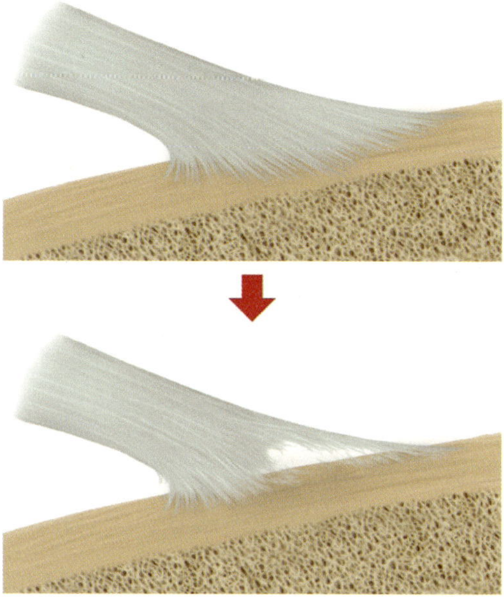

정상 부착부

너덜너덜해진 부착부

그런데 이렇게 '병적인 상태가 된 부착부'는 한 가지 특성을 가지게 된다. 정상적인 부착부는 외부 압력의 변화에 비교적 잘 견디는 능력이 있다. 즉 누르거나 약하게 부딪혀도 통증을 잘 일으키지 않는다. 그러나 병적으로 변화되어 있는 부착부는 외부 압력의 변화에 상당히 민감해지게 되는데, 조금만 압력의 변화가 생겨도 욱신욱신 거리는 통증을 유발할 수 있다. 그런데 비가 오는 환경이란 바로 기압, 즉 공기의 압력이 고기압에서 저기압으로 갑자기 바뀌게 되는 환경인데, 이러한 기압의 변화에 대하여 정상적인 인대 혹은 힘줄의 뼈 부착부들은 잘 견뎌내지만 병적인 부착부들은 유달리 쑤시고 뻐근한 통증을 유발하게 되어 "얘들아, 빨래 걷어라!"하는 소리가 나오도록 만들게 되는 것이다.

'왜 이리 장황하게 설명을 할까?'라고 의아해하는 독자들이 있을 게다. 저자는 이러한 병적인 부착부들이 만드는 만성 통증을 의사들이 흔히 간과한다는 사실을 말하고 싶은 것이다. 사실 척추 전문의인 저사도, 허리가 아픈 환자들이 오면 일단 MRI 등의 영상 검사를 하자고 권하며 이러한 검사가 나오면 으레 디스크, 척추뼈, 척추관 등만을 유심히 살피게 된다. 그러나 만약 '척추 통증'이란 놈이 사람이라면 이런 행태를 보이는 저자를 보며 상당히 억울해 할 것이다. 통증을 일으키는 원인 요소들은 비단 이러한 디스크, 척추관들뿐만이 아니고 굉장히 많이 있기 때문이다. 그 원인 요소들 중 가장 중요한 것 중의 하나가 바로 '병적인 부착부'이다. 그렇다. 저자도 과거 솔직히 이러한 부착부가 일으키는 통증에 대해서는 무지했었고 간과했었던 것이 사실이다. 그러니 부착부가 일으키는 통증을 잘 진단하고 치료할 수만 있다면 명의 소리를 들을 수 있으리라. 그렇다면 어떻게 해야 이러한 부착부의 병변을 잘 진단하고 치료해낼 수 있을까? 우선 진단 방법에 대하여, 앞서 말한 할머니 광고를 떠올리며 언뜻 독자들도 아이디어를 내어 보는 것은 어떨지? 병적인 부착부는 압력의 변화에 민감하다고 했으니... 그렇다고 삼국지의 제갈공명처럼 환자들이 올 때마다 갑자기 비를 내리게 해서 기압의 변화를 유발함으로써 아픈 부위를 찾아낼 수도 없고 말이다.

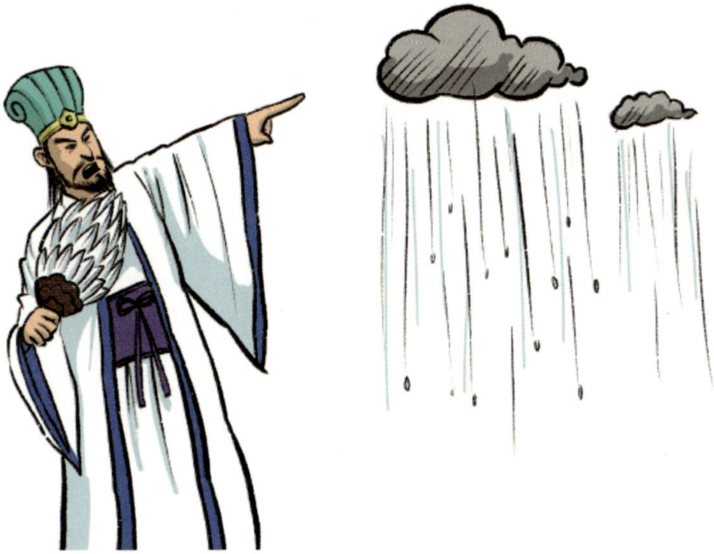

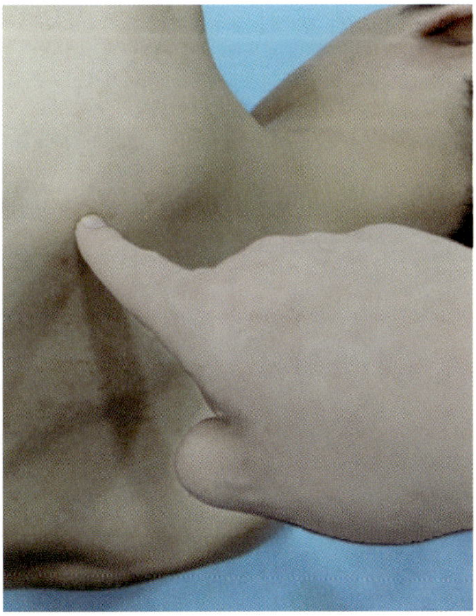

어렵다고? 쉬운 해결책이 있으니 걱정 마시라. 진단 방법의 대표적인 것이 바로 손가락으로 눌러보는 것이다. “이건 뭐야? 이걸로 뭘 한다고?”라고 불평하는 독자들도 있을 터, 그러나 손가락으로 눌러도 얼마든지 압력의 변화를 만들어낼 수 있으니 간단하면서도 효과

적인 진단 방법이 된다. 환자의 여러 부착부들을 누르다보면 유달리 아픔을 호소하는 포인트가 있는 경우가 발생할 수 있는데, 그렇다면 이 부위가 바로 '병적 상태인 부착부'일 가능성이 높다. 왜냐하면 겨우 손가락으로 눌러 압력을 발생시키는 것만으로도 병적인 부착부는 워낙 압력의 변화에 민감하므로 통증을 마구마구 만들어내기 때문이다. 정상 부착부는 꿋꿋하게 잘 견디는데도 말이다...

그렇다면 치료는 어떻게 할까?

우리 몸 안에 있는 재생 세포들은 이상하게도 이러한 부착부의 퇴행성 변화에 무관심하다. 노화 현상이니 대충 이렇게 살며 지내라고 하는 걸까? 자기가 할 일은 다했다고 생각하는 것 같다. 마치 오랫동안 분단되어 휴전선을 사이에 두고 북한과 예리하게 대치하고 있어도 그러한 긴박함을 전혀 못 느끼고 평화롭게 사는 우리들의 모습과도 유사하다고나 할까? 그런데 휴전선에서 무언가 사고가 터지면? 천안함 폭침이나 지뢰 폭발 사고 등을 독자들은 기억할 것이다. 그러한 대형 사고가 터지면 그제서야 매스컴이 시끌벅적해지고 군대와 전투기, 함정들이 출동하게 된다. 그런데 이러한 원리를 이용하면 부착부의 문제를 해결할 수 있다. 뭔 뚱딴지같은 이야기냐고? 오른쪽 페이지 윗 그림을 우선 보자.

123 페이지 윗 그림 오른편에 있는, 도와달라고 우는 아이를 '만성 통증에 시달리는 노화된 부착부'라고 가정을 해 보자. 아무리 울어도, 왼쪽 벤치에 유유자적하며 앉아 있는 재생 세포란 놈은 지켜만 보지 별다른 액션을 취하지 않는다.

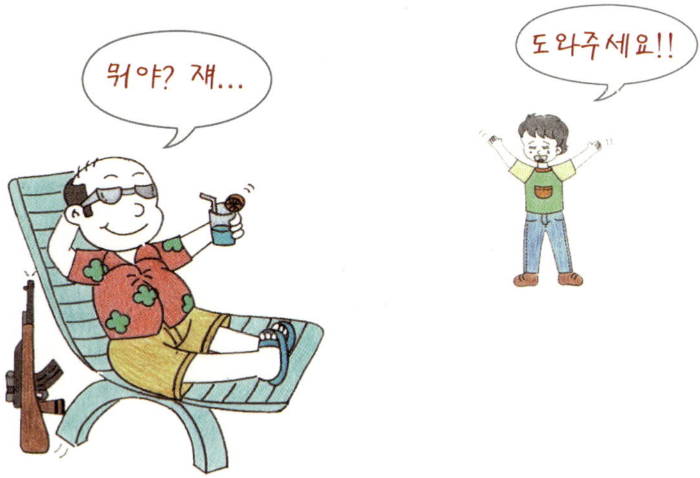
뭐야? 쟤...
도와주세요!!

"내가 더 이상 해 줄게 없어~~" 참으로 한심한 놈이다...

그런데 아래 그림처럼 이 아이가 무언가 사고를 치면 얘기는 달라진다.

그리도 무심하던 재생 세포가 깜짝 놀라서 그 아이에게 달려가게 되고, 무언가 돕는 일을 드디어 하게 되는 것이다.

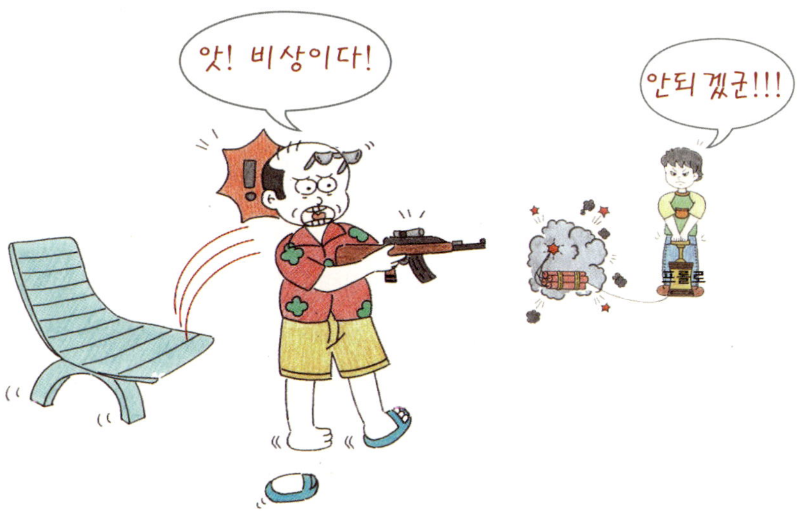
앗! 비상이다!
안되겠군!!!
프롤로

이렇듯 부착부의 퇴행성 병변에 무언가 사고를 쳐서 재생 세포들이 병변 부위로 모이도록 만들어야 하겠는데, 과연 어떻게 사고를 치면 될까? 그것은 바로 '염증'을 일으키는 것이다. "아니, 그렇지 않아도 아파 죽겠다고 하는 환자에게 도와주지는 못할망정 염증을 일으킨다고? 잔인한 친구로군!" 독자들이 이렇게 황당해하는 것이 무리는 아니다. 염증이란 병적 상황을 하나 더 안겨준다니 말이다. 결론부터 말하자면 프롤로란 **염증을 치료하는 생체 내 과정을 교묘하게 이용하는 방법**이다. 즉 퇴행성 변화로 노쇠하여 기력이 떨어진 노인과도 같은 '병적 부착부'에 염증을 일부러 일으켜서 이 염증을 치유하기 위해 모여드는 세포들을 이용하여 노쇠한 부위의 재생을 도모하겠다는 것인데, 이게 비교적 먹혀 들어가는 방법이 된다.

독자들은 '염증'과 '감염'을 정확히 구분하는지? 앞서 Episode 4.에서 약물치료를 설명하면서 이미 기술한 바 있지만 다시 한번 상기하는 의미로 재차 정답을 말해보겠다. 내 팔을 막대기로 긁어보자. 벌겋게 피부가 변하면서 긁은 자리가 부어오를 것이다. 이렇듯 외부 자극에 의해 인체에서 손상이 일어나면 그에 대해 방어적으로 일어나는 일련의 현상들을 '염증'이라고 한다. 염증이 발생한 부위에서 여러 인자들이 분비가 되고 이들은 멀리 떨어져 있는 재생 세포들을 이쪽으로 오라고 동원 명령을 내리게 된다. 물론 일단은 염증을 치유하기 위해서 이런 동원 명령을 내리는 것이다. 그런데 동원된 재생 세포들은 염증을 가라앉히는 것뿐만 아니라 손상된 조직도 수리를 한다. 결국 동원의 최종 목적은 손상을 치유하기 위함이라는 것을 독자들은 벌써 눈치챘으리라... 그에 비해 '감염'은 다른 생물이 몸 안에 침입하여 들어오는 것을 말하며, 주로 바이러스, 세균, 기생충 등이 몸 안으로 들어와 증식하는 현상을 말하는 것이니 염증과는 개념이 틀리다. 즉 염증이란 어떠한 자극이던 몸 안의 손상이 발생했을 때 그에 대한 반응들을 의미하고, 감염은 외부 생명체의 침입을 말하는 것이다.

어쨌든 사막과도 같이 황폐해진 부착부에 '염증'이라는 난리를 일으켜서 불도저, 인부, 크레인 등과 유사한 역할을 하는 재생 세포들을 동원하게 되니 무언가 재생 작용이 일어날 것을 기대할 수 있게 되는 것이다. 독자들은 이미 알게 되었으리라. "아하, 퇴행성 변화에 빠진 부착부에 자극성 물질을 주입하여 일부러 염증을 일으켜서 재생 세포들을 동원시킴으로써 새로운 재생 작용이 일어날 수 있도록 유도하는 치료가 '프롤로'구나!" 빙고~~

그리고 자연스럽게 독자들은 알 수 있는 것이 또 하나 있으리라. 그렇다. **염증을 일으키지 않는 약제를 주입하는 것은 프롤로가 아니다.** 사실 염증과는 상관없는 여러 주사제들이 '프롤로' 약제로 둔갑하여 시술되는 것이 현재 의료 실정이다. 프롤로가 합법적으로 인정받은 비급여 치료이기에 슬쩍 그 대열에 끼기 위함으로 보이는데 그것은 잘못된 것이다.

우리의 몸에는 그야말로 셀 수 없을 정도로 무수히 많은 '부착부'들이 산재해 있다. 특히 허리 주위에야 말로 이러한 부착부들의 '보고(寶庫)'이다. 이러한 많은 부착부들이 각각 독립적으로 병적인 부착부가 될 수 있고 그리하여 그 각각이 따로 개별적으로 만성 통증을 유발할 수 있는 것이다. 워낙 부착부의 수가 많기 때문에 이러한 통증 환자들이 꽤 많이 존재하게 된다. 프롤로는 이러한 원인으로 인해 발생하는 요통에 아주 좋은 치료가 될 수 있다. 그러나 그 한계에 대해서도 이미 독자들은 눈치챘을 것이다. 그렇다. 이 치료는 부착부에 대한 치료이지 그 이상도, 그 이하도 아니다. 만약 어떤 사람이 협착증이나 디스크, 심지어 척추의 인대가 뼈처럼 딱딱해지는 특수한 병(후종 인대 골화증) 등을 프롤로로써 직접 치료할 수 있다고 떠든다면? 아마도 이 책을 읽은 똑똑하고 현명한 독자들로부터 무지 봉변을 당하리라...

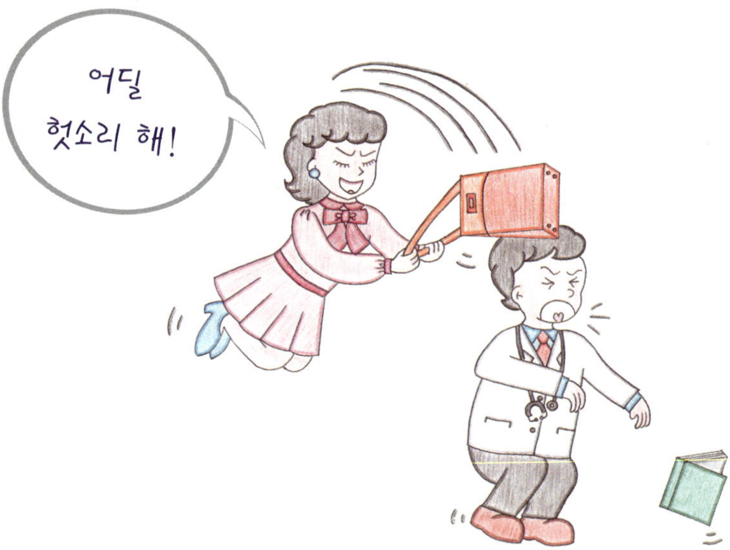

추신

이 책이 출간되는 2020년 2월 현재, 피알피가 테니스 엘보우에 허가를 맡았기에 추가로 기술합니다. 향후 피알피의 적응증에 변화가 있으리라 추정됩니다

Episode 7.
허리 아픈 환자들이 '도수 치료'를 받던데 이건 마사지랑 뭐가 다른가요?

독자들은 '도수 치료'하면 어떤 치료가 떠오르는지? 아마도 우두둑 하는 소리와 함께 시술자의 손으로써, 빠진 관절을 제자리에 맞추거나 삐뚤어진 척추나 골반을 멋지게 교정하는 치료 정도로 알고 있는 독자들이 많으리라. 그러나 이는 정확한 정의는 아니다. 도수 치료란 시술자의 손을 사용하여 치료 목적으로 환자의 신체에 힘을 가함으로써 치료하는 것을 모두 일컫는 용어이다. 여기에는 마사지도 포함될 수 있다. "애걔... 마사지도 도수 치료라고?" 독자들이여, 마사지를 우습게보지 마시길... 백의의 천사 나이팅게일께서 여러분의 이런 생각을 정리해 주실게다. '물리치료학의 어머니'라고 불리우는 나이팅게일은 1853년 당시 크림 전쟁에서 수많은 부상당한 영국 군인들을 돌보면서 유명해 졌는데, 이때 마사지를 적극적으로 많은 부상병들에게 해 주었다고 한다. 그러면서 나이팅게일은 마사지에 대한 연구를 열심히 하였고, 그녀로부터 가르침을 받은 제자 간호사들이 모여 1894년 '영국 마사지 학회'라는 학술단체를 결성하게 된다. 이 단체가 모태가 되어 그 후 몇 단계를 거쳐서 1925년 드디어 '영국 물리치료 학회'가 탄생하게 된 것이다.

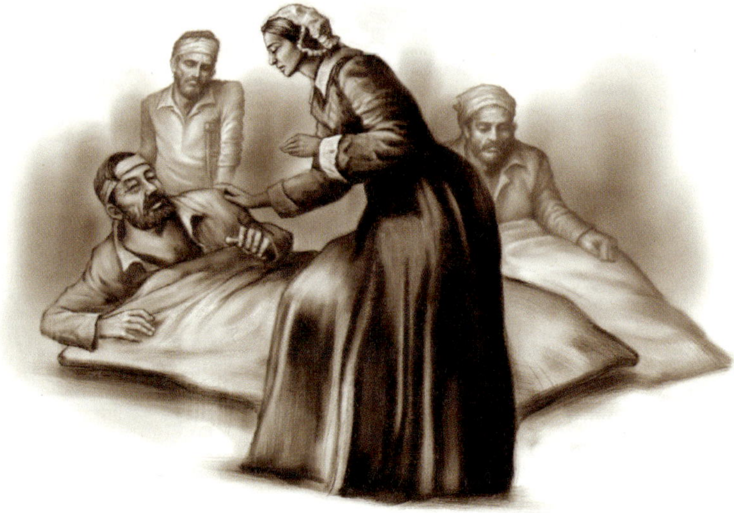

나이팅게일이 부상병들을 치료하는 그림

비슷한 시기에 미국에서는 오스테오패시(osteopathy)라고 불리우는 '정골의학'과 '카이로프랙틱'이라는 큰 2가지 도수 치료 분야가 만들어져서 발전하게 된다. 결국 **도수 치료는 정골의학, 카이로프랙틱, 물리치료에서의 도수 치료라는 3가지 큰 분야**로서 각각 독립적으로 형성되어 발전하게 되는데, 재미난 것은 이들의 운명이 제각기 전혀 다른 길로 가게 된다는 것이다. 특히 기존의 '의학'이라는, 어쩌면 인간에게서 가장 필요하고 중요한 학문에 대해서 각자 전혀 다른 태도를 취하며 따로따로 전개된다. 자, 그럼 이 3가지 분야들의 유래 및 원리를 먼저 살펴보자. 그 스토리가 사뭇 재미있을 것이다. 먼저 '정골의학'부터 알아보도록 하자.

정골의학의 창시자는 의사인데 '스틸(Still)'이라는 사람이다. 이 의사는 슬픈 과거를 갖고 있는데 그 아들들이 어린 나이에 모두 페스트(흑사병)로 사망했던 것이다. 그러면서 자연히 그는 의사이지만 당시 현대 의학에 대한 회의를 품게 되었는데, 그러던 어느날 우연히 집 앞마당에 있는 오크 나무 뿌리에 머리를 베고 낮잠을 잤다고 한다. "무슨 땅 속에 있는 뿌리에 뭔 재주로 머리를 벤다고 그래?" 독자들은 의문을 가질 터. 근데 오크 나무의 특성이, 이놈의 뿌리들이 땅 밖으로 돌출되어 있다. 그 튀어나온 뿌리에 머리를 베고 잤던 것이다.

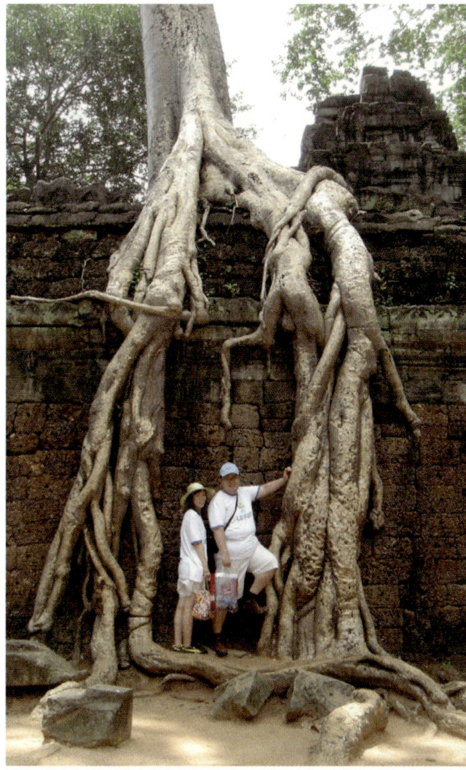

스틸이 머리를 벤 나무는 이렇게까지 뿌리가 튀어나오진 않았겠지? 앙코르와트에서.

그런데 이 낮잠으로 인해 스틸의 운명이 바뀌게 될 줄이야... 낮잠을 자고 난 후, 그동안 수십 년을 괴롭혀왔던 만성 두통이 싹 사라지게 된 것을 알게 되었다. 이러한 완치의 경험을 토대로 스틸은 '자연 치유'에 대한 연구를 하게 된다. 그는, 우리 몸은 자연 치유 능력이 있기 때문에 적절히 도와주면 여러 질병에 대한 비수술적, 비약물적 치료가 가능하다고 생각했다. 그리고 여러 장기들은 각각 독립되어 있는 것이 아니라 서로 밀접하게 연관되어 있어서 이 장기들 전체를 하나로 보는 개념을 가지고 치료에 임해야 한다고 주장했는데, 여기서 한번 장기들에 대하여 생각해보자. 심상, 간, 허파 등의 장기는 각자 무엇으로 먹고 사는가? 동맥이라는 혈관을 통해서 영양분을 공급 받는다. 전장으로 말하자면 '보급로'인 것이다. 이 보급로, 다시 말하자면 동맥 혈관은 뼈와 근육들, 즉 근골격계를 지나서 해당 장기까지 도달하게 되는데, 만약 근골격계가 제대로 정렬되어 있지 않고 비뚤어지면 이들을 경유하는 동맥 혈관의 압박이 발생하게 되어 결국 해당 장기로의 보급이 떨어지게 되므로, 그 장기의 이상을 초래하게 되어 질병으로 발전한다는 이론을 펼치게 된다. 이것이 그 유명한 '동맥의 법칙(Rule of the artery)'이다. 그렇다면 치료는? 바로 이 비뚤어진 근골격계를 도수치료로써 교정시키면 동맥 순환이 정상화되므로 여러 질병들, 심지어 백일해, 성홍열, 디프테리아 등의 전염병까지도 치유할 수 있다고 믿었다.

이러한 이론이 현대 의학을 하는 사람들에게는 황당하게 들릴지 모르겠으나 사실 현대의 우리는 너무나 인위적이고 과학적인 치료, 즉 수술, 약물, 기계 등에 의지하고 있는 것이 사실이다. 과거 오랜 역사 동안 인류가 연구하고 터득하여 왔었던, 자연 치유를 도와주는 대체의학들이 많이 저평가 받고 무시되는 것이 요즈음 추세임을 부정할 수 없으리라. 그러나 수술, 약물이란 것이 그 자체가 질병을 한 쾌에 완치시키는 능력이 있는 경우는 드물고, 인체의 자연 치유 능력을 도와주는 역할을 주로 하는 것이라는 것을 독자들은 알고 있는지? 앞서 기술한 '항생제'에 대한 내용을 읽은 독자들은 이미 알고 있을 테지만...

정골의학은, 너무 극단적인 면은 있지만 우리가 간과했던 자연 치유라는 중요한 개념을 부활시켰다는데 대하여 의미가 있다고 저자는 생각한다. 미국에는 정골의학 대학이 따로 있는데 이들의 과정을 보면 3,4학년은 내과, 외과, 소아과 등의 실습을 직접 돌 정도로 의학 교육을 받고 있어서 졸업 후 D.O.(Doctor of Osteopathy)라는 자격을 주고 거의 의사와 대등한 대접을 받고 있다. 오랜 시간 동안 의학의 한 분야로 융화되면서 발전을 해 온 셈이다. 현재 미국 내 20개의 대학에서 만 여명의 학생들이 정골의학을 공부하고 있다고 한다.

영화 '인터스텔라'의 무대였던 아이슬란드 빙하에서...

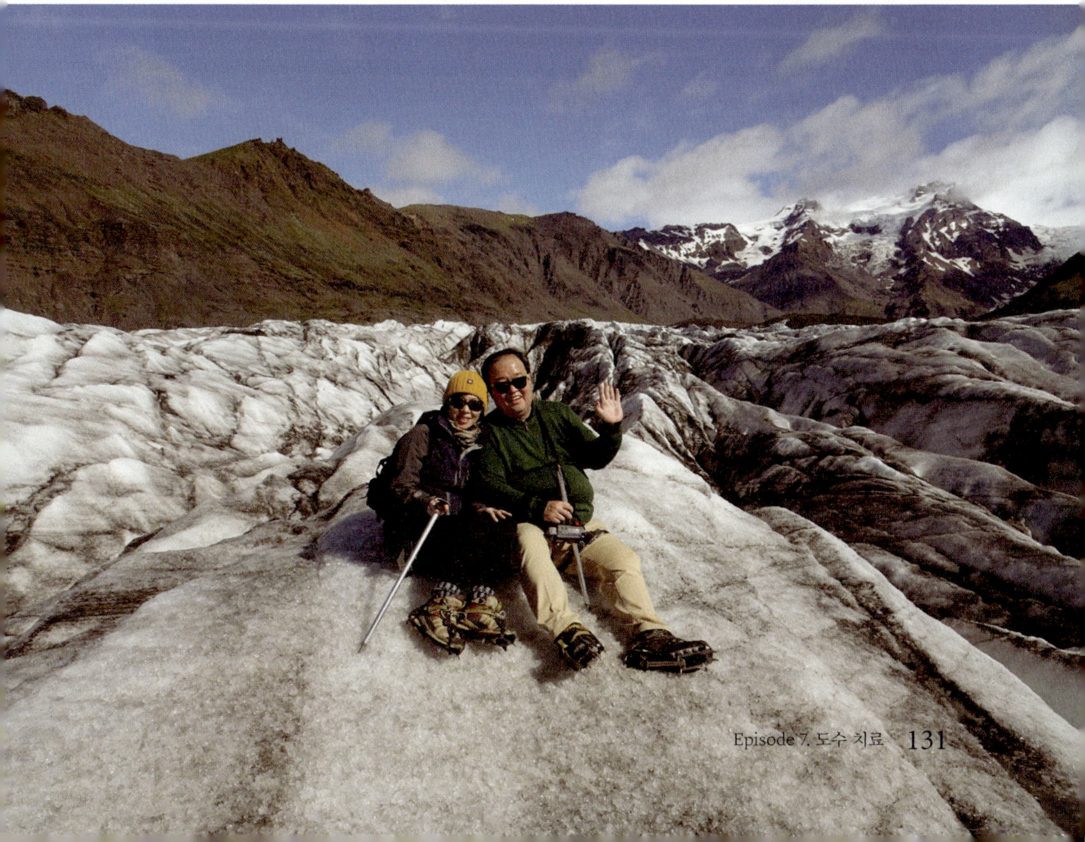

다음은 카이로프랙틱인데 이 분야의 창시자는 D.D. 팔머라는 사람으로 의사는 아니다. 이 사람은 더욱 재미있는 일화가 있는데, 자기 건물을 청소하던 흑인 남자가 오랫동안 귀가 안 들리는 장애를 가지고 있다는 것을 팔머도 알고 있었다고 한다. 그러던 어느 날, 우연히 이 흑인 청소부의 목을 뒤에서 관찰할 수 있는 기회가 있었는데 정 중앙에 나란히 배열되어 있어야 할, 후방으로 튀어 나온 '극 돌기'라는 경추의 뼈가 한 군데에서 다른 경추와 달리 바깥쪽으로 삐져 있다는 것을 알게 되었고 그 순간 손가락으로 힘을 주어 해당 극 돌기를 정중앙 방향으로 밀었더니 뚝 하는 소리와 함께 제자리로 돌아가면서, 놀랍게도 그 청소부의 귀가 다시 들리게 되는 신기한 체험을 하게 된다.

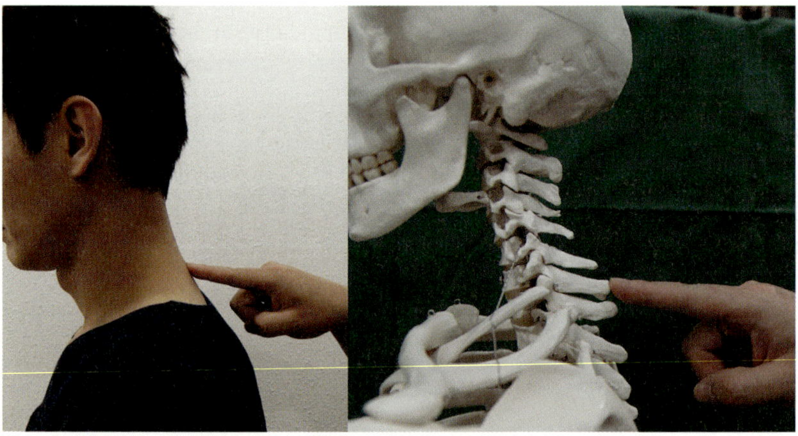

팔머도 이렇게 '극 돌기'를 밀었을려나?

팔머는 손으로 치료하는 행위로써 이러한 척추 정렬의 교정을 하는 것이 중요하다고 생각하고 연구를 하였는데 그 결과 '신경의 법칙(Law of the Nerve)'을 제창하게 된다. 즉 척추가 부분적으로라도 어긋나면 여기로부터 나가는 신경이 압박을 받게 되는데, 원래 신경이란 일정 장기나 근육 등을 지배하므로 어떠한 신경이 압박되면 자기가 고유하게 지배하는 장기들의 이상을 초래할 수 있다는 것이다. 이를 도수 치료로써 한 방에 척추의 어긋남, 즉 '부정렬'을 교정하여 신경압박을 풀어줌으로 인해 여러 질환들을 치료할 수 있다는 논리를 펼치게 된다. 잔디밭에 물을 주고 있는 호스를, 어떤 사람이 밟고 있다면 어떻게 될까? 호스가 막혀 버리니 당연히 잔디에 물을 줄 수 없을게다. 저자가 호스를 밟고 있는 사람의 엉덩이를 뻥하고 한 방에 발로 차서 그 사람을 멀리 쫓아 버린다면? 결국 호스를 풀어줌으로써 잔디에 물을 원활하게 공급할 수 있게 해주리라. 카이로프랙틱은 이와 같은 원리라고 주장하였다. 즉, 한 방으로 압박된 신경을 풀어주겠다는 것이다.

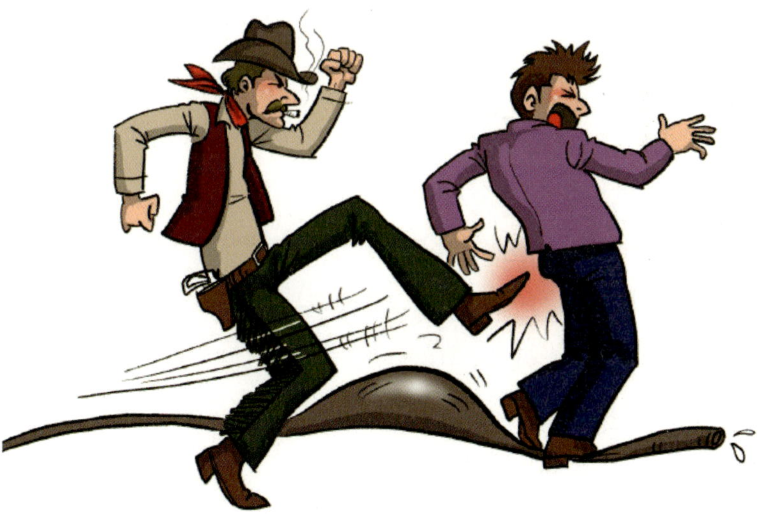

그러나 초창기 카이로프랙터(카이로프랙틱을 하는 사람을 일컫는 말)들의 운명은 순탄치만은 않았다. Herbert Reaver라는 사람은 11년 동안 무려 13번을 감옥에 갔으며 총 683명의 카이로프랙터들이 감옥에 가게 된다. 바로 '무면허 의료 행위'로서 기소가 되었기 때문이다. 그런데 이 당시 미국 의학계의 반응은 매우 냉담했다. "카이로프랙틱은 과학도 아니고 따라서 의학이 아니다!"라며 무시했던 것이다. 그런데 신기한 것은 그들의 재판일마다 법정 밖에서 대규모 시위가 벌어지곤 했었다고 한다. 그들에게 치료받았었던 환자들이 카이로프랙터들을 풀어달라고 데모를 한 것이다. 아마도 그 환자들에게 카이로프랙틱은 꽤 효과가 있었던 모양이다... 그러던 중 역사적인 판결이 나오게 되는데, 바로 1907년 '모리꾸보'라는 일본계 카이로프랙터에 대한 재판에서 나온 것이다. 당시 판사도 미국 의료계에 자문을 보냈다고 한다. 그러나 돌아오는 회신은 여전히 카이로프랙틱을 과학이 아니며 따라서 의학도 아니라고 부정하는 내용이었다고 하는데, 이 판사는 이렇게 생각하며 난감해 했으리라. '그래? 의학도 아니야?' 자, 이런 자문을 토대로 독자들은 과연 어떤 판결을 내리실 것인지?

해당 판사는 이렇게 판결한다. "흠, 흠. 그렇다면 모리꾸보, 당신은 무죄입니다. 왜냐하면 당신이 한 행위는 의학이 아니라고 자문 결과 밝혀졌기에, 더 이상 무면허 '의료 행위'가 아니기 때문입니다. 일종의 예술 행위(art)라고 볼 수 있겠군요. 앞으로 얼마든지 하셔도 좋습니다." 이 판결은 매스컴에 대규모로 홍보가 되고 카이로프랙터들이 독립 개원하여 환자를 볼 수 있게 되는 결정적인 계기가 된다. 만약 이 때 의학계에서 조금이라도 도수 치료에 대한 관심을 가지고 연구하였다면 현재처럼 카이로프랙틱이 미국 내에서 의료계로부터 독립하여 발전할 수 있었을까? 이를 기점으로 카이로프랙틱은 정골의학이나 물리치료와는 달리 의학과 맞서서 경쟁하고 독립하는 구도로써 발전해 나아가게 된다. 그 후 D.D. 팔머의 아들 'B.J. 팔머'는 더욱더 카이로프랙틱을 업그레이드시키게 되는데, 의료 기기의 사용을 가능하게 하고 나아가서 X-ray(엑스 레이), 즉 방사선학적 검사를 할 수 있는 권한을 정부로부터 부여 받게 된다. 이로부터 그야말로 날개를 단 격으로 카이로프랙틱은 발전을 하였고 현재 전세계의 33개 대학에서 수많은 카이로프랙터들이 배출되고 있는 실정이다.

다음은 물리치료 분야이다. 앞서 말한 나이팅게일의 후예들로부터 시작된 영국 물리치료 학회는 2년 과정의 도수 치료 연수 프로그램을 운영하며 간호사들에게 도수 치료를 교육하였다고 한다. 이 과정을 마친 사람 중 '메리 맥밀란'이라는 여성은 미국으로 건너가서 물리치료학 및 도수 치료를 널리 전파함으로써 '미국 물리치료학의 어머니'라고 불리우게 되는데, 하버드 의과대학에서 오랫동안 물리치료학 주임교수로 재직하면서 초대 미국 물리치료 학회 회장을 역임하게 된다. 이 사람은 물리치료학의 중요한 4분야 중 하나로서 도수 치료를 언급할 정도로, 이 치료를 상당히 중요시하였다고 전해진다. 이후 물리치료 영역에서 2명의 대가가 나오게 되는데 이 둘은 공통점이 있다. 물론 둘 다 물리치료사들이지만 특이하게도 이들 모두 도수 치료 관련 책을 저술하여 지금까지도 우리나라를 포함한 전세계 물리치료사들에게 널리 읽혀질 정도의 베스트셀러들을 출간하게 되는데, '칼텐본'과 '메이트란드'라는 사람들이다. 칼텐본은 '관절 역학'을 도수 치료에 적용하였고 관절면의 생김새에 맞추어 힘을 가하는 방향을 달리 해야 한다고 주장하였는데 비하여, 메이트란드는 한 번의 강한 힘을 주는 것보다는 작은 힘을 리드미컬하게 반복적으로 주는 것이 더 좋다고 주장하였는바, 이 두 가지 이론들은 초기엔 서로 대립하다가 나중엔 서로 융화되어 정형도수치료(orthopaedic manual therapy)라는 학문으로 합쳐지게 된다. 이 '정형도수치료'는 지금까지도 물리치료학에서 도수 치료의 근간이 되는 학문으로 자리매김을 해 왔다. 그리고 물리치료에서의 도수 치료는 물리치료학이 늘 그러했듯이 의학과 함께 협력하고 발전하는 길을 걸어왔으니, 결국 정골의학과 카이로프랙틱, 물리치료학은 서로 완전히 다른 길을 걸어왔다고 해도 과언이 아니리라...

그럼 정작 의사들은 뭐 했냐고? 근데 그리 무시만 하지는 않았다, 결코.

아주 고대부터 도수 치료는 세계 각지에서 자생적으로 발생하고 발전하였다고 전해지는데 수많은 유적에서 그 흔적을 찾을 수 있다. 페루를 포함한 남미의 잉카 문명, 스칸디나비아 같은 북유럽, 아프리카, 인도, 메소포타미아, 중국, 멕시코 등 수많은 지역에서 도수 치료의 그림이나 조각이 담긴 고대 유적들이 발견되었는데 이들이 각각 독립적으로 도수 치료를 시행하고 발전시켰을 뿐, 서로 교류하며 확대하지는 못했던 것으로 보인다. 그러한 고대의 도수 치료를 집대성한 인물이 바로 히포크라테스이다. 그렇다. 의사들의 본분과 의료 윤리를 담은 히포크라테스 선서를 기억하실런지? 그 '히포크라테스'이다. 기원전 약 5세기경에 그리스에서 태어난 히포크라테스는 지렛대의 원리를 이용하여 외력으로 관절을 교정할 수 있다고 믿었고 따라서 도수 의학에 상당한 관심이 있었다고 전해진다. 이러한 생각과 연구를 바탕으로 도수 의학에 대한 책을 저술하였고 특수한 도수 테이블도 고안하여 실제 환자를 치료하는데 사용했다고 전해지는데, 지금으로부터 약 100년 전에 이 '히포크라틱 테이블'이 이탈리아의 Urbino 지역에서 발굴됨으로써 사실임이 입증된다. 그리고 지금까지도 정형외과학에서 어깨 관절이 빠졌을 때(의학적으로는 탈구되었다고 한다) 다시 제자리로 넣는 유용한 방법으로 사용되는 것이 '히포크라테스 방법'이며 이것도 또한 히포크라테스가 고안하였고 따라서 이 술기는 현대의 의사들도 애용하고 있는 대표적인 도수 치료 방법이라고 할 수 있다. 결국 제대로 된 학문으로서 도수 치료의 시작은 바로 히포크라테스가 원조인 것이다! 그 뒤를 이은 또 한분의 대가가 의료계에서 나오게 되는데 독자들은 '글래디에이터'라는 영화를 보셨는지? 여기서 로마 시대에 유행하였던 검투사들의 시합 장면들이 나온다. 이러한 결투가 끝나면 자연스럽게 많은 근골격계 부상병들이 생길터, 이들을 치료했던 의사가 있었는데 로마 황제들의 주치의로 유명했던 '갈렌'이라는 분이다. 2세기 경 활약했던 이 분은 의학에서 상당한 비중을 차지하는 유명한 의사인데, 부상병들을 치료하다가 도수 치료에 자연스럽게 관심을 가지게 되었다고 한다. 결국 많은 연구 끝에 이분도 저서를 출간하였고, 고유한 장비들을 만들어서 실제 도수 치료에 사용하였다고 전해진다. 이 두 분의 저서가 워낙 대단하였기 때문에 이로부터 무려 1600년 동안이나 도수 치료의 바이블로서 의사들에게 읽혀지게 된다. 그런데 다른 각도로 해석해 보면, 다른 후배 의사들의 책들은 별 볼일 없었다는 이야기이기도 하다... 그러다가 19세기에 접어들면서 멘넬이라는 분이 영국에서 근대 도수 치료에 대한 교과서를 집필하였는데, 다행히 이 책은 널리 의사들에게 읽혀졌다고 한다. 그 뒤를 이어 '씨리악스'라는 대가가 역시 영국에서 나오게 된다. 이 분은 소위 '정형의학'이라는 학문을 제창하였는데, 이 학문은 근골격계 비수술적 치료의 효시가 되었고, 도수 의학적으로는 마찰 마사지(friction massage)라고 불리우는 독특한 도수 치료를 창안하는 등 눈부신 업적을 남기게 된다. 흔히들 일반인들은 정형외과가 뼈를 수술하는 전문과라고 생각하는데 그것은 오해이다. 정확한 정의는 척추 및 사지를 연구하는 학문이며, 그 중에서 수술 기법 외에 척추, 관절에 대한 비수술적 치료 분야 즉 수술하지 않고 치료하는 학문이 바로 정형의학이고 이를 개척하였던 분이 '씨리악스'인 것이다. 물론 이 분은 저자와 같은 정형외과 전문의였다. 대선배이시긴 하지만 말이다. 요사이 이상하게도 우리나라 정형외과 의사들이 수술에만 너무 관심을 갖는 것 같아서 저자는 가끔 안타까울 때가 있다. 분명 정형외과에는 씨리악스 같은 대선배들이 이루어 놓은 찬란한 근골격계 비수술 치료라는 분야가 있는데도 말이다. 앞으로 정형외과 후학들이 이 분야에도 관심을 많이 가져 주었으면 하는 바램을 가져본다...

이야기가 잠시 딴 곳으로 샜지만, 어쨌든 이렇듯 의학에서도 근골격계의 치료로서 도수 치료를 꾸준히 연구하여 왔다.

그렇다면 우리나라의 도수 치료는 어떠했을까? 상당히 오래 전부터 도수 치료를 전문으로 하는 재야의 수기 요법 전문가들이 있었다고 전해지는데 특히 일제 시대에는 경북 영천, 전북 익산, 서울 청량리, 대구 등지에서 유명한 도수 치료가들이 숱한 일화를 남겼었다고 전설처럼 전해지고 있다. 이 중 1913년에 태어난 최기현이라는 의사는 와세다 의대를 유학한 후 고향인 전남 장흥에 정착하여 환자를 돌보았는데, 일본 유학 시절 정골의학 및 카이로프랙틱을 접하였다고 전해지고 있다. 그 때문인지 이 분은 영감, 촉감,

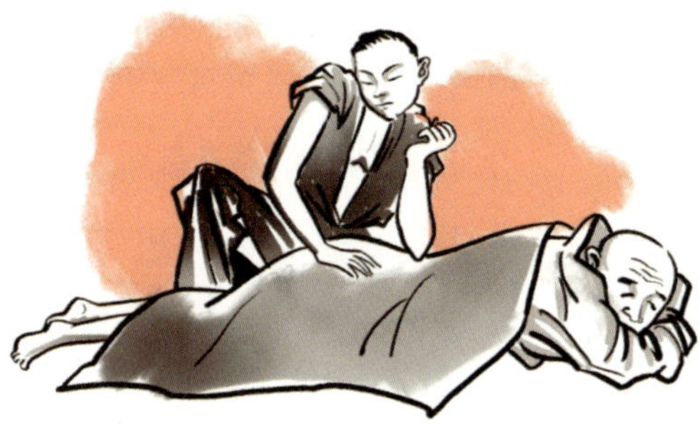

탄력을 이용한 도수 치료를 환자들에게 시술하여 전국적인 명성을 얻어 구름처럼 환자가 각지로부터 모여들었다고 전해지는데, 특히 일제 시대에 항거하기 위하여 학교를 설립하는 등 교육 사업에 힘썼다고 하며 가난한 자들에겐 무료로 치료해 주고 난민을 구휼하는데 거액을 기부하는 등 선행을 엄청 하시어 '살아있는 화타'라고 불리웠다고 전해진다. 화타라면 삼국지의 명장, 관우의 썩어가는 어깨를 수술로써 치료해 준 2000년 전 중국 한나라의 명의 아닌가? 그런 의사에 견줄 수 있는 훌륭한 의사였지만 아쉽게도 학문적 기록은 거의 전해지지 않는다.

제대로 된 대한민국 도수 치료의 역사는 1984년 10월 서울 롯데 호텔에서 제14차 세계 생역학 학회가 개최되면서부터이다. 이 학회의 한국 유치에는 당시 미국 콜로라도 의과대학의 교수였던 서정하의 헌신적인 노력이 숨어 있었다고 전해지는데, 그렇게 개최되었던 이 학회에 미국 카이로프랙틱 대학 총장들이 대거 내한하게 된다. 당시는 우리나라가 상당히 어려웠던 시절이다. 많은 학생들이 카이로프랙틱을 배우길 원하였으나 미국 유학이라는 것이 극소수에게만 허락이 되던 시절이라 꿈도 꾸지 못하던 때였는데, 이러한 실정을 카이로프랙틱 대학 총장들이 학회 기간에 듣게 된다. 감사하게도 이 총장들이 미국으로 돌아가서는, 유학을 희망하는 한국 학생들을 위한 특별 장학 코스를 각 대학에 개설함으로써 드디어 한국 유학생들이 생겨나고 4년 후 졸업생들이 배출되는데, 그 1호는 의사가 아닌 공군 중령 출신으로 알려져 있다. 이 후 1997년부터는 한국 의사이면서 카이로프랙틱 대학을 졸업한 분들이 배출되기 시작하였는바, 이들 중 상당수가 귀국하여 한국에서 여러 연구회들을 조직하게 되는데 이들을 통합하여 의료계에서는 2016년 '대한도수의학회'라는 학술 단체를 결성하게 된다. 현재는, 근골격계를 치료하는 우리나라 병원들 중에서 도수 치료를 시행하지 않는 병원이 거의 없을 정도로 널리 유행되고 있는 실정이다.

우리가 도수 치료를 받는다면, 제대로 이 분야를 공부한 의사가 처방하고 그 의사가 직접 시행하던지 아니면 그 지시를 받은 숙련된 물리치료사가 시행을 하여야 효과가 있고, 또한 무엇보다도 안전하게 시술을 받을 수 있으리라. 도수 치료는 대부분 안전하지만 가끔, 특히 목 치료 후에 중풍 등의 합병증을 일으킬 수 있으니 주의해야 한다. 도수 치료를 받기 전에 한번 의사 및 물리치료사의 도수 의학적 이력을 살펴보고 결정하는 건 어떨까?

어쨌든 도수 치료란 적합한 진단 하에서 제대로 시행한다면 상당히 좋은 효과를 나타낼 수 있는 아주 오래된 치료이다. 그러나 반드시 **이 분야를 전문으로 공부하고 연구하는 의사에게 도수 치료가 효과가 있을 상황인지 진단받고, 또한 시행 받아야 안전하고 효과적**으로 시술받을 수 있을 것이다.

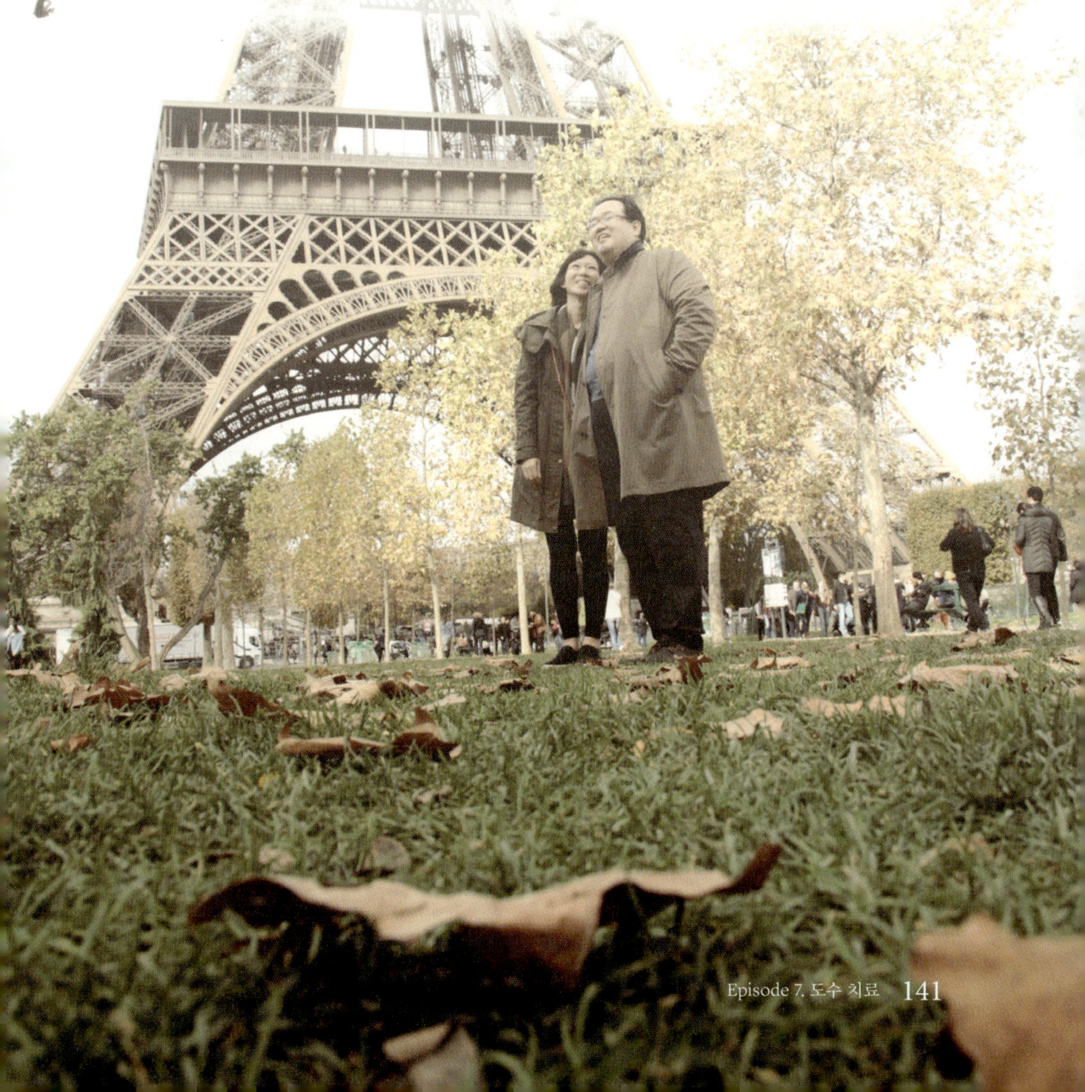

Episode 8.

허리나 골반이 아프다고 모두 디스크는 아니잖아요! 그 외 다른 질환도 가능하지 않나요? '협착증', '전방전위증'이란 것은 또 뭐에요?

허리 디스크는 요통뿐만 아니라, 허리 척추로부터 나가는 신경들이 골반과 하지를 지배하기 때문에 이러한 신경들이 디스크에 의해 눌릴 경우 골반과 하지 통증을 흔히 수반하게 된다. 그래서 이런 골반과 하지의 증상이 보이면 의사들은 흔히 디스크 혹은 다른 요추 질환으로 인한 통증일거로만 우선 생각하는 경향이 있다. 저자도 마찬가지였다. 그러나 가끔 이러한 양상의 통증을 허리가 아닌, 골반이나 하지의 특정 질환이 일으키고 있는 환자일 경우가 있다. 과거 저자가 서울대학교병원에서 정형외과 레지던트를 하던 1995년의 일이다. 골반부 골절(정확한 병명은 대퇴 경부 골절)로 입원하여 수술을 기다리던 어느 할아버지 환자가 있었는데, 어떤 개인의원 원장으로부터 갑자기 내게 전화가 왔었다. 내용인즉슨, 골반 부위가 아프다고 하여 디스크로 인한 골반통인 줄 알고 약물, 물리치료만 오래 하였는데 통증이 점점 더 심해져 서울대학교병원까지 오게 되었고, 결국 뒤늦게 골반부 골절로 진단을 새로 받아 수술까지 하게 되어 그 원장은 상당한 죄책감을 느끼고 있으니 환자를 잘 부탁한다는 것이었다. 그러나 이는 어쩔 수 없는 한계라고 저자는 생각한다. 워낙 증상이 비슷하다보니 사실 저자라도 감별하기가 결코 쉬운 일이 아니기 때문이다. 다행히 환자는 인공 관절 수술을 무사히 마치고 회복이 잘 되었으며 추후 그 원장으로부터 감사하다는 말을 전해들을 수 있었다. 이렇듯 골반부의 병들이 워낙 디스크의 증상과 유사하므로 감별에 주의를 기울여야 한다.

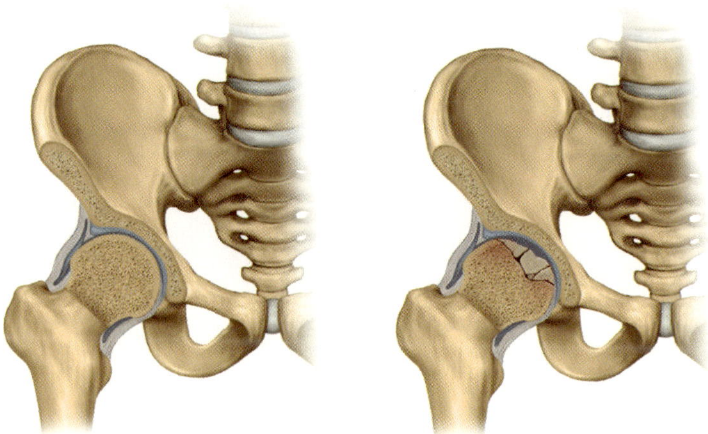

'무혈성 괴사'의 모식도. 고관절을 이루는, 둥글게 생긴 대퇴골의 머리 부분을 '골두'라고 하는데 왼쪽 그림은 정상이지만 오른쪽 그림에서는 골두의 윗부분이 괴사되어 무너지고 있다. 즉 오른쪽 그림이 무혈성 괴사이다.

이 중에서도 특히 '**대퇴 골두 무혈성 괴사**'라는 병이 있는데, 이는 위 모식도처럼 골반 관절(정확히는 고관절, Hip joint라고 한다)을 이루는, 둥근 모양의 대퇴 골두가 혈액 공급을 받지 못하여 결국 뼈가 죽어가는 병인데, 이 질환을 놓치고 허리의 수술을 하는 경우가 비교적 드물지 않게 발생하고 있다. 그런데 이 병은 술을 많이 마시는 남자에게서 자주 발생하는 병이니 우리 모두 술을 줄여야 한다! 근데... 저자야말로 그래야 한다... "이태백이나 두보 같은 천하의 문필가도 장강에 배를 띄우고 술을 마시며 글을 쓰지 않았는가?"라는 궤변을 친구들에게 늘어놓으며 '저술가'랍시고 폭음하는 저자가 이런 충고를 독자들에게 하는 것은? '어불성설'이리라...

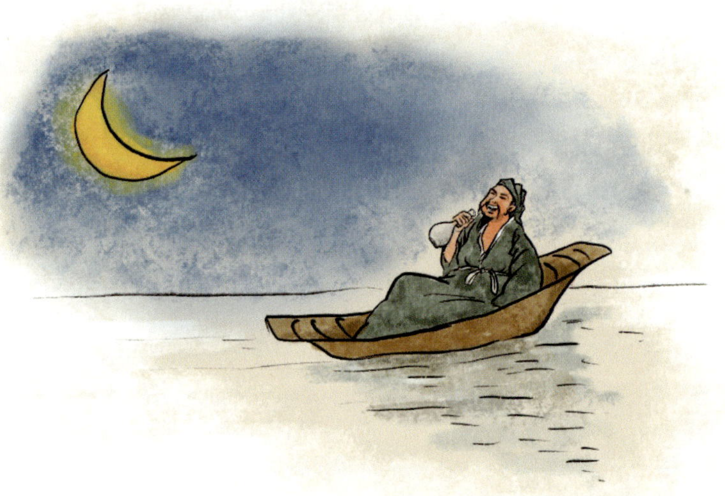

물론 허리의 병과 골반 부위 병이 함께 있는 경우라면, 둘 다 환자의 증상을 일으키는데 기여하였겠지만 이러한 경우 당연히 하나만 해결해서는 증상이 썩 시원하게 해결될 리 없으리라. 그러므로 적절한 허리 치료를 받았는데도 증상이 별로 호전되지 않으면 의사나 환자 모두, 고관절이나 다른 하지 부위의 병을 의심하고 필요한 추가 검사를 시행해야 할 것이다. 그런데 사실 허리와 다리가 아픈 병이 어디 한둘이겠는가? 허리 질환들만 따져 봐도, 디스크 외에 흔히 우리를 괴롭히는 허리 질환들로는 협착증과 전방전위증 등이 있다.

우선, 협착증(정확한 의학적 명칭은 척추관 협착증이다)은 말 그대로 아래 그림처럼 뇌신경 다발(척수)이 통과하는 척추관을, 여러 구조물들이 사방에서 압박하는 경우를 말한다.

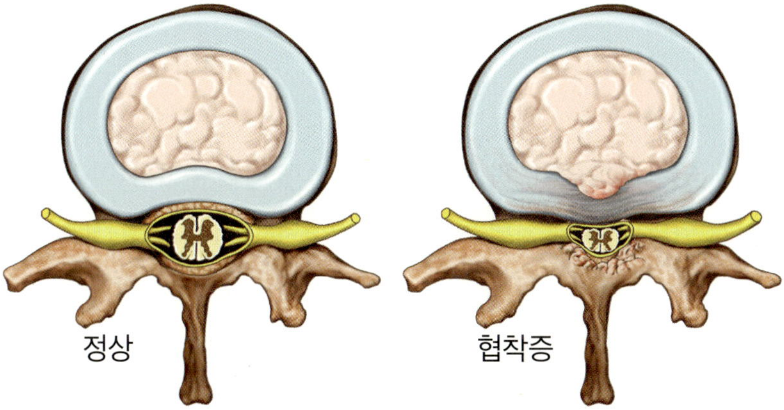

위 그림의 왼쪽은 정상, 오른쪽이 협착증 환자이다. 잘 모르겠다고? 그럼 아래 그림을 보자. 오른쪽 그림을 확대한 것이다.

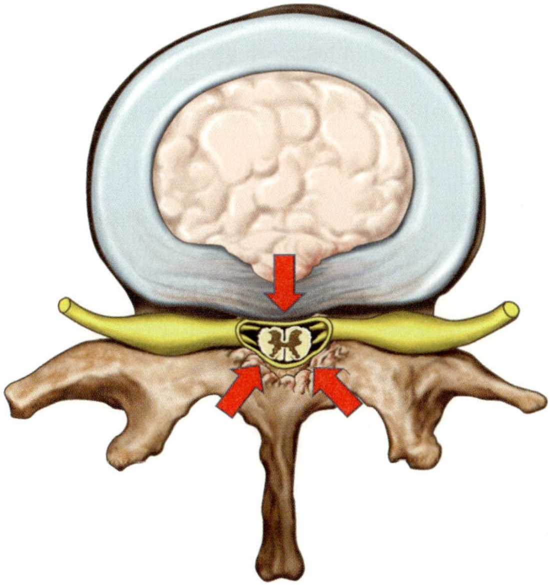

협착증 모식도에서는, 빨간 화살표들 방향으로 사방에서 척추관 안의 뇌신경 다발을 조이듯 압박하고 있다는 것을 알 수 있으리라. 이것이 협착증이다. 즉 정상 척추관에 비해 협착증의 척추관은 상당히 좁아져 있게 된다. 이렇듯 압박을 가하는 병적 요소들로는 우선 디스크가 후방으로 튀어나올 수 있고, 또한 척추관 후방 부위를 이루는 뼈와 인대가 과도하게 증식함으로써 척추관이 좁아지도록 만들게 되며, 쪼임을 당하는 피해자는 바로 뇌신경 다발(척수)이다. 이렇게 압박을 받게 되면 특징적인 증상이 나타나게 되는데, 바로 노인 분들이 "조금만 걸으면 다리가 절절하고 아파서 앉아 쉬었다 가야해요"라고 호소하는 소위 '파행'이라는 증상을 나타내게 되는 것이다. 상당수의 환자들이 걸으면 다리가 저리고 아프며 이상한 감각을 느끼게 되어 잠시 쪼그리고 앉았다가 가야 하는 불편함을 호소하게 되는데 신기하게도 다리나 발의 감각이 떨어지거나 움직임이 약해지는, 즉 근력이 떨어지는 신경 증상은 대부분 동반하지 않는다. 다시 말하면, 이러한 **하지의 감각이나 힘이 둔해지면 협착증보다는 디스크 등의 다른 원인을 생각해야 하는 것이다!**

이러한 협착증은 신경성형술 등의 시술로써 증상이 호전되었다는 논문들이 있지만, 결국에 가서 수술을 받을 확률이 디스크에 비해 훨씬 높다. 아쉽지만 말이다... 그러니 여러가지 비수술적인 치료에도 반응이 신통치 않다면 더 끌지 말고 수술을 받기를 저자는 권하는 바이다. 수술 방법은 이러한 협착을 일으키는 구조물들을 부분 제거하여 결국 척추관을 넓혀주는 술식이 대부분이다.

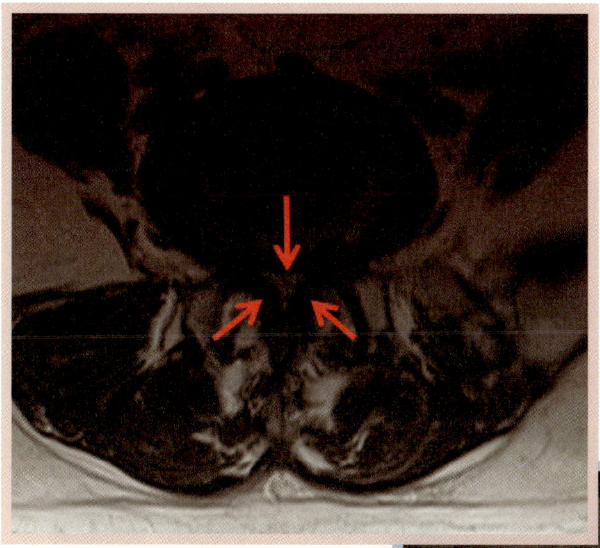

왼쪽이 협착증의 MRI 사진이다. 빨간 화살표들처럼 사방에서 압박을 당하여 그 가운데 척추관이 아주 좁아져 있다는 것을 알 수 있으리라.

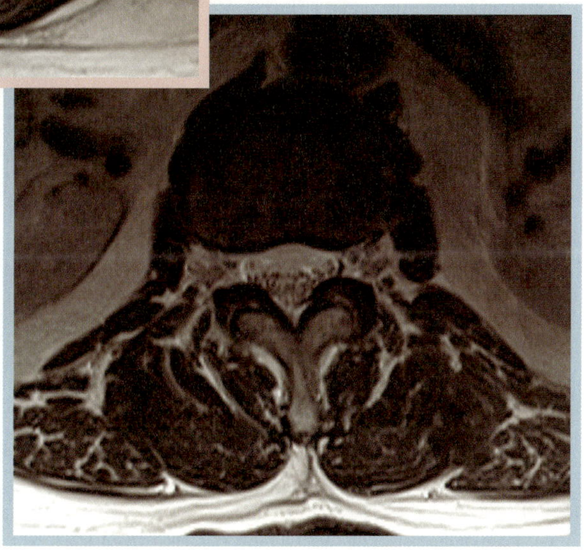

오른쪽 정상 사진에서 매우 널널한 척추관을 보면 더욱 확실히 비교될 것이다.

그렇다면 다음으로, '**척추 전방전위증**(Spondylolisthesis)'이란? 이것은 척추 뼈들이 서로 어긋나는 병을 말한다. 주로 아래 영상들처럼 옆에서 보는 사진 상에서 쉽게 진단이 가능하다.

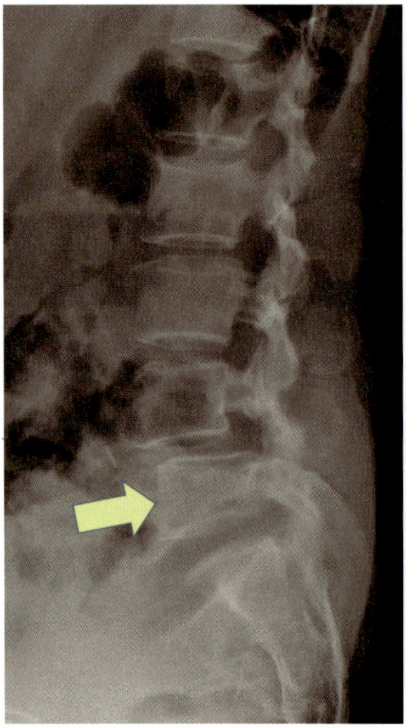

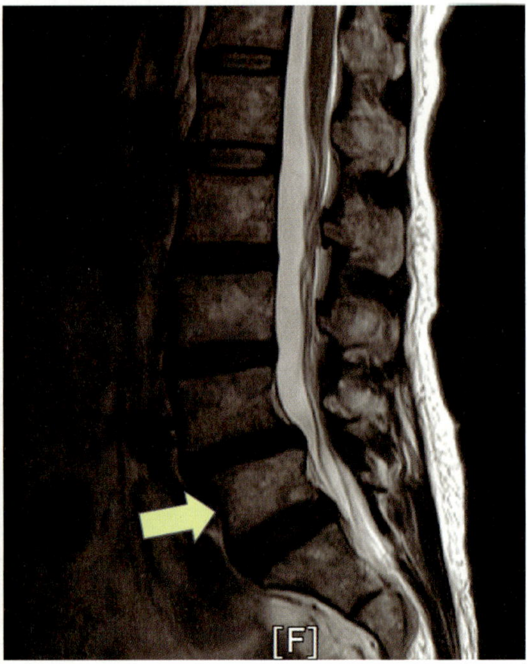

척추 전방전위증의 X-ray(좌측) 및 MRI(우측) 사진, 모두 옆에서 본 사진들이라 왼쪽이 환자의 앞 방향이다. 화살표가 가리키는 척추뼈가 그 위에 있는 뼈에 비하여 뒤로 밀려나서 서로 어긋났다는 것을 알 수 있다.

환자가 의사로부터 "당신의 척추 뼈들 중 한 마디가 어긋나 있어 뒤쪽 방향으로 미끄러져 나갔다"라고 이야기 듣는다면 상당히 놀라게 되리라. 그러나 실은, 대부분의 경우 너무 걱정할 필요는 없다. 약간의 어긋남을 가진 환자들은 거의 증상이 없기 마련이고 따라서 수술까지는 필요하지 않은 경우가 대부분이기 때문이다. 척추 전방전위증은 많은 환자들에게서 증상이 거의 없고, 어긋남도 진행하지 않는다는 것을 명심하자! 약간 어긋난 정도라면 특별하게 활동 제한을 할 필요도 없지만 그렇다고 무리한 자세나 노동은 해로울 수 있으니 피하는 것이 좋으리라. 수영 같은, 허리에 부담이 되지 않는 운동을 한다면 금상첨화일 터이고. 튼튼해진 허리 근육과 인대가 척추를 든든하게 받쳐줄 테니 말이다. 그러나 그 정도가 심하여 해당 마디가 덜렁덜렁 하는 소위 '불안정성'이 있거나 이차적으로 협착증이 발생한다면 문제는 달라진다. 통증 및 여러 신경 증상들을 초래할 수 있기 때문이다. 주로 위, 아래 뼈 사이에 절반 이상의 접촉이 소실되어 어긋나 있거나, 적절하게 비수술적 치료를 하였는데도 불구하고 지속되거나 악화되는 통증이 있다면 수술을 고려하게 된다. 그러나 이런 경우는 드물다는 것을 명심하자.

프랑스 르와르 지역의 쉬농소 성

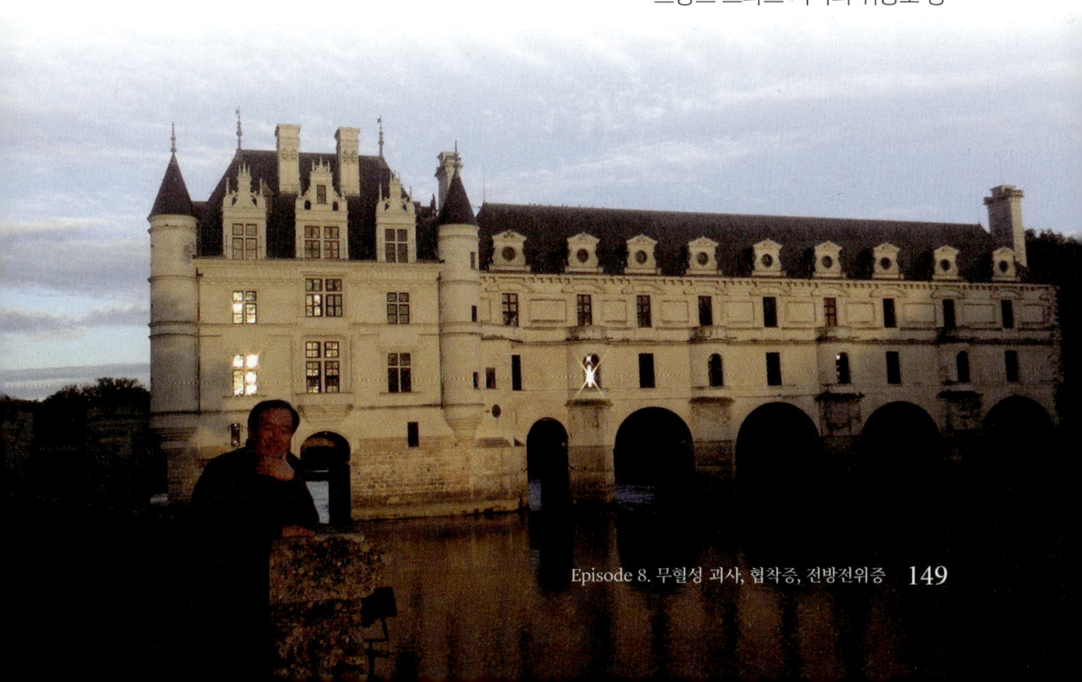

Episode 9.
목 디스크는 허리 디스크와 많이 다르나요?

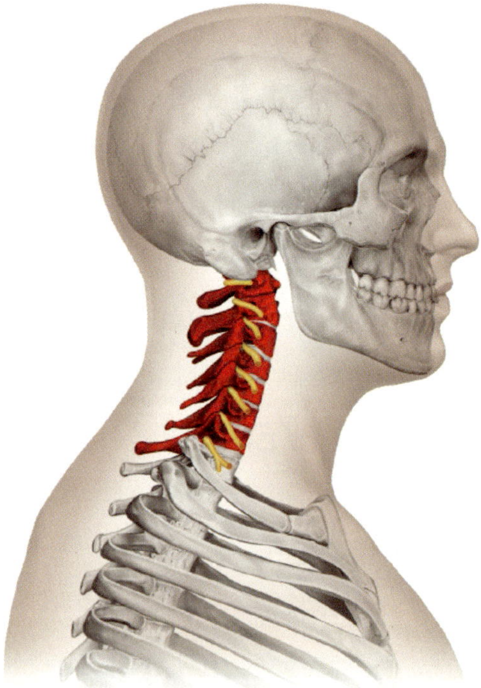
빨간 영역으로 표시한 척추들이 목을 이루는 7개의 경추 뼈들이다. 그 사이들에서 8개의 노란 경추 신경들이 나온다.

우선 목(경추)에서 나가는 신경들과 허리(요추)에서 나가는 신경들이 그 분포 영역 면에서 전혀 다르다.

그러므로 만약 디스크가 신경을 눌러서 신경 증상을 유발한다면 그 증상이 나타나는 부위가 사뭇 다를 것이다. 목에서 나가는 신경들은 어깨부터 손까지 지배하는 신경들이 주로 구성하고 있다. 즉 상지의 감각과 운동을 담당하는 신경들이 나가며, 따라서 목 디스크가 발생하면 목이 아프면서 상지로 뻗쳐 가는 양상의 통증을 나타낼 수 있는 것이다. 이미 기술한 허리 디스크가 허리 통증 및 하지로의 통증을 나타내는 것과 위치 면에서 사뭇 다르다는 것을 독자들은 알 수 있을 것이다.

또 하나 다른 것은 이 부위 시술이나 수술이, 한번 합병증이 생기면 그 정도가 허리보다 상당히 더 심각하다는 것이다. 이 사실은 '강'에 비유하면 이해가 쉬울 것이다. 강의 상류가 오염이 된다면 그 여파는 하류의 각 분지까지 미칠 것이며 따라서 훨씬 더 광범위하고 심각하게 문제가 발생하리라. 그러나 하류의 한 지류에서 문제가 생기는 경우엔 그 범위가 상류보다는 훨씬 경미하고 덜 할 것이다. 그렇다. 이와 마찬가지로 목, 즉 경추에서 어떠한 손상이 발생하면 마비의 정도도 심하고 회복도 기대하기가 힘들다. 중추신경계 중에서도 상당히 상류에 속하기 때문이다. 그러나 허리 부분은 사실 1,2번 요추 사이에서 중추신경계가 끝나고, 이후로는 말초신경계가 차지하고 있으므로 특히 3번 요추부터 아래로, 즉 하부 요추의 손상은 마비의 정도도 가벼운 경우가 많고 회복도 어느 정도 기대할 수 있게 된다.

디스크에 대한 수술 방법도 차이가 있게 되는데, 목 디스크는 주로 목의 앞부분에서 피부 절개를 가해서 시행하게 된다. 허리에 비해서 경추는 앞부분으로 접근하는 것이 더 쉽고 안전하기 때문이다. 그러면 허리는 어째서 목보다 앞으로 접근하는 것이 상대적으로 더 어려울까? 허리는 척추 앞부분에 바짝 붙어서 대동맥 등의 거대한 혈관들이 자리 잡고 있고, 그 앞으로는 간, 소장, 대장 등의 장기를 포함한 복강이 있어서 그들을 제끼고 요추까지의 접근이 썩 쉽지 않기 때문이다. 그러므로 요추는 주로 후방에서 절개하여 수술을 하는 경우가 많다. '목에도 전방에 기도, 식도 같은 중요한 장기가 있는데?'라고 생각할 독자들이 있으리라. 그래서 앞 가운데를 절개하지 않고 약간 옆으로 접근하여 이들을 피하면서 깊숙이 절개하여 나아가서 무사히 경추부까지 도달하는 방법을 의사들은 취하는 것이다. '그럼 경추도 요추처럼 아예 후방에서 접근하지?' 이 정도 되면 상당히 까다로운 독자이다^^ 그런데 후방에서 접근하면 척수(뇌신경 다발)가 가로막아서 그 앞에 있는 디스크로의 접근이 용이치 않게 된다. 요추는 제3요추 이하로는 말초신경계라고 했으니 약간 척수를 제끼고 디스크로 접근하는 것이 가능하지만, 경추는 아주 살짝만 제껴도 큰 화를 입을 중추신경계 상류이니 이렇게 하는 것은 거의 불가능하다. 그러나 물론 필요한 경우엔 경추에서도 후방으로, 그리고 요추에서도 전방으로 접근하기도 한다.

그리고 경추는 워낙 중추신경계 상류이기 때문에, 척추관 내에 있는 척수가 여기서 압박을 받으면 허리에서 볼 수 없는 특이하고도 심각한 증상들이 나타나는 경우가 있다. 즉, 손의 섬세한 운동이 힘들어져서 젓가락질을 잘 못하고 젓가락을 떨어뜨리는 행동을 자주 보이며 상의의 단추를 채우는 동작을 잘 못하는 등의 증상을 보이게 된다. 게다가 다리에 힘이 들어가지 않는다고 하며 균형을 잡지 못하는 등, 걷기가 힘들다고 호소하는 경우가 발생하는데 이러한 증상을 보이면 '척수증(myelopathy)'이라는 진단을 붙이게 된다.

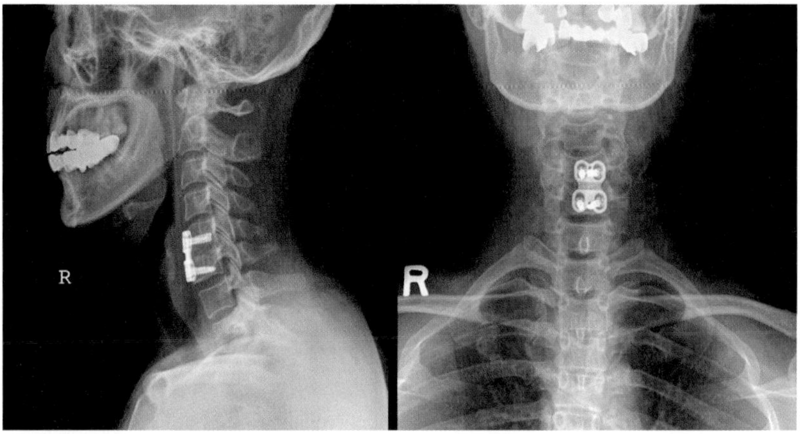

경추 수술 사진, 티타늄으로 만든 판과 나사가 삽입되어 있다. 저자가 직접 전방으로 접근하여 수술한 환자이다.

목 디스크도 허리와 마찬가지로 비수술적 치료가 우선이다. 그러나 이러한 비수술적 치료에도 증상이 호전이 되지 않거나 오히려 악화되는 경우엔 수술을 해야 할 것이다. 급성 마비의 진행 등의 특별한 조건이 아니라면 목 디스크는 최소 6주 이상의 비수술적 치료를 하는 것을 우리나라 정부 기관인 심사평가원은 기준으로 삼고 있다. 이후에나 수술이 가능한 것이다. 목 디스크로 진단 받았다고 해도, 아무리 상류의 병이라고는 하나 비수술적 방법들로써 얼마든지 치료할 수 있는 기회가 있으니 너무 걱정만 하지 말고 우선 열심히 비수술적 치료를 받아보도록 하자.

Episode 10.
허리 수술을 안 할 수는 없나요? 수술을 한다면 어떤 종류들이 있을까요?

저자의 생각은 수술을 받아야 하는 절대 적응증이라면 더 이상 비수술적인 치료에 연연하지 말고, 수술을 받는 것이 훨씬 더 현명한 선택이 될 것이라는 것이다. 다만 너무 한 명의 의사 소견만을 가지고 수술을 결정하는 것보다는, 조건이 다른 여러 병원의 의사들 생각을 들어보고 나서 결정하는 것이 좋다고 저자는 권하고 싶다. 그렇다고 '닥터 쇼핑'이라고 불리우는, 무분별하게 많은 병원을 전전하는 것은 옳지 않을 터, 예를 들어 척추 전문 병원에서 수술하자는 소견을 받았다면 MRI를 복사해서 대학 병원 급의 의사를 찾아가 소견을 한번 더 받는 정도가 좋겠다는 생각이 든다. 의학은 정답이 있는 학문이 아니다. 특히 보험 회사들이 "이 환자 장해가 몇 %에요?"라고 저자에게 자문을 구하는 경우가 많았는데 아마도 같은 환자를 상대로 여러 의사에게 장해율 판정을 받는다면 그 수치가 사뭇 천차만별이리라. 의학을 수치화하려는 것은 오류를 범하기 십상이다. 마찬가지로 같은 환자라도 치료 방법에 있어서 다양한 의견을 낼 수 있는 것이 '의학'이다. 정답이 항상 있는 학문이 아니라는 것이다. 단순 감기라도 "그냥 집에서 쉬세요."라고 하는 의사도 있을 것이고, 각종 약들을 처방하는 의사도 있겠지만 누가 틀리고 누군 맞다고 흑백 논리로써 판정할 수 있는 것이 아니다. 둘 다 나름 논리가 있고 합당할 수 있는 것이 바로 의학이다. 결국 환자의 '선택'이 중요하다. 여러 의견들을 들어본 후 신중히 생각해보고 또한 인터넷이나 책을 통해서 공부할 수 있다면 더욱 좋을 터, 그러고 나서 가장 믿음이 가는 소견을 선택하는 것이 바람직하다고 저자는 생각한다.

많은 허리 통증 환자들은 비수술로써 치료가 가능하다. 하지만 꼭 수술을 해야 할 소수의 환자들은 분명히 있는 것이다. 이들은 수술을 받아야 적절한 선택이 되는 것이지 무리하게 비수술적 치료만을 고집한다면 환자 자신의 건강 면에서도 바람직하지 않지만 경제적인 측면으로도 좋지 않은 것이다. 의미 없는 지출만 늘어날 테니 말이다.

척추 수술의 원리는 비교적 간단하다. 척추관 내의 척수, 즉 뇌신경 다발을 압박하는 구조물들을 제거하기 위한 술식이 대부분이다. 그것이 디스크가 되었던 두꺼워진 인대나 뼈가 되었던, 뇌신경 다발이나 여기서 분지되는 신경을 척추관 내에서 압박하고 있다면 압박을 풀어주기 위해서 이러한 병적 구조물들을 제거하는 것이 수술의 궁극적인 목표가 된다. 이러한 과정에서, 요사이 많이 쓰는 내시경이나 현미경을 이용한다면 병적 구조물까지 접근하기 위하여 정상적인 피부, 근육, 인대 등을 절개하고 뼈의 일부를 제거하는 과정이 최소화 되므로, 병변 제거 후 별다른 문제가 발생하지 않으리라. 그러나 과거에 시행되었던 수술이 거의 그랬던 것처럼, 크게 절개하고 뼈를 많이 떼어내야 하는 수술을 할 필요가 있다면, 병변을 제거한 후에 결과적으로 또한 많은 정상 조직의 손상이 와 있을 것이므로 이를 보완하기 위한 술식을 추가해야 하는데, 그 대표적인 것이 아래 사진처럼 나사를 박는 것이다.

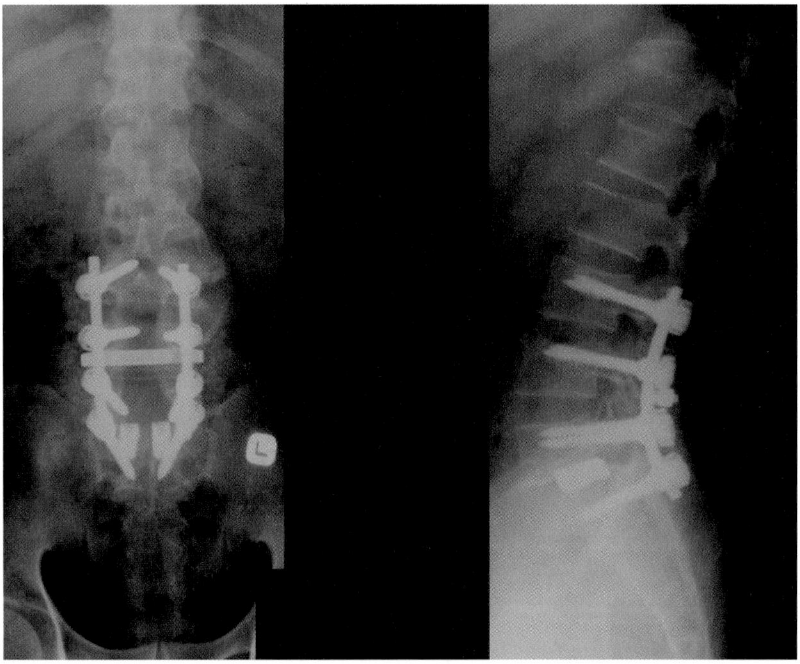

왼쪽 사진, 즉 환자의 정면에서 찍은 사진을 자세히 보면 나사들 주위에 하얀 뼈 조각들이 무수히 많이 깔려 있는 것을 볼 수 있으리라. 오른쪽은 옆에서 본 사진이다.

으레 수술 후 환자가 의사를 만나서 자신의 X-ray를 보게 되면 이러한 나사만 주로 보이므로 이 과정이 대단한 줄 안다. 하지만 사실, 병변의 해결 목적과 직접 관련이 있는 경우는 드물고 주로 병변 제거 후 약해진 척추 뼈들을 고정하기 위하여 박는 것이다. 그러나 이 나사는 보기와 달리 1년 이상 뼈들을 고정하게 되면 약해져서 고정력을 상실하게 되거나 나사가 뿌러질 수 있다. "뭐야? 그럼 나사를 왜 박어?"라고 의아해 하는 독자들이 있을 것이다. 그러나 X-ray에서 잘 보이지 않는 비밀이 하나 있는데, 의사들은 나사만 박는 것이 아니고 뼈 조각들을 척추 뼈들 사이에 심어 놓는다. 뼈 이식을 하는 것이다. 이 뼈 조각들이 서로 붙어서 약해진 뼈들 사이를 채우게 되면 궁극적으로 항구적인 안정성을 척추 뼈에 부여하게 된다. 그런데 뼈 조각들 상태에서는 당연히 안정성이란 기대할 수 없다. 그래서 나사를 박아 임시로 안정성을 척추 뼈에 부여하는 것이고, 이 나사가 잡아주는 동안 뼈 조각들이 천천히 서로 붙게 되어 결국 1년 정도 후면 아주 튼튼한 뼈 이식 기둥이 형성되므로 안정성을 줄 정도의 힘을 갖게 된다. 뼈가 뿌러진 상태, 즉 '골절'을 생각해 보자. 당장 뼈가 덜렁거리게 되고 극심한 통증을 일으키며 이대로 방치하면 뼈가 삐딱하게 붙어서 많은 문제들을 발생시키게 된다. 이러한 상황에서 우리는 어떤 수술을 하게 되는지? 어긋나 있는 뼈들을 똑바로 맞춘 후, 소위 금속판과 나사를 이용하여 뿌러진 뼈들을 연결하는 수술을 한다. 이러면 수술 후 얼마 지나지 않아서 활동이 가능해지고 뼈도 궁극적으로 똑바로 붙게 되는데, 여기서 금속판과 나사의 역할이란 게 다만 임시적으로 뼈들을 연결할 뿐 결국 뿌러진 틈에서 소위 '진'이 나오고 수개월 후 '진'은 뼈로 바뀌면서 뿌러진 뼈들을 튼튼히 연결해야만 궁극적으로 뼈가 붙게 되는 것이다. 만약 '진'이 잘 안 생긴다면? 당연히 금속판과 나사는 오래 못 견디고 수년 내에 파괴될 가능성이 높다. 결국은 뼈가 생겨서 뿌러진 틈을 메워야 궁극적인 치유가 되는 것이다. 아무리 티타늄 같은 강력한 재질로 나사를 만들어도 인체의 뼈에 비하면 비교 자체가 불가능할 정도로 내구성과 수명에서 큰 차이가 난다. 신의 섭리에 비하여 아무리 인간들이 잘 났다고 까분다 한들 아직은 물 한방울과 바다의 차이인 것이다.

요즈음은 이러한 나사 고정이 필요 없을 정도로 정상 조직의 파괴를 최소화하여 수술 후 재활 등의 여러 면에서 장점을 가지게 되는 여러 가지 미세 수술들이 각광을 받고 있다. 담당 의사와 잘 상의하여 신중하게 수술 방법을 선택해야 하리라. 이미 Episode 4.(88 페이지)에서도 이야기 하였지만, '시술'과 '수술'의 차이는 사실 애매하다. 서로의 경계가 확실치 않다는 뜻이다. 그런데 일반적으로 병변의 기계적 조작을 한다면 수술, 그렇지 않고 병변의 자연치유를 유도하기 위하여 여러 기구를 사용하여 약물 혹은 고주파 등을 효과적으로 병변에 전달하는 것을 시술이라고 하는 것이 이해하기에 편하지 않을까라고 저자는 생각한다.

여기까지가 메디컬 에세이의 '메디컬'에 해당하는 내용이다. 과거 맹장염이면 다 죽던 시절에는 수술이라는 것이 마법과도 같이 보였을 것이다. 사실 그런 환상을 가진 어르신들을 아직도 가끔 만난다. 하지만 수술은 꼭 필요할 때만 제한적으로 해야 하는 것이지, 만약 남발한다면 큰 재앙으로 환자에게 닥칠 수 있는 것이니 그 선택에 신중을 기해야 하리라.

여행이란...

'어린왕자'의 무대였던 사하라의 바흐리야 사막에서 하룻밤 텐트를 치고 묵은 적이 있죠. 그 저자인 생텍쥐베리가 결국은 비행기를 타고 여행하다가 영원 속으로 사라진 곳... '별이 쏟아진다'라는 표현이 무엇인지를 처음 깨달을 정도의 무수한 밤하늘의 별들이 내 눈을 황홀하게 했던 사막의 밤...

그러나 사막 새벽의 살을 에이는 추위에 양 허벅지에 쥐가 나서 고생도 무척 했지만 아침에 일어나 사막의 아름다운 일출을 보니 너무나 황홀했답니다.

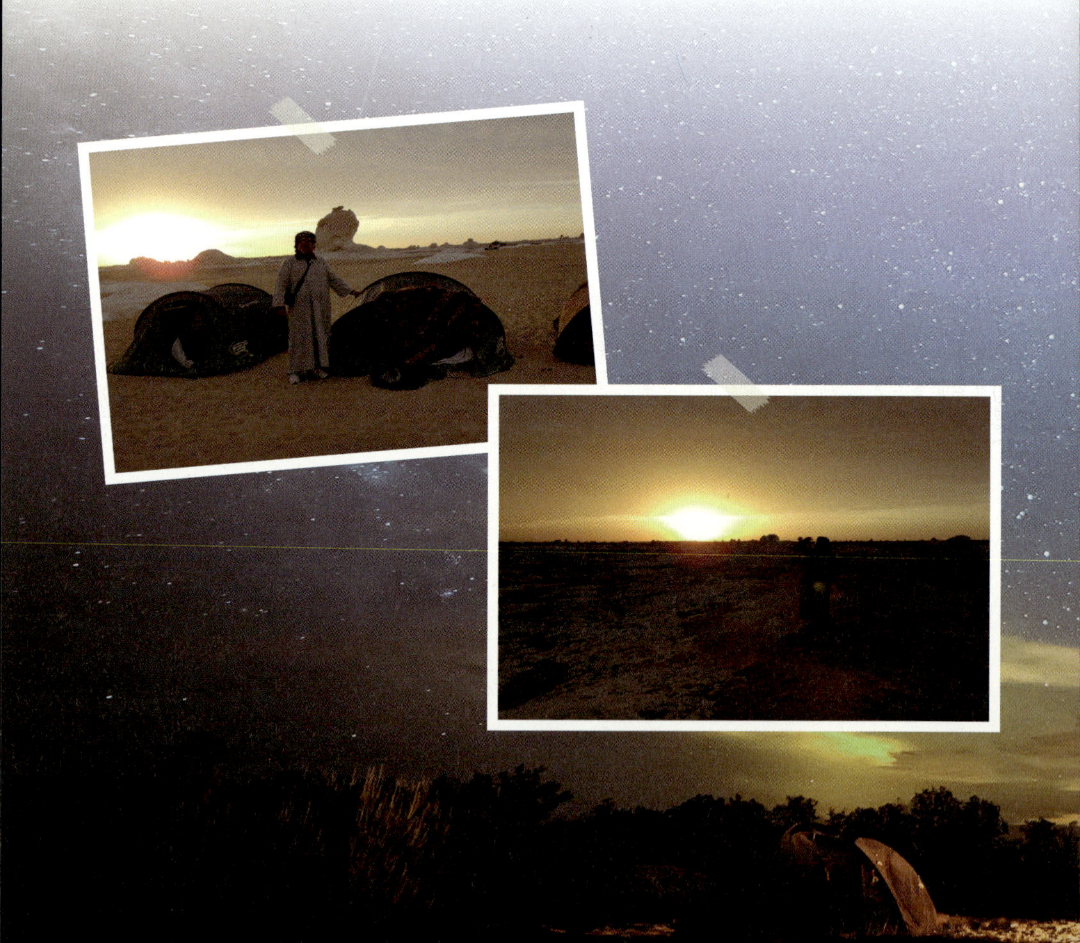

어떤 분들은 이렇게 말씀하십니다. "젊을 때 고생하며 한푼이라도 더 벌고 나중에 은퇴하면 여행 다닐거야."

하지만 제 생각은 조금 다릅니다.

왜냐하면 여행은 '다리'가 떨릴 때 하는 것이 아니라 '가슴'이 떨릴 때 하는 것이기 때문입니다.

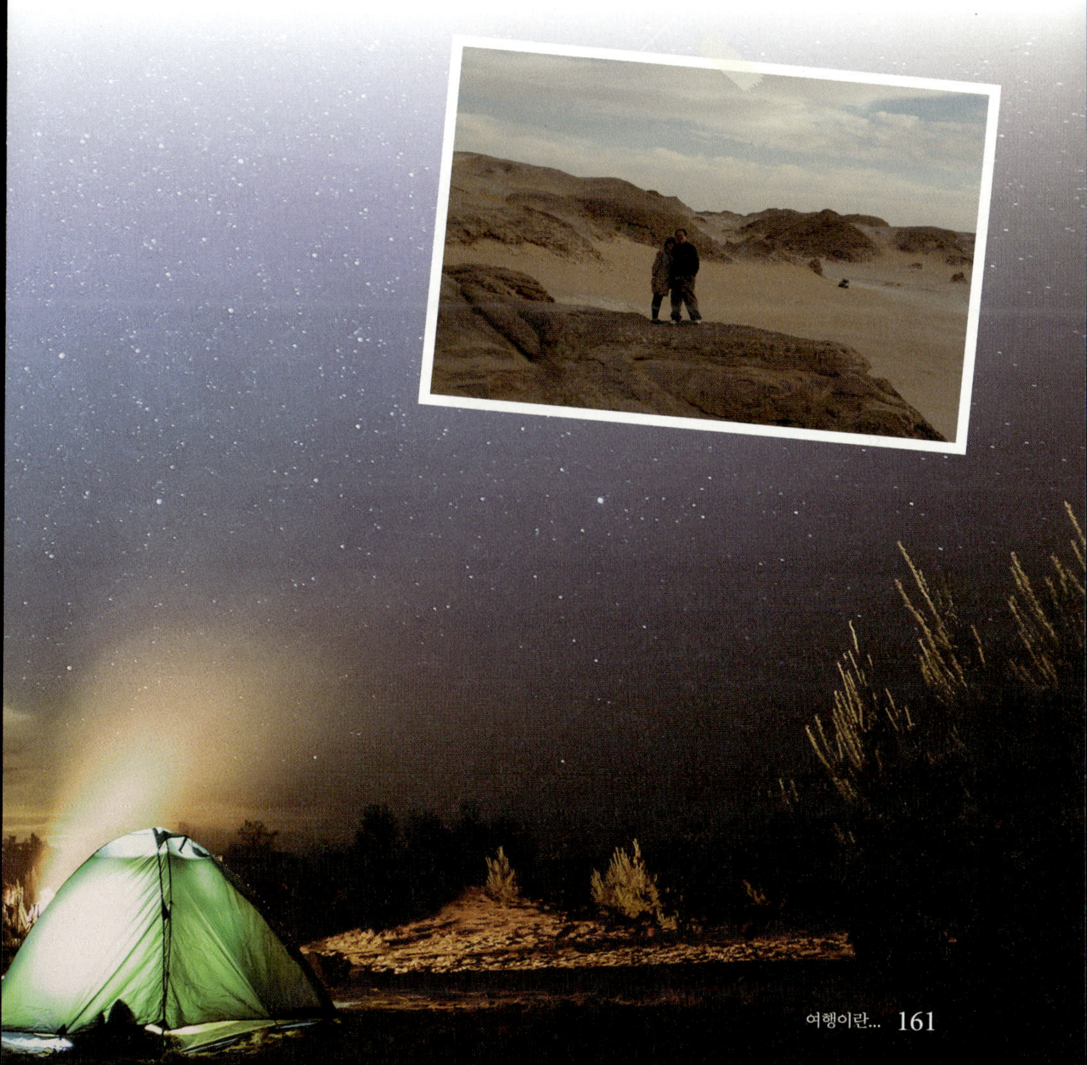

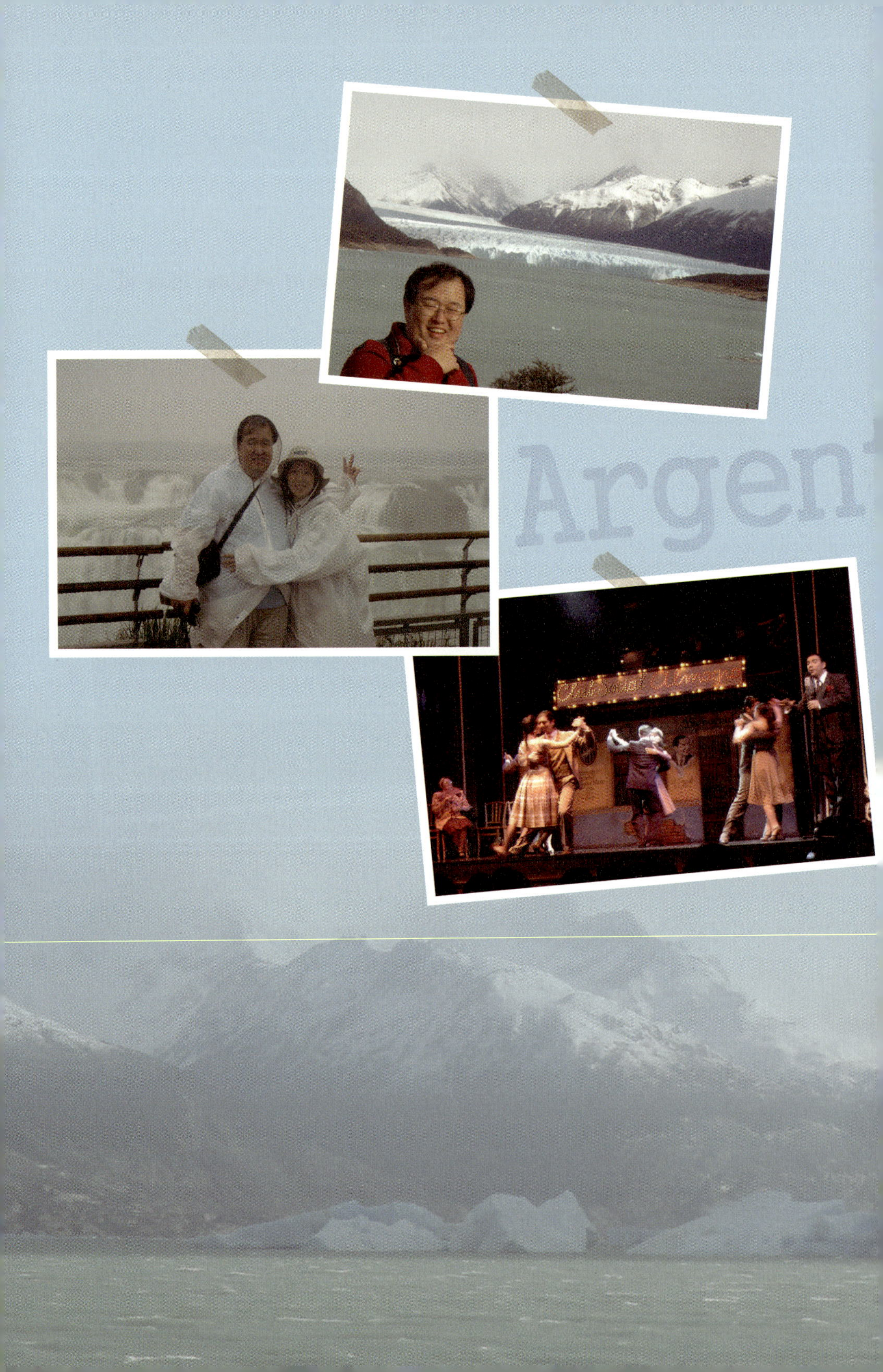
Argent

뚱이 부부의
아르헨티나 여행기

Episode 1. 입국도 못할 뻔 했었던 지구 반대편 아르헨티나

여행을 하다보면 여행이 어쩐지 인생과 유사하다는 느낌을 가지게 된다. 낯선 곳에 처음 도착할 때는 설렘과 어색함 등의 감정을 가지고 그 곳에 대한 지식도 별로 없는 상태에서 왠지 불안하게 시작하다가, 며칠 지나 호텔 주변의 상점이나 버스 노선, 전철역 등이 익숙해지고 호텔 프런트 직원들도 눈인사와 간단한 대화를 나눌 정도로 친해지면 본격적으로 그 도시의 멋을 느끼며 여행을 즐기게 된다. 그러나 그쯤 되면 벌써 예약해 놓은 귀국 날짜가 다가오게 되고, 짧지만 정들었던 도시를 떠나기가 아쉽고 또 언제 보려나 하는 생각에 울적해지다가 귀국 전날 쓸쓸한 마음으로 짐을 쌀 때면 그동안 지나온 여정이 주마등처럼 스쳐 지나가게 마련이다. 하지만 귀국에 대한 준비와 여권 등을 체크하랴 마냥 감상에만 빠질 수는 없는터, 부랴부랴 짐을 정리하고 아쉬운 마음을 가진채 그 도시를 떠나게 되는데 이러한 과정이 우리가 태어나고 자라고 중, 장년으로 인생을 보내다가 노년에 인생을 돌아보고 아쉬운 마음으로 짐을 싸듯 인생을 마감하는 과정과 어쩌면 이리도 비슷할까 하는 생각을 한다. 이제 나도 인생을 마냥 즐길 수만은 없는 나이라는 생각에 하루하루 여정을 소중히 보내야겠다는 교훈을 얻게 된다.

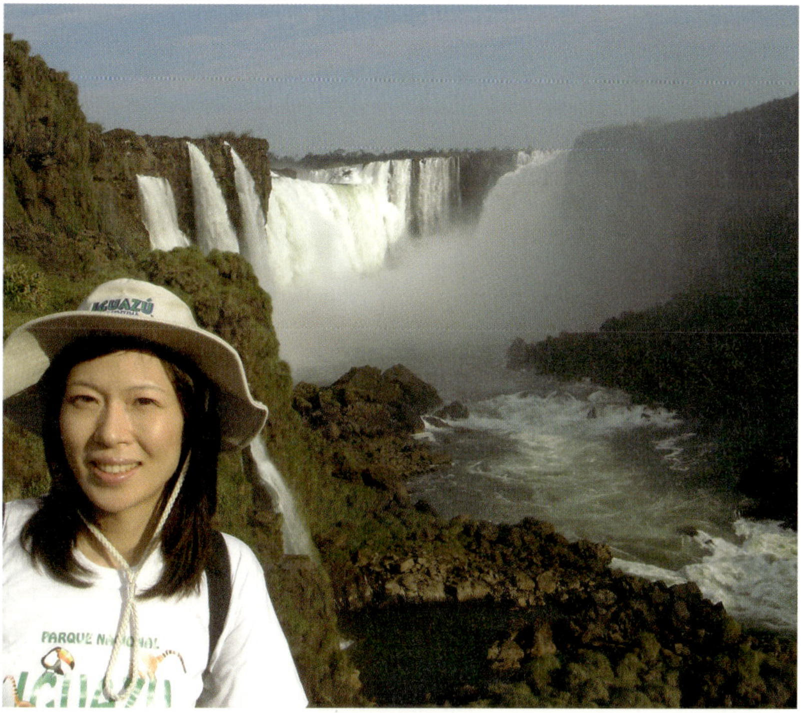

이구아수 폭포에서...

제목을 '뚱이 부부의 여행기'라고 정한 이유는 윗 사진의 주인공인 아내가 내 별명을 뚱뚱하다고 해서 '뚱이'라고 부르곤 하는데 우리 부부를 뭐라 할까 고민하다가 이런 제목으로 정하였다.

우리 부부가 아르헨티나로 긴 여정을 시작한 건 2006년 8월 18일이었다. 당시 내 논문이 우연히 SICOT 라는 국제 정형외과학회에 채택되어 발표하고자 갔는데 이 학회는 정형외과학회 중에서는 제일 유명한 학회 중 하나라서 여기에 논문이 채택되었다고 대한정형외과학회에서 장학금으로 50만원을 주어서 내 주머니에 두둑히 챙기고 뿌듯한 마음으로 여행을 시작하였던 기억이 있다. 어쨌든 아르헨티나 부에노스아이레스라는 땅에서 열린다는 단 하나의 사실만으로(사실 그전까지는 엄마찾아 삼만리에 나왔던 도시로 밖에는 기억이 없었다) 이 여행을 계획하였지만 워낙 낯설고 먼 곳이라 처음에 엄두가 나지 않았다. 다행히 부에노스아이레스에 있는 순복음 교회 목사님과 연결이 되어 이 머나먼 땅으로의 여정을 시작할 수 있었다. 목사님과의 이 메일을 주고받으며 현지 한국 교민들이 많다는 사실과 의외로 아르헨티나가 가난한 나라이고 천주교를 주로 믿는 국가이며 교민들이 받는 현지 의료 서비스가 많이 부족하다는 사실을 알게 되었다. 그래서 우리 부부는 목사님과 더불어 학회 발표뿐만 아니라 현지 주민들과 교민들을 상대로 하는 의료 봉사 활동도 하겠다는 계획을 세우게 되었는데 첫 번째 난관이 의약품들을 우리 부부가 어떻게 수송하느냐 하는 문제가 가장 어려운 점이었다. 의료 봉사를 하겠다는 목사님의 초청장을 제출하고 나서 여러 제약회사들로부터 약품을 구할 수 있었지만 많은 양의 의약품을 가지고 아르헨티나의 세관을 통과하는 게 문제였다.

우리 부부는 이전에 우즈베키스탄, 타지키스탄, 중국, 캄보디아에 이미 의료 봉사활동을 다니면서 이러한 어려움을 잘 알고 있던 터라 여러 명이 분산해서 조금씩 일상 약처럼 보이게 하고 통과하는 것이 제일 좋은 방법인데 우리 부부 단둘이서 통과한다는 것이 사실상 불가능해 보였다. 게다가 항공료를 아낀다고 제일 싼 비행기를 알아봤더니 총 8번을 갈아타는 유나이티드 항공을 예약하게 되었는데 9.11 테러 사건 이후로 강화된 보안 검색 체계에 의해서 미국을 경유하는 모든 승객들은 일단 인천에서 부쳤던 수화물 짐을 찾아야만 하고, 미국으로의 입국 심사를 거처 짐 검색을 받은 후 다시 부쳐야 한다는 사실을 뒤늦게 알게 되었다. 나도 꽤 해외여행을 다녔지만 그 땅에 한발자국도 안 디디고 비행기만 갈아타는 승객들에게 입국 심사와 짐 검색을 강요한다는 것은 비상식을 넘어선 무식한 횡포로 밖에는 생각이 안되는 일이다. 부에노스아이레스는, 지구를 사과로 생각하면 한국이라는 지점에서 젓가락으로 푹 찌르면 반대편으로 나오는 부분이 부에노스아이레스 근처다. 즉 어떠한 경로로 가던 거리가 비슷할 수밖에 없는데 유럽을 경유하던, 호주나 뉴질랜드를 거쳐 가던, 동남아와 남아프리카를 거치던, 미국을 거치던, 구의 반대쪽이므로 어디나 거리나 시간이 비슷했으나 유독 미국 경유가 요금이 저렴했다. 비행기 값이 싼 게 다 이유가 있더라는 걸 알았을 때는 이미 늦었을 때였다.

당시 우리 부부가 출국 전날 어떡하던 포장 부피를 줄이려 약을 포장에서 까서 비닐 봉지에 담아 라벨을 부치는 일을 했는데 약의 분량이 많아 약을 모두 까고 나니 아내의 엄지 손톱 밑에 혈종이 고여 있었다. 애처로운 마음에 아내를 보며 "이 약들을 필요하신 교민들에게 무사히 전해 줄 수 있을까?"라고 말을 하면서 착잡한 마음을 금할 길 없었는데 우리 부부가 할 수 있는 일은 오직 기도하는 일밖에는 없었다. 18일에 드디어 약 36시간의 비행을 시작하였는바, 우선 인천을 떠나 동경에 내려 비행기를 갈아타고 시카고로 입국하였는데 다행히 짐 검색에 아무 문제없이 통과하였다.

아마도 경유 손님이라 그리 엄격히 하지는 않았던 모양이다. 그 후 다시 워싱턴으로 향해서 거기서 부에노스아이레스행 비행기를 탔다. 안내 멘트에 약 13시간의 비행이 남았다는 방송이 흘러나왔는데 우리는 여기까지 워낙 장거리 비행에 이미 익숙해져 있어서 "13시간 정도쯤이야!"하면서 웃으며 서로의 얼굴을 쳐다보며 위안을 삼았다.

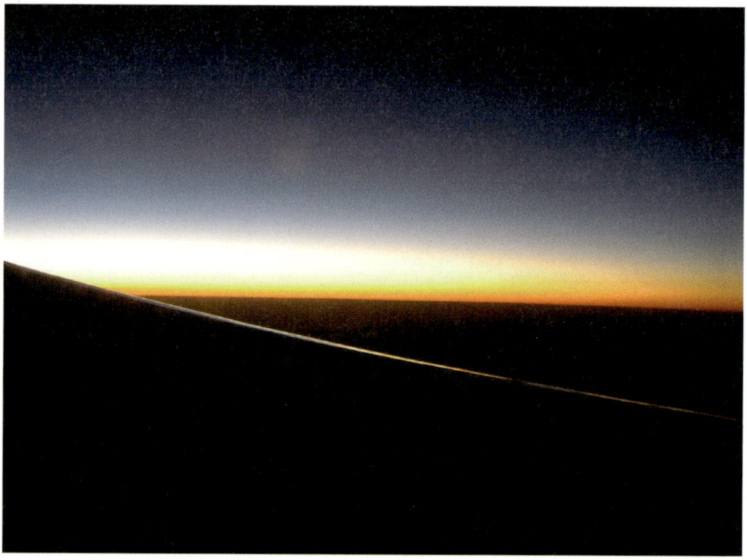

그러길 13시간 후 동이 트는 장관을 기내에서 맞이하고 최후의 관문인 부에노스아이레스 공항이 다가오자 다시 불안감이 엄습하였다. 세관에서 걸려서 아예 입국조차 안 되고 추방당하거나 현지 경찰에 가서 조사를 받으면 어떡하지 등의 난잡한 생각이 피곤한 내 머리를 어지럽히고 있었다. 드디어 세관. 아니나 다를까 X선 검색대에서 내 짐들을 검사하는 도중 검사원이 나와 짐을 열어보고

이 약들이 뭐냐고 서툰 영어로 이야기한다. 아! 드디어 올 것이 왔구나... 하면서 영어로 막 설명을 하려는 차, 상당히 고위 관리인 듯한 사람과 한국인으로 보이는 동양계 여자가 빙긋이 웃으며 나타나는 게 아닌가? 그러더니 그 관리가 뭐라고 말을 하자 그냥 가라는 신호를 내게 보낸다. 순간 눈물이 핑 돌았다. 알고 봤더니 그 여자분은 교회 권사님으로 여행사 사장님이신데 목사님께 사정을 듣고 미리 세관원의 수장에게 조치(?)를 취하여 무사통과하도록 해주신 것이다. 우리나라 같으면 세관 심사대에 여행사 사장이 들어온다는 것 자체가 불가능하였을 테지만 후진국일수록 공무원의 힘이 쎄고 그러한 조치(?)들의 위력은 막강한 법이다. 어쨌든 공항을 빠져나와 장로님들의 따뜻한 환영을 받고 나니 긴장이 풀어지고 앞으로 이 소중한 약으로 우리 교민들을 따뜻하게 섬길 수 있게 되어서 우리 부부 눈에선 감사의 눈물이 흘렀다.

교회까지 가는 길에 본 부에노스아이레스 시내는 매우 오래된 건물들이 주로 늘어져 있었다. 1910년대에는 미국보다 잘 사는 세계 최강국의 하나였지만 지금은 못사는 나라로 전락하였는데 당시 전성기 때 지은 건물과 교량들이 지금까지도 주축으로 시내의 구조를 이루고 있어 이러한 낡고 지저분한 광경들을 연출한다.

Episode 2. 뚱이 부부, 축구장에 갇힐 뻔하다!

드디어 부에노스아이레스 순복음 한인교회에 도착하였다. 마침 교회 주일예배 중이라 목사님께서 모두에게 우리 부부를 소개시켜 주시어 따뜻한 현지 교민 성도님들의 환영을 받았고, 그제서야 안도의 한숨이 나오며 '드디어 아르헨티나구나'하는 실감이 들었다.

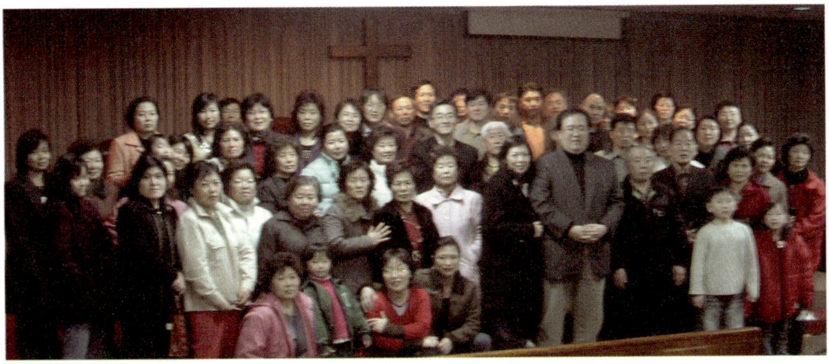

오후에 호텔에 짐을 풀고 나니 36시간 비행의 피로가 몰려왔지만 지금 자면 새벽에 깰 터이고 그러고 나면 시차 적응에 실패할 것 같아 저녁까지 안 자고 버티기로 하였다. 마침 저녁식사 때 목사님과 장로님 부부와 함께 식사 약속이 되어 있어 그동안 약 6시간 동안 무얼 할까 하고 고민을 하였는데 호텔 프론트에 보니 '라싱'과 '리버플레이트'와의 축구 경기에 갈 손님들을 모객한다는 안내 문

구가 보였다.

'축구 하면 아르헨티나 아닌가'하는 생각에 아내와 상의 후 프론트에 신청을 하니 곧 우리를 데리러 현지 여행사 직원(가이드)이 호텔로 왔다. 우리 그룹은 모두 8명이었는데 미니버스를 타고 라싱의 홈구장으로 갔다. 우리가 도착할 때쯤엔 이미 관중들이 꽉 차있었는데 그 분위기가 심상치 않았다. 여기저기서 불을 지르고 공포탄을 쏘아대며 응원을 하는데, 우린 그냥 한국의 일반적인 프로축구 경기장 분위기를 예상하고 왔다가 이런 분위기에 너무 놀라 당황스러웠다. '광적'이라는 표현으로는 왠지 부족한, 마치 이 경기에 목숨이라도 건 사람들처럼 광란의 응원을 하는 것이 아닌가... 허걱... '자칫 위험한 상황이라도 연출되면 어쩌지' 하는 생각에 우리 가이드 주위만 맴돌며 앉아있었다.

잠시 후 경기가 시작되었는데 왠지 어려보이는 선수들이 꽤 예술적으로 우아한 축구를 구사하였다. 전후반 경기가 끝나서 나는 '짜식들, 쬐끔 잘 하네... 이젠 갈 수 있겠지...'라고 생각하고 있는데 웬걸... 더욱더 응원이 거세지더니 양 골대 뒤로 공포탄이 따발총처럼 터지면서 관중들이 불을 지르는 게 아닌가!!!

이놈들이 도대체 왜 이러나 하는 찰나 체구도 더 건장하고 나이도 제법 들어 보이는 양측 선수단이 입장하는 게 보였다. 아차, 아까는 주니어 선수들이었던 것이다. 그제서야 가이드 가라사대 아르헨티나는 프로구단 경기 전 그 구단이 육성하는 청소년 경기를

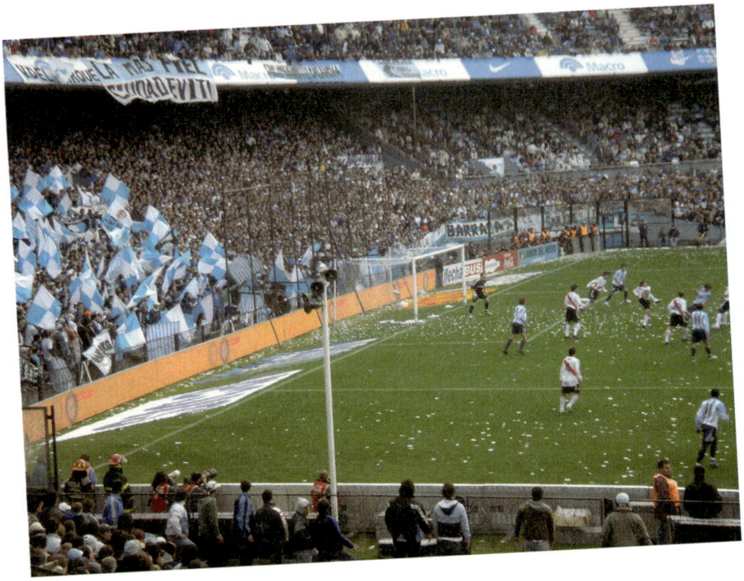

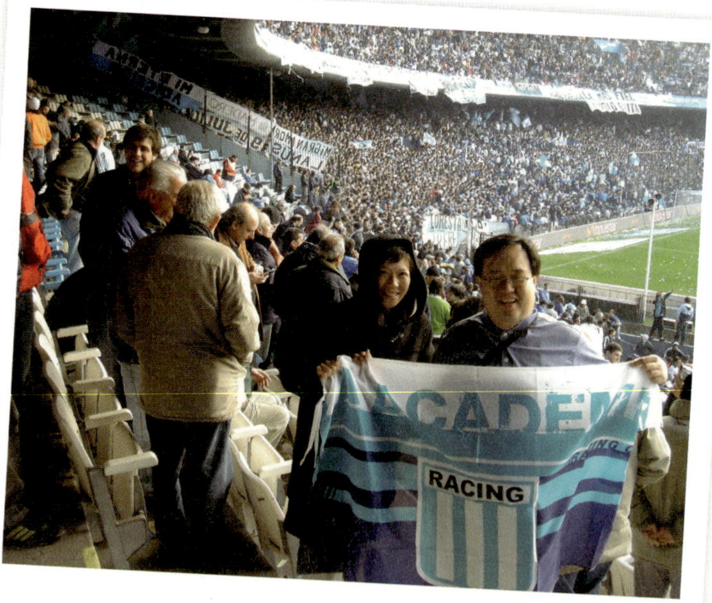

라싱의 홈 구장에서...

먼저 하고 본 경기를 꼭 치른단다. 쩝... 진작 말해주면 어디가 덧나나? 하지만 꿈나무들을 이렇게 육성하여 축구 선수층을 두텁게 한다는 설명에 우리나라와 비교되어 부럽기까지 하였다. 평상시 축구엔 전혀 관심도 없고 2군이나 청소년들 경기엔 아예 관심이 없다가 국가대표 경기엔 마치 자기가 축구 전문가와 애국자인 양 돌변하는 한국 축구팬들... 그러면서 아르헨티나와 같은 강국을 만나 현저한 실력차로 지면 감독과 선수 탓만 하는 우리의 모습이 떠올라 나부터도 반성해야지 하는 생각이 들었다. 그런 경기에 이기길 바라는 것은 공부 하나도 안하고 시험만 잘 보기를 바라는 도둑놈 심보와 다를 게 없다는 생각도 들었고 아르헨티나의 축구도 배워야겠지만 우선 축구 저변을 사랑하는 아르헨티나 국민들의 마음을 배워야 진정으로 강한 한국 축구가 될 수 있으리라는 생각도 해보았다. 어쨌든 경기는 홈팀 라싱의 3-2 역전승으로 끝나고, 경찰들이 관중석에서 줄을 지어 응원단을 양분시킨 후 그물을 죄듯 좁혀가면서 우선 라싱의 응원단들을 모두 내보내고 나중에 리버플레이트 응원단들을 내보내는 진풍경을 구경할 수 있었다. 두 응원단들의 충돌을 예방하기 위하여 저런단다. 뭐든지 지나치면 안 되는 법. 축구 사랑도 어느 정도껏 해야겠지... 그런데 경기장을 나와서 미니버스까지 가는 게 장난이 아니었다. 관중들이 경기장을 나가서 집으로 가는 게 아니라 경기장 주변을 맴돌며 계속 괴성을 지르며 떠나지 않고 있었다. 그 와중을 헤치고 가이드의 치켜든 손을 따라 가는데 자칫 군중들 사이에 묻혀 가이드를 잃으면 매우 위험한 상황에 처하게 될 것 같았다. 목사님께서 부에노스아이레스는 매우 위험한 곳이니 절대로 따로 다니지 말라 하셨는데 그 말씀을 안 들은 게 후회스러웠다. 하지만 무사히 미니버스가 있는 곳까지 다다를 수 있었는데 군중들이 버스가 갈 도로를 막고 있어서 약 1시간 가량 버스에서 대기하고 있어야 했다.

약속 시간보다 조금 늦게 호텔에 돌아오니 장로님과 목사님이 근심 어린 얼굴로 우릴 기다리고 계셨다. 도착해서 우리가 축구를 보고 온 걸 말씀드리니 '우리 교민들도 절대로 축구 보러 가지 않을 정도로 위험한 곳이에요.'라고 말씀들을 하셨다. 아뿔사, 우리 부부가 뭣도 모르고 매우 위험한 일을 하고 왔구나! 다시는 이런 무모한 짓을 하지 말아야지 하고 마음에 되새겼다... 식사를 하면서 아르헨티나와 교민들에 대한 여러 이야기를 들을 수 있었다. 1910년경에는 미국보다 더 강대국이었고 국토가 매우 기름지고 광활하며 석유 등의 자원이 무한히 매장되어 있어서 성경에 적혀 있다는 '젖과 꿀이 흐르는 땅'이 바로 이곳이라는 것이다.

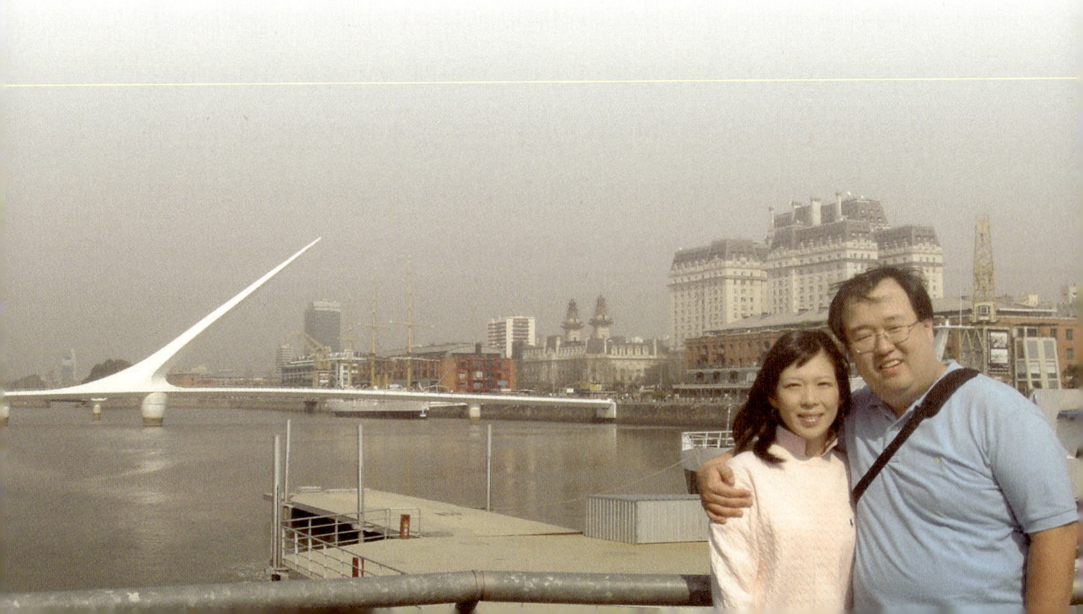

Episode 3. 뚱이 부부에게 기적이 일어나다!

그러나 'Don't cry for me, Argentina'로 유명한 에바 페론의 남편 페론 대통령 때부터 사회주의 정부가 지배를 하더니 노조를 강화시켜 사회 발전이 크게 둔화되고 치안이 나빠지며 혼란해져서, 이젠 경기 침체가 만성적으로 젖어 있는 희망이 없는 국가로 전락되었다고 말씀하셨다. 한 예로 우리나라 주민등본에 해당되는 서류를 떼러 동사무소에 가면 석 달 뒤에 오라고 한단다. 이 기간 동안이나 기다려야 하는 것도 기가 막힌 노릇인데, 더구나 석 달 후에 가면 아직 안 되었다고 한 달 뒤에 다시 오라고 한다는 것이다. 이렇게 해고라는 것을 아예 없애고 노조를 강화시키다보니 그 누구도 힘들게 일하거나 노력하지 않고 흥청망청 사는 사회가 되어버린 것이다. 그 누구도 열심히 돈을 벌어 사업을 하려 하지도 않고 그저 어릴 때 축구나 마약, 갱단 등에 관심을 보여 일확천금을 노리는 소위 '로또' 사회로 찌들어 버렸고 그러다 보니 공권력이 약화되어 심지어 어느 권사님의 남편이 납치되었는데도 경찰에 신고하였더니 "그 지역은 우리도 못 들어가는 위험지구 입니다"라고 하며 뚝 전화를 끊더라는 것이다. 경찰이라는 사람이 말이다! 그래서 우리 한인 교회 청년단들이 목숨을 걸고 가서 협상하여 구출해 오셨다는 웃지 못할 일화도 들을 수 있었다. 우리 교민들은 워낙 개미처럼 열심히 일하는 국민이라 주로 옷을 만들고 파는 가게를 하여 여기서는 모두 상류 급 생활을 영위하고 있어 흐뭇했지만 갱단들의 테러 위협에 집집마다 쇠창살로 방어를 하고 있는 모습이 무척이나 안스러웠다.

피곤에 곯아 떨어진지 몇시간 후 모닝콜에 잠을 깬 우리는 아침식사 후 목사님 일행을 만나 오전에 간단히 시내 관광을 하였다(이때는 우리 부부가 젊었을 때니 가능했던 일이다, 지금 같으면 어림도 없을 강행군이었다). 아침에 일어나서 하나 놀란 사실은 어제 본 라싱의 경기가 신문에 일면으로 대서특필 되어 있는 것이었다. 굉장한 빅매치였고 인기 절정 팀들간의 경기였다는 걸 뒤늦게 알 수 있었다.

사실, 3일간 오후에 교민들을 진료하고 건강 강좌까지 하기로 목사님께 약속한 터여서 나는 내심 시내관광을 할 시간이 줄어들어 아깝다는 생각을 하고 있었다. 이 멀리까지 내 평생 언제 또 오랴 하는 생각에 진료 봉사보다는 관광을 하고 싶다는 생각이 불쑥불쑥 솟았지만 아내의 "관광보다 먼 타국에서 외롭고 힘들게 사시는 교민들을 돕는 일이 더 보람되고 중요한 일이다"라는 주장에 말도 못 꺼내고 있는데, 목사님도 덩달아 "교통체증이 워낙 만성적으로 심한 도시라 박사님이 보고 싶어 하는 관광지를 반도 못 볼 것이다"라고 하셔서 내 아쉬움에 불을 지르시는게 아닌가!! 쩝... 그

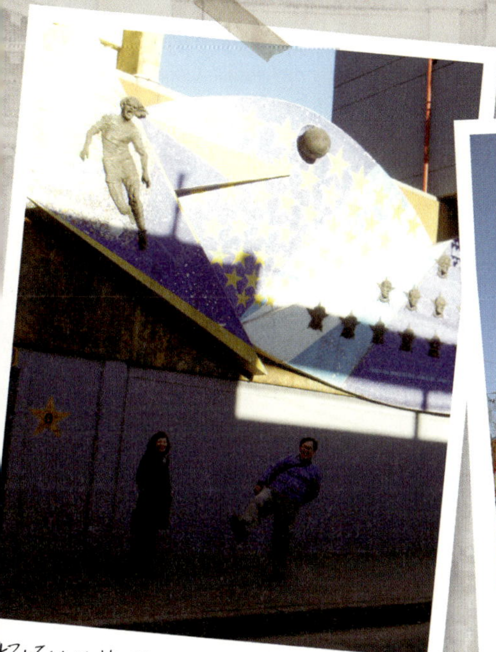

라도나의 보카주니어스 경기장...

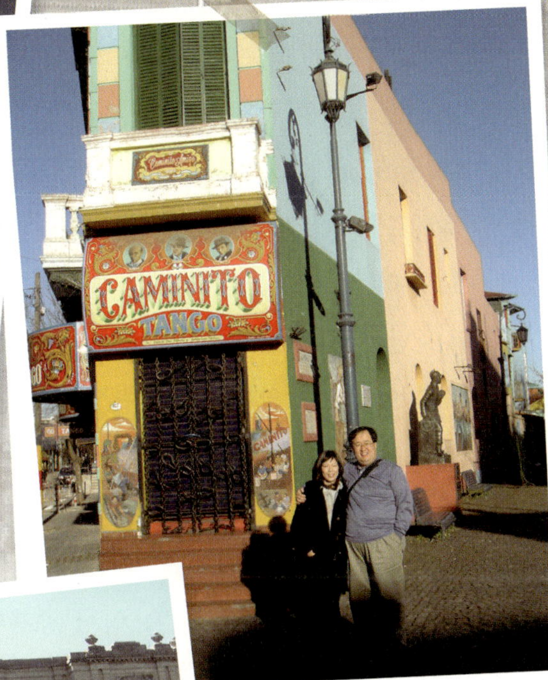

이쁜 집들이 모여 있는 카미니토

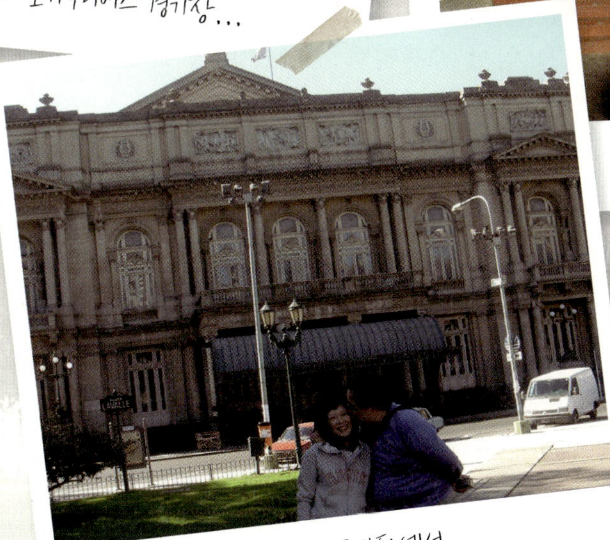

대통령궁 카사로사다에서...

런데 이게 웬걸. 막상 시내에 나서 보니 시내에 차가 한 대도 없는 것이었다. 그래서 내가 보고 싶어했던 마라도나의 보카주니어스 경기장, 이쁜 집들이 모여있는 카미니토, 아르헨티나에서 가장 오래된 150년 묵은 까페 토르토니, 세계 3대 극장이라는 콜론 극장과 33세에 아깝게 세상을 떠난 에바 페론이 'Don't cry for me, Argentina'라고 외쳤던 대통령궁 분홍색 집(카사로사다)까지 기적적으로 3시간만에 모두 볼 수 있었다. 운전하시는 목사님도 놀라시고 우리 부부도 놀랄만큼 그 북적대던 시내가 텅텅 비어있었는데 목사님은 "하나님께서 교민들을 사랑하시는 박사님 내외분에 대한 축복"이라고 말씀하셔서 우리 부부도 감사함을 느낄 수 있었다. 보통 이틀은 걸리고 이동시간이 엄청나게 걸리는 시내 관광지를 그야말로 일사천리로 3시간 만에 모두 볼 수 있었는데, 나중에 알고 보니 이 날이 월요일이었는데 그 전날인 일요일이 법정 공휴일과 겹쳐서 나라에서 월요일을 임시 공휴일로 정하는 바람에 연휴가 되어 시민들이 교외로 모두 빠져나간 덕에 이런 행운을 누릴 수 있었던 것이다^^

부에노스아이레스 교회에서의 교민 대상 무료 진료는 총 3회 하였는데 주로 학회 기간 동안에, 학회가 끝나고 저녁 시간을 이용하여 저녁 6시에서 9시까지 진료하기로 우선 예정하였었다.

그러나 뜻밖의 상황이 벌어져 이 시간을 항상 지키지 못하고 어떤 날은 새벽 2시까지 하곤 하였는데, 주로 오시는 분들이 교민들 중 연세가 많으신 분들이고 또 이 분들은 수십년전 한국에서 이민 온 1세대들이리 현지 의사들과 의사 소통도 원활히 되지 않고 해서 만리타국에서 진료의 어려움과 답답함을 겪던 분들이셨다. 그런데, 한국인 의사가 왔다는 소식에 반가운 마음에 멀리서 오신 분들이 대부분이었고 무려 100여명의 현지 어르신들이 기다리고 계신게 아닌가!!! 현지 병원에서 시행한 X-ray와 CT 등을 가지고 오신 분들이 많았고 현지 처방전이나 소견서들을 가지고 오신 분들도 많았는데, 참으로 다행스러웠던 것은, 스페인어를 사용하는 나라지만 원래 의학 용어란게 라틴어에서 유래된 것이라 이러한 자료들을 읽어보니 대충은 알아먹을 수 있었다. 그래서 이러한 현지어로 된 자료들을 가지고도 충분히 상담해 드릴 수 있었던 것이다.

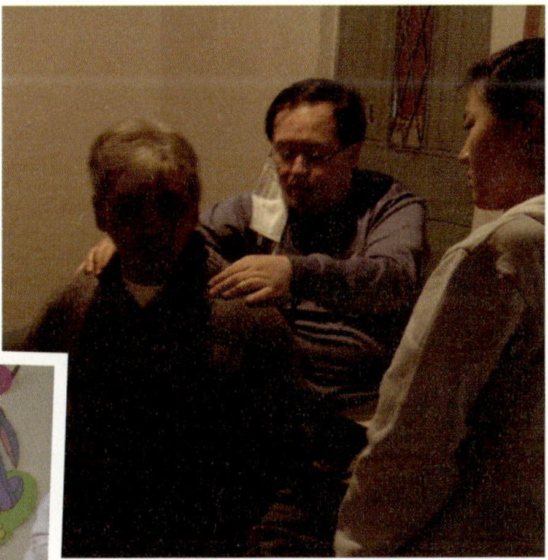

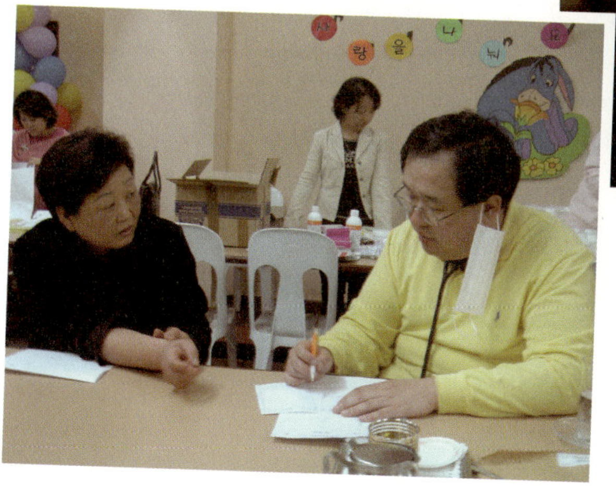

보통 한국에서라면 4-5분이 지나면 환자의 말을 끊고 다음 환자를 보곤 하였는데 '이 분들이 또 언제 한국인 의사를 만나실 수 있으랴'는 생각을 하니 여기서는 할머니 할아버지들의 말씀을 도대체 끊을 수가 없는 것이었다...

진료 시간에 나를 만나시면 질병 외에도 아들, 며느리, 손주, 고향 얘기 등을 하염없이 말씀들 하시곤 했다. 이 분들은 의학적인 설명과 투약 등의 현실적 도움보다는 마음 속 깊이 통하는 같은 동포 의사에게 속 깊은 이야기를 원없이 하고 또 내 얘기를 듣는 것만으로도 행복해 하시니 한 분당 15분~20분도 일쑤였고 그러자니 100명 넘게 모이신 환자분들을 보고나면 저녁도 못 먹고 새벽까지 진료를 하게 된 것이다. 밖에서 약을 조제해 드리는 역할을 했던 아내에게 미안했지만 아내와 목사님 내외, 자원 봉사로 나오신 모든 순복음 교회 성도님들도 피곤한 기색없이 기쁜 마음으로 봉사하시는 것을 보면서 내 마음도 무척이나 기뻤다. 새벽에 한국 식당을 하시

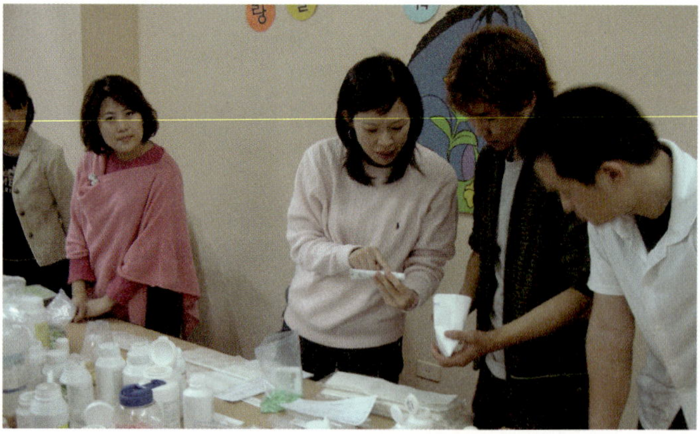

는 성도님의 배려로 매우 늦은 저녁을 먹으며 이곳에 오신 1세대들이 한국에서 주로 서민층으로 고생하시던 분들이었고 이곳에 와서 열심히 쉬지 않고 일하시어 지금은 모두 상류의 생활을 하신다는 말씀을 들을 수 있었다. 그래서 그런지 유난히 퇴행성 관절염으로 고생하시는 교민들이 많았던 기억이 있다.

그런데 다음날 학회장에 가보니 다른 선생님들로부터 황당한 얘기를 듣게 되는데...

부에노스아이레스 힐튼 호텔에서 열린 SICOT 학회에서 내 논문을 무사히(?) 발표하고 학회장 로비로 나오니까 한국에서 온 다른 대학에 계신 의사분들이 나한테 와서 마치 스타를 보는 양 반가와하며 난리가 아닌가... 이게 도대체 뭔일이여... ~~;;

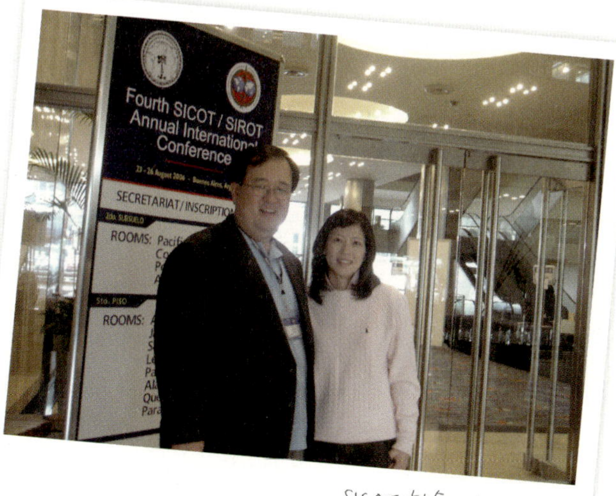

SICOT 학술대회장에서...

평소에 잘 몰라서 인사도 안하던 의사들이 아는체 해주니 뭐... 싫진 않았지만^^... 나중에 알고 보니, 다른 의사분들은 여행사를 통해 단체로 학회에 참석하였던바, 일정표대로 정해진 한인 식당에서 어제 저녁 식사를 단체로 하던 중 식당에 있던 교민 신문에 우리 부부의 진료 봉사에 대한 기사가 1면에 실린 것을 보고 나서 이렇게 환대를 한 것이었다. 모 대학의 어느 교수님은 “자네가 우리랑 단체로 안 가고 따로 아는 분 통해서 간다고 해서 섭섭했는데 이런 깊은 뜻이 있었구만. 이리 좋은 일이면 우리도 껴 주지 그랬어?”라고 하셨다. 그래... 그러고 보니 이렇게 교민들에게 봉사를 하고 싶어하는 선생님들이 계실텐데 그 생각을 못했구나... 앞으로 외국 학회에 갈 기회가 있으면 뜻이 맞는 의사들을 모아 현지에서 한국 의사들의 손길을 기다리는 현지 교민들에게 봉사할 수 있는 기회를 가져야겠다는 생각을 하게 되었다.

하나 여담을 추가한다면, 마지막 진료 후 장로님들이 다음날 아침 일찍 골프를 치자고 제안하셔서 근처 골프장에 새벽 같이 간 적이 있었다. 그런데 골프장에서 만난 장로님들의 복장을 보니 매우 남루하고(한국은 골프칠 때 매우 근사한 골프 웨어를 입곤 하니 어색할 수 밖에 없었다) 골프채도 골동품 시장에서나 볼 수 있는 그런 낡은 채였다.(사실 난 우드가 원래 진짜 나무로 만든 채였다는 것을 이 때 처음 알았다. 그분들 우드가 나무로 만든 금방이라도 부러질 듯한 낡은 채였던 것이다!) 쩝... 이런 분들과 골프라니... 난 80대 초반을 치던 때라 ‘봐 주면서 쳐야지’라고 마음 먹고 라운딩을 시작했다. 근데....... 이 분들이 드라이버가 장난이 아니었다. 무려 250미터 내외를 날리시는 게 아닌가? '워낙 육체 노동을 많이 하셔서 힘이 센 모양이군... 흠~~ 골프는 아이언의 정교함이 더 중요하지. 아이언 '문'의 실력을 보여주마!'라는 거만한 생각을 하며 장로님들이 아이언 샷을 하시는 걸 지켜보았는데 그 분들이 '박사님 내외분, 아침 식사는 하셨어요?'라고 말씀하시면서 동시에 장난하듯 툭 하고 아이언 샷을 하시는게 아닌가. '아이구, 저러면서 무슨 샷을 해?'라고 생각하는 차, 놀랍게도 볼이 바로 홀 컵 옆에 그림같이 서고 말았다... '쳇! 첫 홀이니까 운이 좋았던게지.'라고 위안을 삼았으나 웬걸... 다른 홀도 모두 이렇게 치시는 게 아닌가... 아이쿠... 이 분들은 그야말로 레알 싱글이었다. 나는 92타, 우리 아내는 105타, 두 장로님들은 71, 73타... 나중에 알고 보니 이분들은 거의 매일 아침에 이렇게 라운딩을 하신단다. 워낙 땅이 넓은 나라라서 골프가 아주 싸다. 내 기억에 당시 우리나라 당구장 비용보다 더 쌌던 기억이 있다. 그분들은 사모님들이 아침에 옷 가게 문을 여시면 남편들은 오전 라운딩 후 점심때 가게에 와서 그때부터 일을 하시고. 그런 낭만적인 생활을 하시고 계셨다. 그러니 내가 당할 수가 없지...

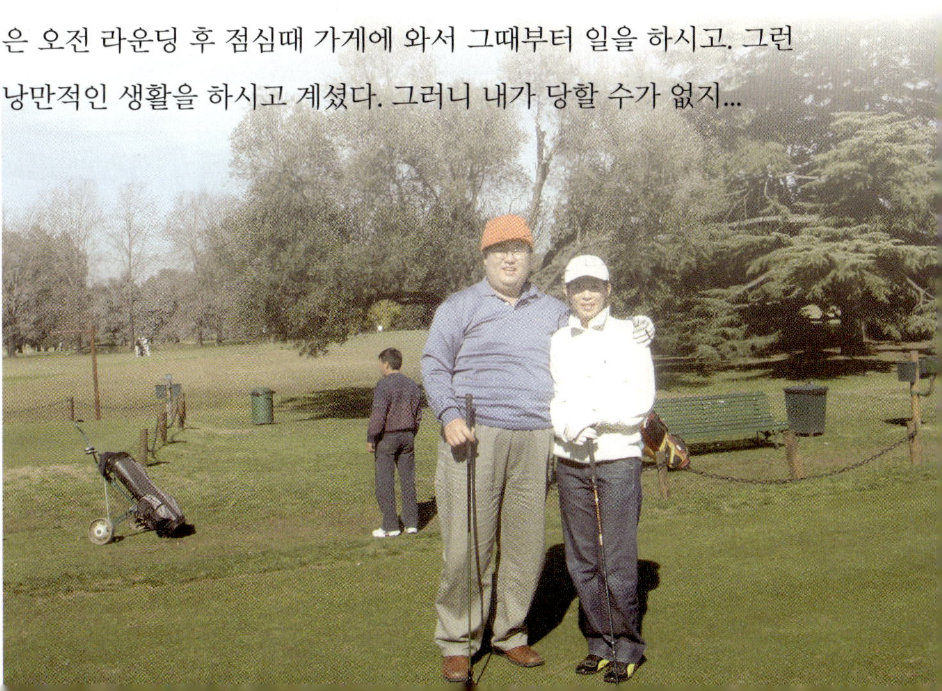

Episode 4. 세계 3대 폭포, '이구아수'를 향해...

부에노스아이레스에서의 학회와 진료 일정을 모두 마치고 목사님 내외분의 제의로 비행기를 타고 파라과이의 델에스떼 한인 순복음 교회를 방문하여 그 곳에서도 역시 현지 교민들을 위한 진료를 하루 동안 하였다.

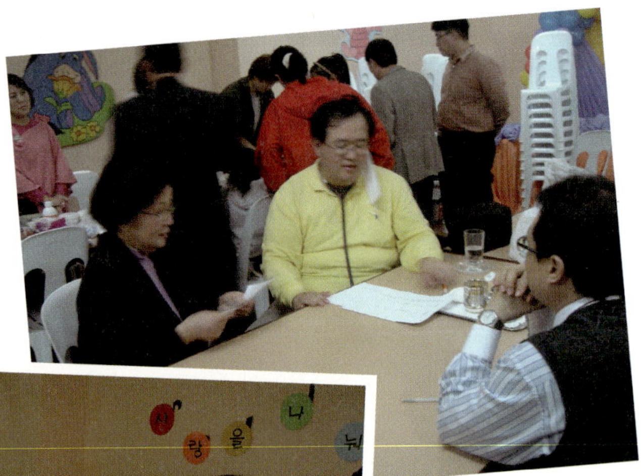

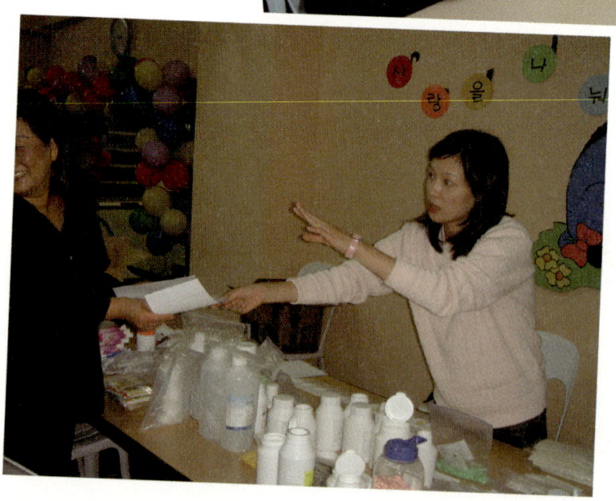

여러분들은 '아니 갑자기 왠 파라과이야?' 하실지 모르겠지만 세계 3대 폭포 중의 하나인 이구아수 폭포가 3개국의 국경에 맞대어 있는데 이 중 하나가 파라과이요, 나머지가 아르헨티나와 브라질이다. 아르헨티나에서 다리 하나만 넘으면 파라과이 델에스떼 교회에 당도할 수 있을 정도로 아주 가까운 곳이다. 이곳은 아르헨티나 교민들보다도 과거에 더 열악했던 한국 생활을 접고 이민 오신 분들이 많은 지역이었다. 그런 지역이라 더 따뜻이 우리 부부를 환영해 주셨고 우리를 위해 정성어린 한국 음식까지 준비하시어 저녁 파티를 해 주셨다. 이곳에서의 진료도 아쉽게 하루지만 감사히 마칠 수 있었다. 다음날 이구아수 폭포를 성도님들의 안내로 가게 되었는데, 폭포 양 측이 브라질과 아르헨티나 땅으로 나뉘어 있어 입,출국 수속을 다시 받고서야 양 측을 관람할 수 있었다. 폭포의 웅장함이란 사실 말로 형언하기 힘들 정도였는데 그 절정인 '악마의 목구멍'에 가면 우의를 쓰고 있어도 흠뻑 젖을 정도로 엄청난 수량의 폭포를 볼 수 있었다.

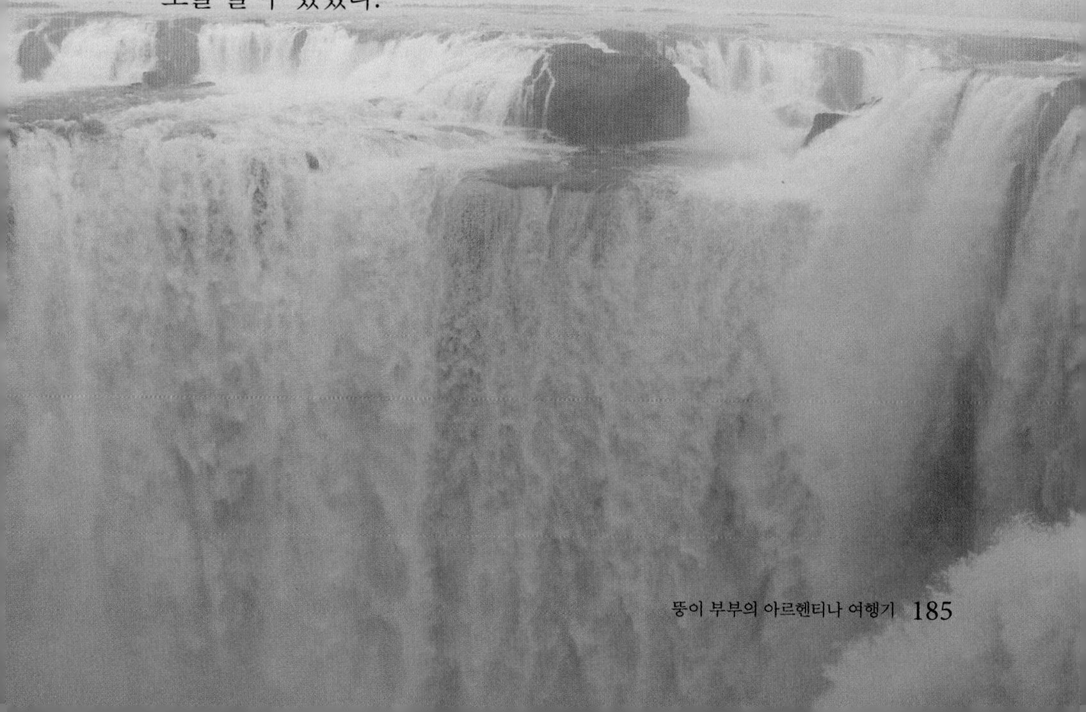

델에스떼 교회의 목사님은, 최근까지 극심한 가뭄이 있었기에 수량이 매우 적었는데 며칠 전 단비가 내려 이런 장관을 볼 수 있는 것이라며 '하나님께서 박사님 내외분에 대한 축복'이라고 하심에 우리 부부는 감사드리지 않을 수 없었다. 난 불교 신자이긴 하지만...^^

여기 일정도 워낙 빡빡하여 아침에 꼭 나를 만나시길 원하는 교민들 몇 분을 진료해 드리고 나왔더니 원래 예정되어 있던 마지막 하이라이트, '폭포 근처까지 가는 유람선 레프팅'을 타지 못할 것 같아 걱정을 하였는데 아니나 다를까, 선착장에 가니 간발의 차이로 마지막 배가 떠난게 아닌가... 떠나는 모습을 보며 '제기랄, 진료고 뭐고 독한 마음으로 일찍 접고 빨리 오는 건데...'라는 생각이 들었다. 쩝... 아쉬운 마음으로 선착장을 떠나지 못하고 커피를 마시며 성도님들과 잡담을 나누며 차마 발길을 돌리지 못하고 있는데 아까 그 마지막 배가 유람을 마치고 선착장으로 다시 들어오는게 보였다. 그런데 이게 웬걸... 장로님이 우리 사정을 선장에게 말하니 매표소에서 표를 사지 말고 돈을 직접 지불하는 조건으로 태워주겠다는게 아닌가... 부라보!! 우리 부부는 전체 배를 전세라도 낸 양, 그리고 선장이 전속 사진사라도 된 것처럼 환상적인 유람선 투어를 할 수 있었다. 왜냐하면 그 많던 승객을 싣던 보트가 딱 우리 부부만을 승객으로 실었으니 내 '전용 보트'가 아니고 무엇이란 말인가?^^ 휘몰아치는 이구아수 폭포의 물보라를 헤치며 그야말로 부라보~~ 이번 여행은 행운의 연속이니 참 감사한 일이었다.

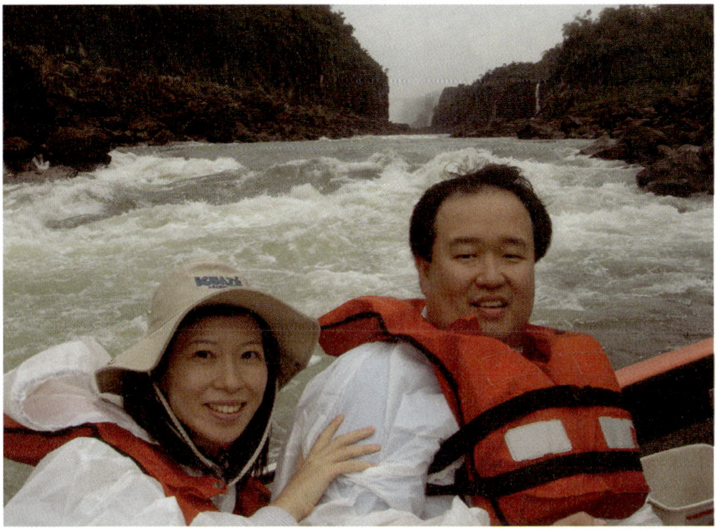

이렇게 이구아수 폭포를 보고나서 아르헨티나에서 남극 쪽에 있는 깔라파테라는 곳으로 비행기를 타고 우리의 마지막 여정을 시작하였다. 아르헨티나는 남과 북으로 길쭉하게 뻗어있어 모든 기후를 다 볼 수 있는 나라인데, 이구아수 지역은 열대의 밀림이고 중간 지점인 수도 부에노스아이레스는 온대(서울과 위도가 비슷하다. 물론 남반구이지만)이고 깔라파테는 남극 대륙에 가까운 추운 지방이다. 목사님 내외분이 특별히 우리 부부를 위해 휴가를 내셔서 동행해 주셨다.

Episode 5. 눈부시게 아름다웠던 '깔라파테'의 빙하

여러분들은, 지구의 북반구는 주로 육지가 차지하고 있고 남반구는 대부분이 바다라는 걸 이미 알고 계실 것이다. 남극은 남극 대륙이 따로 있지만 그 남극 대륙 주위엔 거의 바다로만 둘러싸여 있는데 가장 가까운 대륙이 바로 남아메리카 대륙이다. 그래서 여기 최남단 '우수아이아'라는 곳에서 남극으로 가는 배가 떠나곤 한다. 아프리카 남단과 뉴질랜드 남단은 남극 대륙으로부터 매우 멀리 떨어져 있고 남아메리카만이 가까이 위치하는 셈이다. 어쨌든 이 지방을 '파타고니아'라고 하는데 비행기에서 내려다보는 광경은 실로 장관이었다. 처음보는 거대한 빙하들이 여기저기 널려 있는게 아닌가!

첫날 우리가 묵을 산장에 도착하였다. 푸른 빛의 조명을 가진 동화 속에 나옴직한 그런 빙하 마을의 언덕에 있는 작은 집이었다. 그러나 웬걸... 저녁식사를 산장 레스토랑에서 했는데 멋진 수프, 스테이크 등, 내가 전세계 어디에서도 맛 볼 수 없었던 아주 황홀한 요리들이 우리를 반겨주었다. 식사 후 베란다에서 보는 밤하늘은 실로 장관이었는데 이곳이 남반구인지라 북극성 대신에 남십자성이 하늘에서 찬란히 빛나고 있었고 맑은 때묻지 않은 공기 탓에 무수한 별들이 쏟아져 내리고 있었다.

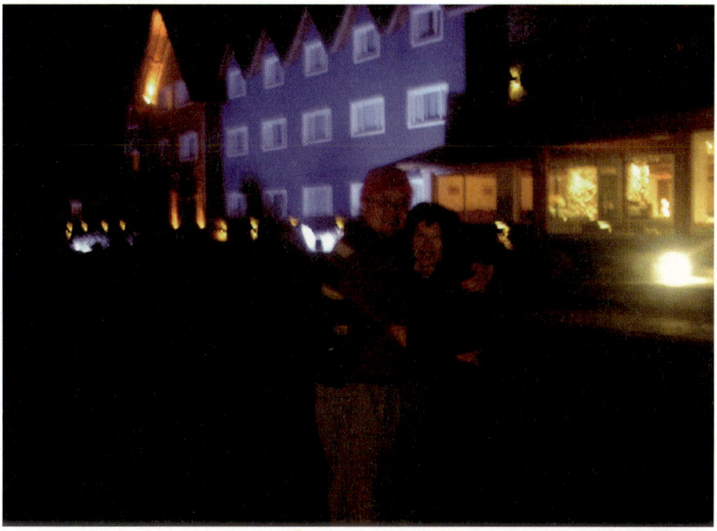

다음날 아침 일찍 웁살라 빙하를 보러 유람선을 탔다. 스웨덴의 웁살라 대학 연구 팀이 처음 발견했다고 해서 붙여진 이름으로, 당시에는 미국도 아니고, 그 먼 스웨덴에서 왜 여기까지 탐사를 했을까하는 의문을 가졌었는데, 지난 2013년 가을, 직접 스웨덴에 가보니, 그 나라 자체가 워낙 빙하가 많은 북유럽 최북단 국가라서 여기 빙하도 전문적으로 탐사할 수 있었겠구나 하고 알게 되었다.

빙하의 일부로서 떨어져 나온 수많은 작은 얼음 덩어리들을 제치며 나아가던 중 하나의 사건이 터지고 말았다. 갑자기 '쿵'하는 소리와 함께 배가 흔들리는 것이었다. "이게 뭐야"하고 소리치며 중심을 잡으려 애를 썼는데, 나중에 알고 보니 빙하 파편이 선체 앞에서 배와 충돌 후 유리창으로 날아와 유리가 크게 파손되어 더 이상 항해를 할 수 없는 상황이 벌어진 것이었다!!! 아이구...

우리는 안내 방송을 기다릴 수 밖에 없었고 한참 후 다른 배가 준비되었으니 다시 원래 출발지로 돌아가서 그 배로 갈아타야 한다고 방송하였다. 그래서 우리는 다시 돌아가 배를 갈아타고 예정보다 한참 늦은 시간에 웁살라 빙하를 유람할 수 있었다. 오후 늦은 시간 약간은 어둡고 바람이 세차게 부는 상황에서 거대한 웁살라 빙하를 만날 수 있었다.

수백만년 동안 아주 조금씩 흐르는 거대한 빙하... 마치 우리가 지구의 주인인 양 요란하게 떠들며 살아대는, 그러나 불과 수십 년 밖에 지속하지 못하는 우리 인간에게 빙하는, 아니 자연은 너무나 거대하고 위대했다...

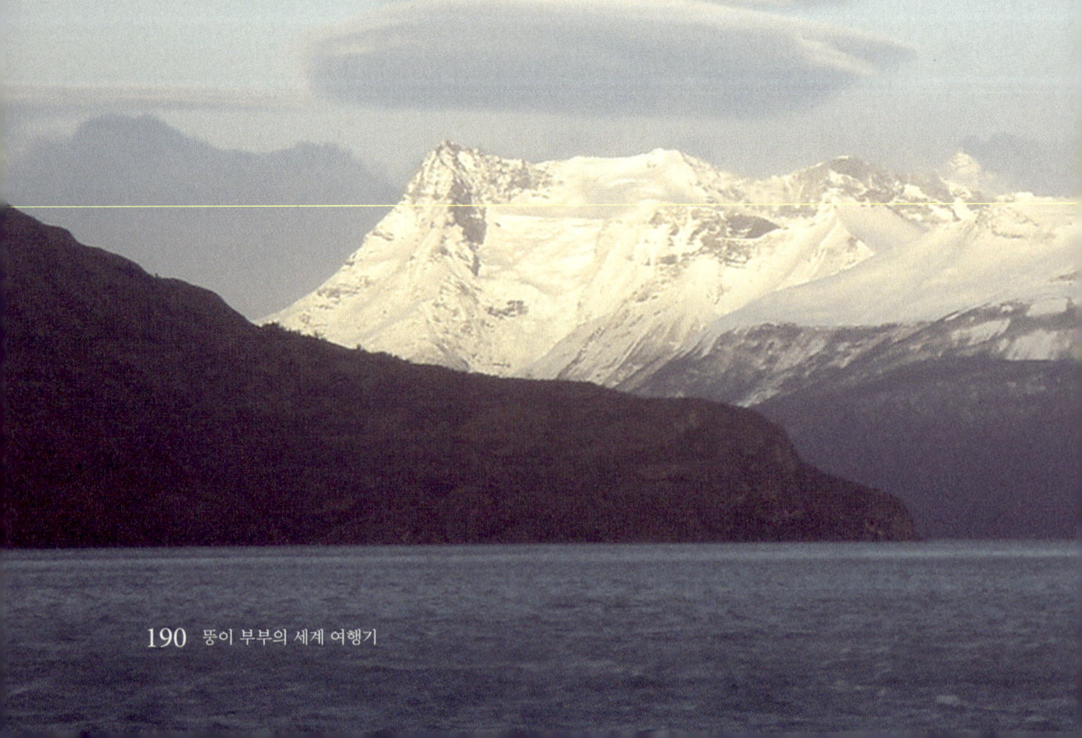

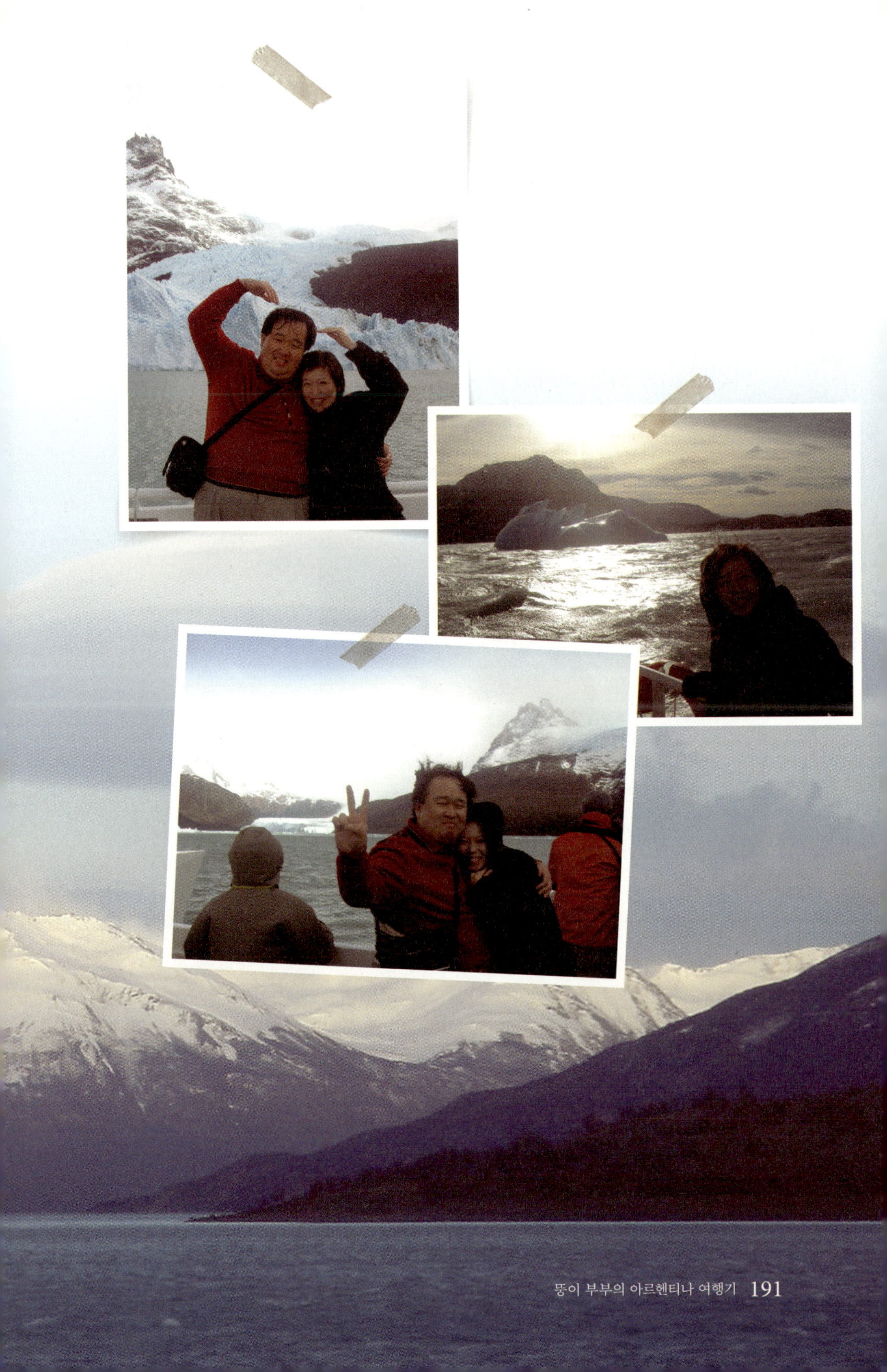

빙하 탐험 후 깔라빠테 시내를 돌아다녔는데 그 거리의 아름다움이란 말로 형언할 수 없이 이뻤다. 우리 부부는 잠시 동화 속의 주인공이 되어 아름다운 가게와 거리, 사람들을 만나며 행복한 시간을 보낼 수 있었다.

마지막날, 우리는 드디어 그 유명한 '페리토모레노' 빙하를 볼 수 있었다. 거기까지 가는 길에 빙하 위를 걸어다니는 투어를 하였는데 삶들의 때가 묻지 않은 천연 그대로인 곳을 거닌다는 것이

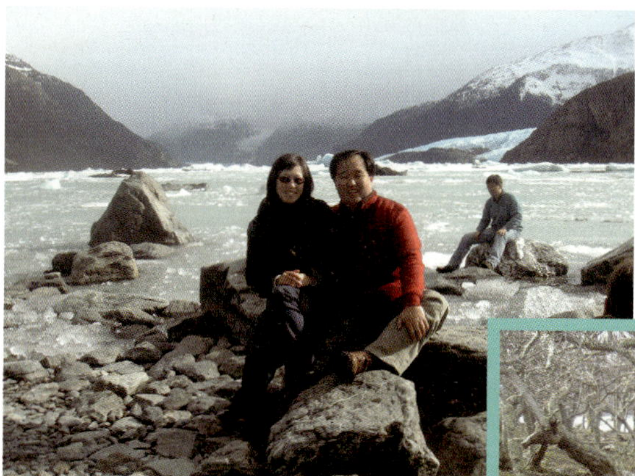

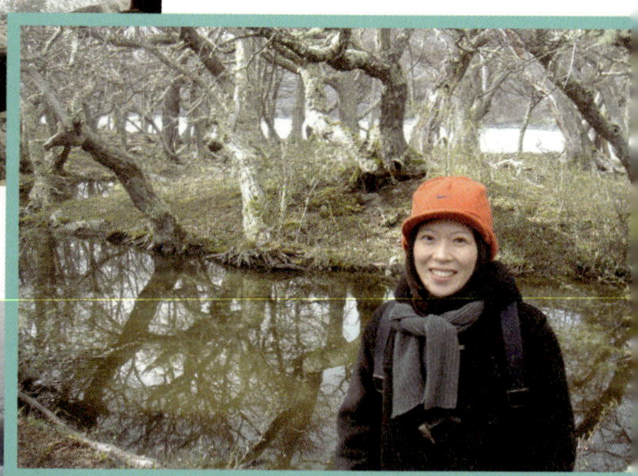

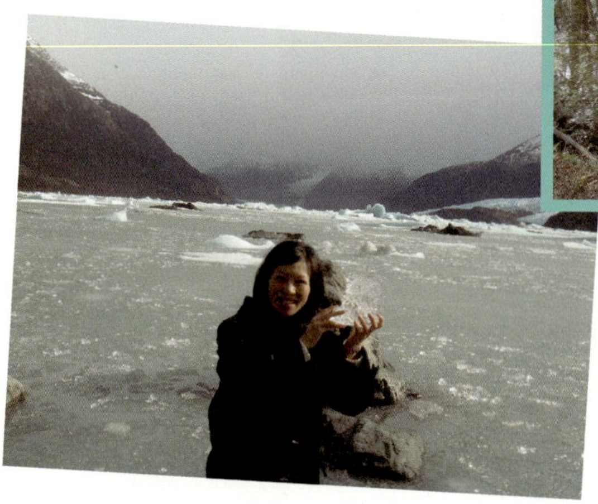

이렇게 신기한 일인지 미처 몰랐었다. 마치 태고의 시간으로 거슬러 올라간 것처럼 고요하고 웅장한 대 광경이 우리 눈 앞에 있었다.

페리토모레노 빙하는 그야말로 사진관의 배경 사진이었다. 너무 이뻤고 특히 빙하를 태어나서 처음 보는지라 그 절경에 눈이 멀 지경이었다. 내 평생 처음보는 대단한 풍경이 황홀하게 펼쳐져 있었고 평생 남을 아름다운 사진들을 마음껏 담을 수 있었다.

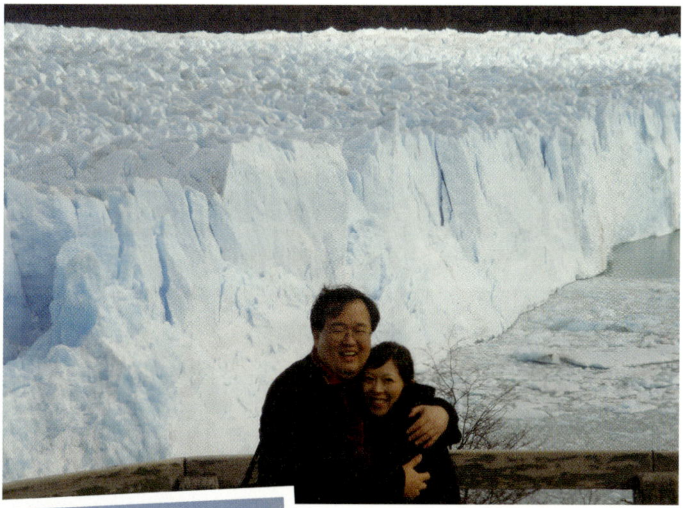

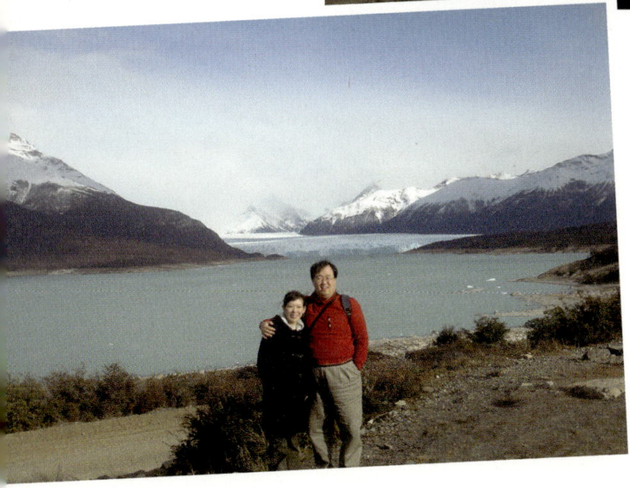

그 빙하 앞에서 작은 배를 타고 유람을 하였는데 선장이 나에게 컵을 주더니 양주를 따르고 이어서 빙하 조각을 담아주는게 아닌가? 그러더니 하는 말, "당신을 위해 수백만년 동안 기다려 온 빙하를 마셔보세요!" 욱... 멋있는 말이다... 원 샷~~을 안 할 수 없었다. ㅋㅋ

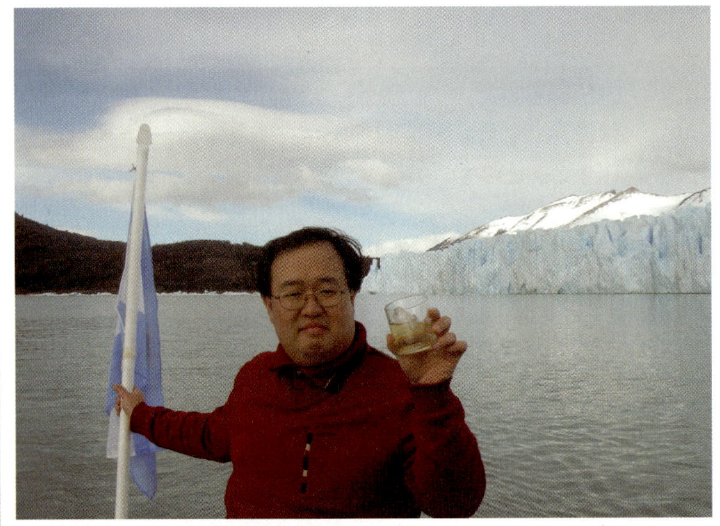

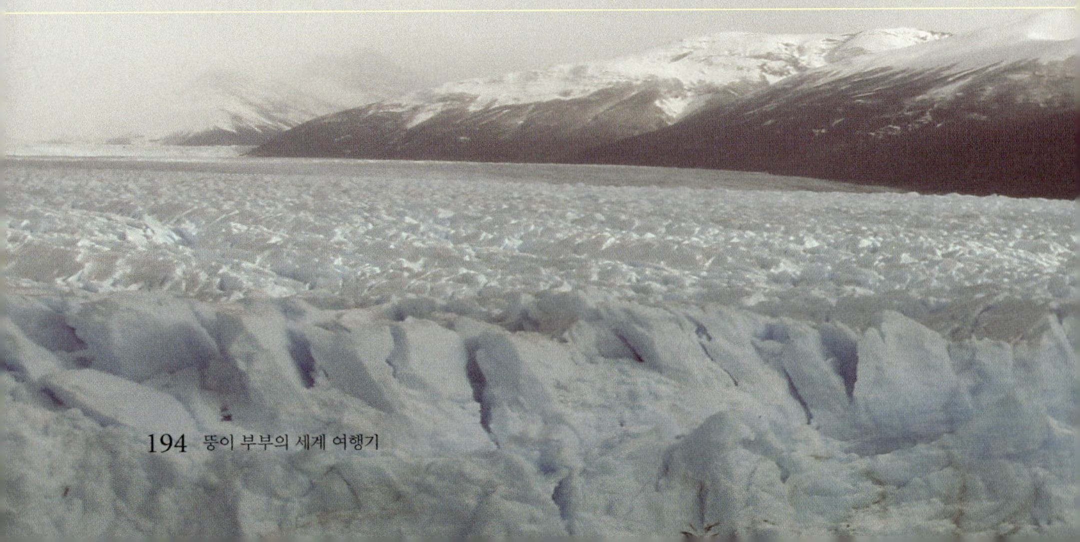

그리고 아쉬운 귀국 길. 아쉬워하시는 목사님 내외분과 장로님의 손을 놓기기 힘들었지만, 우리 부부의 아르헨티나 여행은 이것으로 끝이 나고 부에노스아이레스 공항에서 목사님 내외와 아쉬운 작별을 하며 귀국편 비행기에 올랐다. 비행기 안에서 일정을 회상하며, 여행이란 그 곳의 볼거리나 음식, 재미 등도 중요하지만 그보다 더, 여행 중 만난 사람들이 중요하고 그 사람들과 나누었던 시간과 추억들이 가장 소중한 것이라고 생각하였다. 우리가 만났던 아르헨티나 교민들의 행복해 하셨던 얼굴들을 우리 부부는 오랜 동안 잊지 못할 것이며 내가 의사로서 작지만 그 분들에게 봉사할 수 있었던 귀한 시간을 가지게 되었음에, 내가 의사가 된 것을 감사하게 생각할 수 있는 계기가 되었던 아름다운 여행이었다.

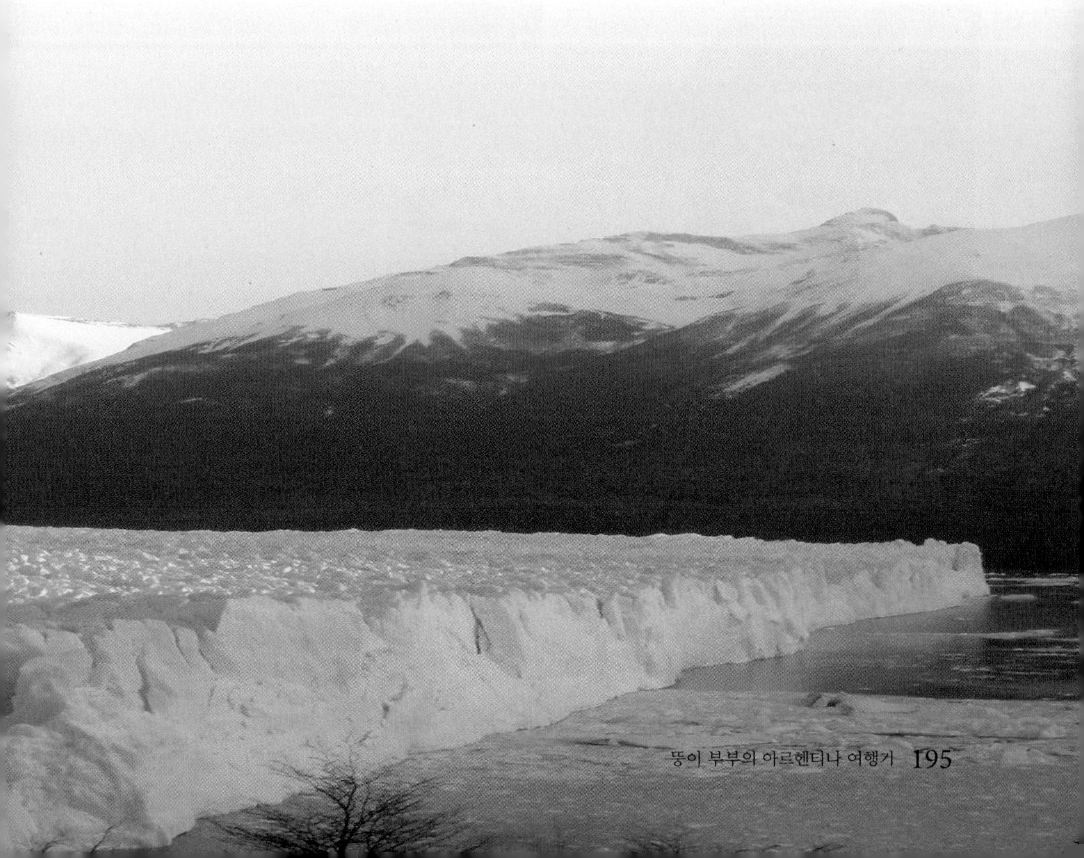

Afr

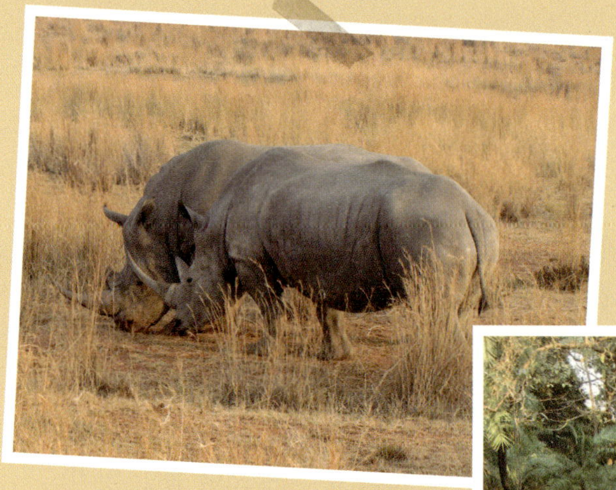

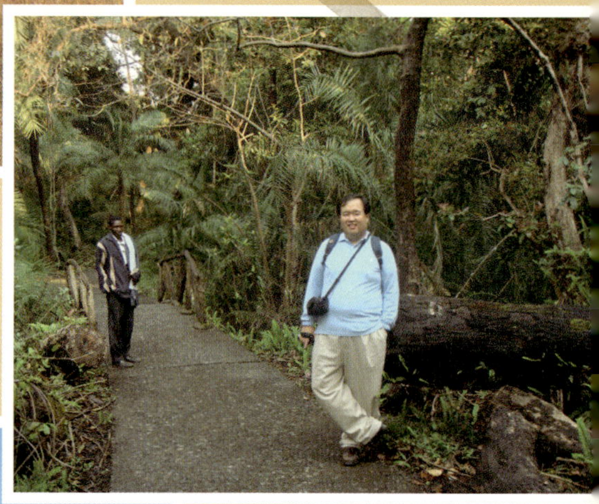

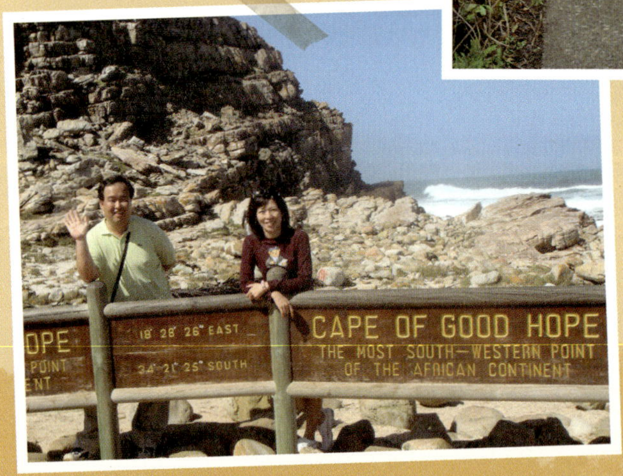
OPE
POINT
ENT
18° 28' 26" EAST
34° 21' 25" SOUTH
CAPE OF GOOD HOPE
THE MOST SOUTH-WESTERN POINT
OF THE AFRICAN CONTINENT

ca

뚱이 부부의 아프리카 여행기

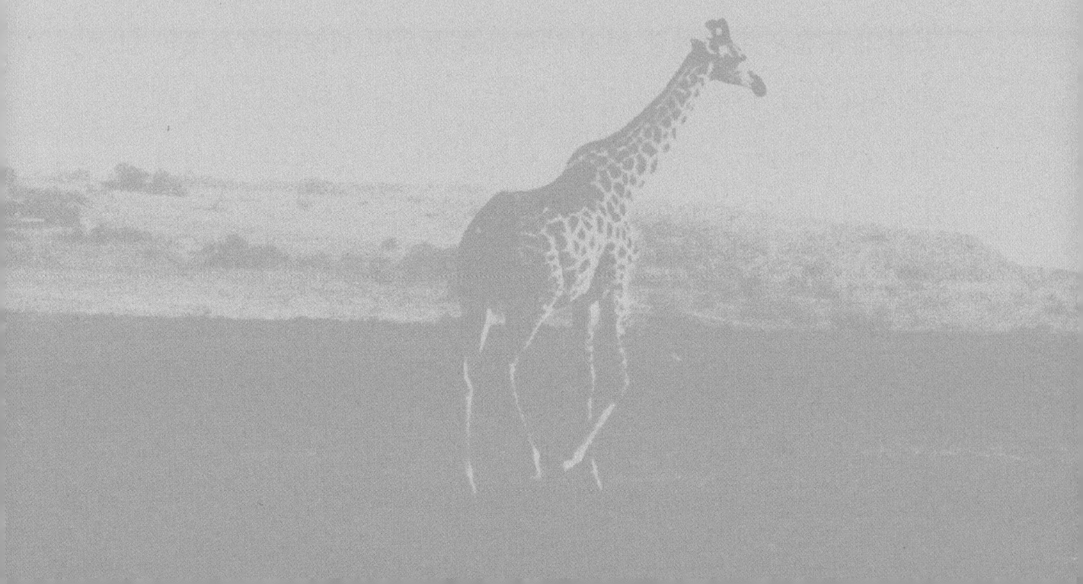

Episode 1. 미지의 대륙, 아프리카를 향해...

우리 부부가 아프리카 여행을 시작한 날은 2008년 8월 26일이었다. 이전에 외국에서 알게 된 한 남아프리카 공화국 의사의 배려로, 당시 남아프리카 공화국(앞으로는 약자로 '남아공'이라고 부르겠다) 정형외과 학술대회에 척추성형술 세션의 연자로 초청을 받아 잠시의 망설임 끝에 머나먼 미지의 땅 아프리카로 가기로 마음먹게 되었다. 사실 당시만 해도 아프리카에 대한 여행 가이드 북이라고는 번역본인 '세계를 간다, 아프리카 편' 밖에는 없었던 터라 사전에 얻을 수 있는 아프리카에 대한 정보도 턱 없이 부족했을 시절이었고 그나마 인터넷을 통하여 여러 여행 후기들을 참고하면서 불안한 마음으로 여행 계획을 세우던 기억이 아련하다. 그래도 이메일을 서로 주고 받으며, 주선해준 남아공 의사 분과 교류하면서 그 분의 도움으로 남아공 현지 여행사를 통하여 빅토리아 폭포와 엔타베니 정글 투어를 계획할 수 있었고 '여행이란 다리가 떨릴 때 하는 것이 아니라 가슴이 떨릴 때 하는 것이다'라는 평소의 소신이 있었기에 어려운 여행 결정을 내릴 수 있었다.

아프리카란 워낙 내가 살던 곳과는 다른 환경을 가진 지역이라, 황열병 예방 주사를 맞고 말라리아 약을 계속 먹어가며 아프리카

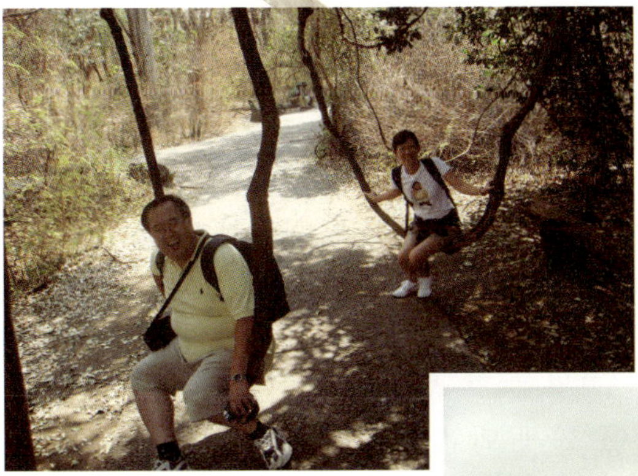

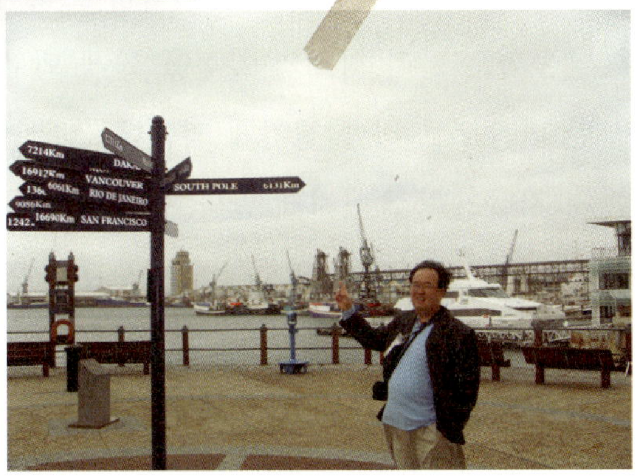

여행 준비를 시작해야만 하였고, 미지의 대륙인데다가 치안이 안 좋다는 소문을 많이 들은 터라 걱정 반 기대 반 심정으로 출국일을 맞이하였는데...

아프리카든 어디든 낯선 곳으로의 여행은 이렇듯 힘이 든다. 독자들은 여행을 하면서 한번쯤은 이런 생각을 해 보았으리라. 여행이 어쩐지 인생과 비슷하다고. 그렇다. 일단 한번도 가 본적이 없는 낯선 곳, 낯선 사람들과 만나게 되면 우선 설렘과 어색함, 불안감 등의 감정이 머릿속에서 교차하기 마련이다.

그러나 어찌되었던 이왕 이 곳에 온지라 이 도시에 대한 지식도 별로 없는 상태에서 서툴게 여행을 시작하다 보면, 처음엔 서먹서먹하고 불편함의 연속이라 괜한 고생한다고 투덜거리다가 며칠이 지나지 않아 점점 도시가 익숙해지면서 비로소 여행의 참맛을 느끼게 되는 시절을 맞이한다. 그러나 어느덧 그 도시를 떠나야하는 순간이 다가오게 마련... 그러다가 드디어 귀국 전날이 되면 이전의 날들과는 달리 최소의 일정을 짜게 되고 일찍 호텔에 들어와 쓸쓸한 마음으로 짐을 챙기게 되는데 그동안 쌓인 추억들이 뇌리를 스쳐 지나가며 슬퍼지게 된다. 막상 떠나는 당일이 되면 추억이고 뭐고 정신없이 짐을 챙겨서 공항으로 이동하여 출국 수속을 허겁지겁 마치고 허무하게 떠나야만 한다. 그런데 이러한 과정이 우리가 천진난만한 아기로 태어나 청소년기를 거쳐 젊은 날의 활기참을 누리고 중, 장년을 지나 인간적인 성숙에 다다를만하면 벌써 노년이 되어 쓸쓸히 인생을 돌아보며 회한에 잠기다가 어느 날 갑자기 허무하게 죽음을 맞이해야 하는 인생과 제법 비슷하다. “살아있는 하루하루를 소중히 보내라”고 하신 부처님 말씀이 마음 속 깊이 다가오는 것은 이 때문이리라.

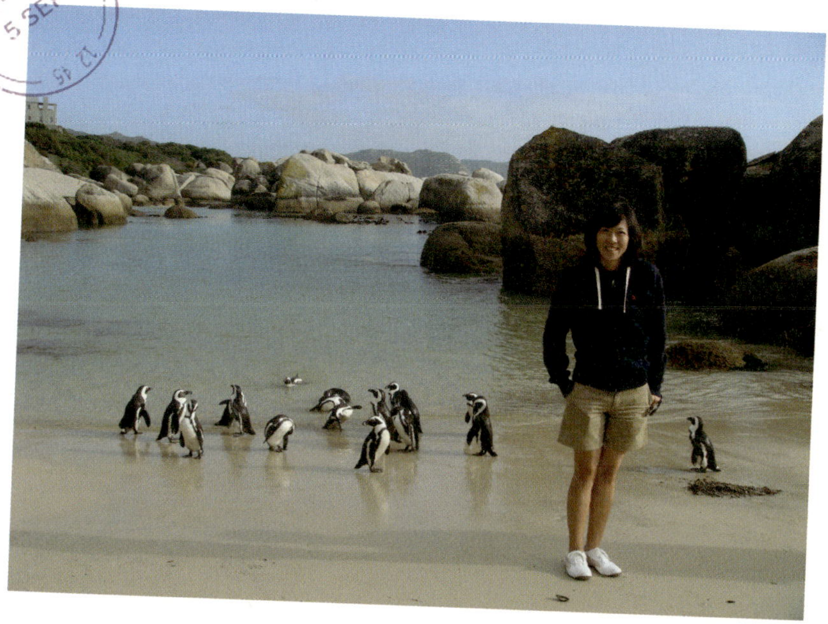

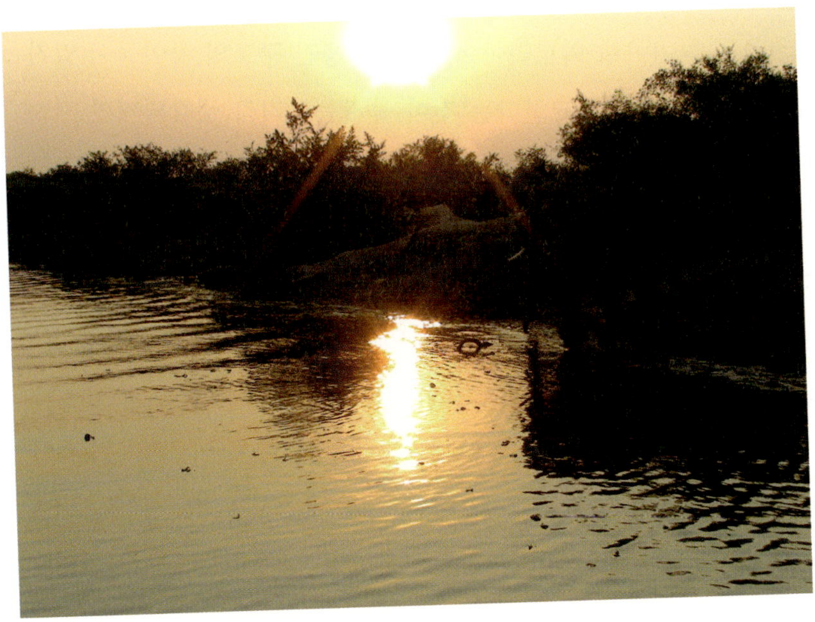

Episode 2. 빅토리아 폭포에서 만난 세계 최고의 가이드

한국에서 일단 홍콩으로 간 후 남아프리카 항공으로 갈아타고 남아공 요하네스버그로 향하였다. 비행기에서 황홀한 일출을 맞이한 후 요하네스버그에 내려 입국 심사를 마치고 작은 국제선 비행기로 갈아타서 짐바브웨라는 나라의 빅토리아 공항으로 출발~~

독자들은 아마도 세계 3대 폭포란 말을 들어본 적이 있을 것이다. 그들은 바로 북미 대륙의 나이아가라, 남미 대륙의 이구아수, 그리고 아프리카의 빅토리아 폭포이다. 생긴 구조의 차이들이 있기 때문에 그 규모를 비교한다는 것이 불가능하리라 생각되지만 저자는 빅토리아 폭포가 그 폭에서는 단연 1위라고 생각한다. 3대 폭포는 공통점이 하나 있다. 그것은 두 국가 사이를 걸쳐 있다는 것이다. 이구아수는 한쪽 강변이 브라질이고 반대쪽은 아르헨티나에 걸쳐 있다. 나이아가라는 높은 쪽이 미국이고 낮은 쪽이 캐나다이며 아프리카의 빅토리아는 짐바브웨와 잠비아에 걸쳐 있는 것이다.

서로 다른 점은, 이구아수는 한 군데로 강이 모여 '악마의 목구멍'이라는 곳에서 집중적으로 떨어지는데 반하여 빅토리아는 마치 병풍처럼 7개의 zone으로 나뉘어 떨어진다. 그리고 나이아가라는

두 갈래의
나이아가라 폭포

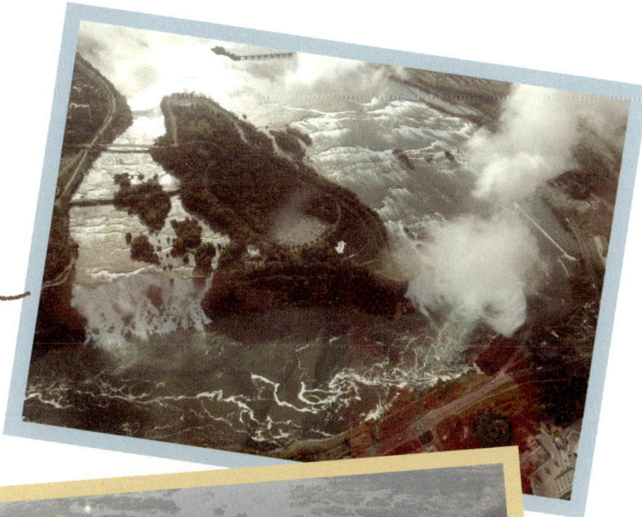

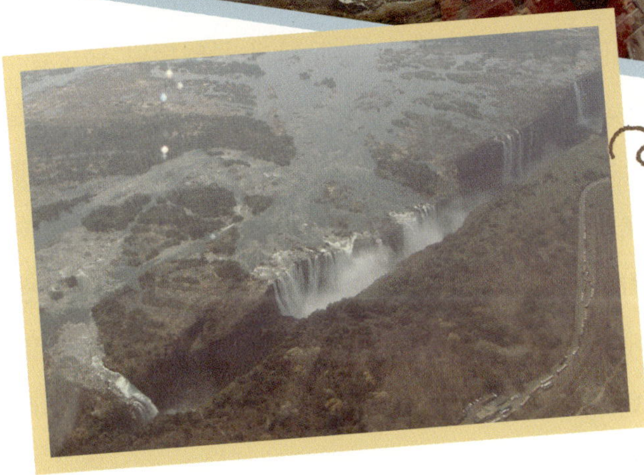

병풍 같은
빅토리아 폭포

이구아수 폭포의 악마의 목구멍

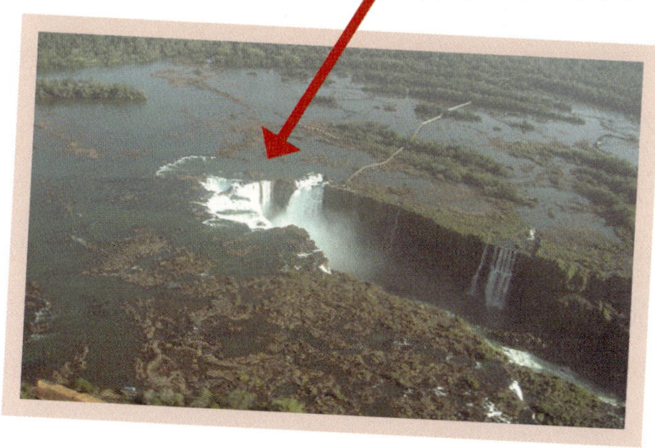

두 갈래로 나뉘어 떨어지는 등 그 지형적 구조 면에서 분명한 차이를 서로 가지고 있다.

어쨌든 저자는 그 옛날 리빙스턴이 발견한 빅토리아 폭포가 있는 빅토리아 공항에 착륙하고 있는 것이다!

그러나 그 감동도 잠시... 그야말로 엄청난 사건이 하나 벌어졌는데, 그것은 내 발표 자료가 담긴 노트북이 들어있는 큰 짐 가방 하나가 도착하지 않은 것이다. 아무리 짐 찾는 곳에서 기다려도 짐이 나오지 않기에 직원으로 보이는 사람에게 물었더니 대수롭지 않다는 듯 이름과 숙소를 적으라고 하며 종이를 쓱 내민다. 제길, 짐이 오질 않았는데 미안해하기는커녕 귀찮다는 듯이 저자를 대하다니... 쩝, 아프리카의 첫인상은 무관심, 대충, 뭐 이런 것이었다. 그 종이에 기재하면서 또 하나 놀란 것은 우리 외에도 많은 사람들이(내가 보기에는 거의 절반 정도의 승객이었다) 짐이 나오지 않았다며 서류를 받아 적는게 아닌가? 어이가 없었다. 이게 아프리카란 말인가...

어쩔 수 없이 검색대 밖으로 나와 남아공 학회에서 주선해 준 현지 가이드를 만나야 했는데 매우 남루한 옷차림의 초췌해 보이는 흑인 아저씨가 한 명, 내 이름이 적힌 팻말을 들고 있었다. 가이드라고 하면 산뜻하고 밝은 인상의 사람을 기대하게 되곤 하는데 마치 지금 막 노동 일을 마치고 나온 일꾼 같은 흑인이 내 가이드라니... 어쩔 수 없이 다가가서 인사를 한 후 내 짐이 나오지 않았다는 사정을 설명하니 가이드는 걱정하지 말라며 내일까지는 짐이 오게 하겠다고 말한다. 치... 정말 이 남루한 흑인이 내 짐을 찾아주려나... 쩝...

리빙스턴 다리에서...

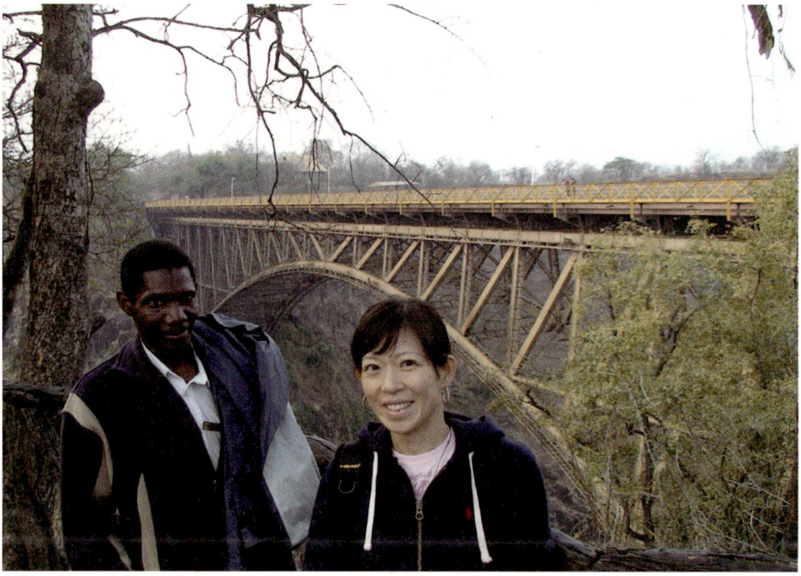

서툰 영어를 하는 가이드는 그 옛날 영국의 빅토리아 여왕과 현재의 엘리자베스 여왕도 묵었다는 빅토리아 폴스 호텔(Victoria falls hotel)로 우리를 태워 주며 빅토리아 폭포와 짐바브웨에 대한 안내를 해 주었다. 짐바브웨의 시내 풍경은 그야말로 저자가 보았던 모든 국가들 중 가장 가난해 보였기에 안타까웠다. 낡고 지저분한 집들, 그나마 그런 집들이 사막같은 황무지에 듬성듬성 서 있었고 남루하기 그지 없는 사람들이 저벅저벅 걸어다니고 있었다. 아프리가란 이렇게 기난한 대륙이란 말인가? 나는 쉴새없이 내 짐을 꼭 찾아야 한다고 가이드에게 주절대었다. 가이드는 흰 이빨을 드러내며 웃으면서 걱정하지 말라고 한다. 쳇... 내 말을 제대로 듣고나 있는 건지... 가이드가 들려주는 짐바브웨의 사정은 심각했다. 환전하러 은행 들어갈 때와 나올 때 환율이 틀릴 정도로 경제가 불안정하고 만약 10달러를 현지 화폐로 환전한다면 인플레로 인해 쌀 가마니로 하나 가득 현지 돈을 담아야 한단다. 정말 어려운 모양이다. 근데 내 머릿속에 갑자기 이런 생각이 문득 떠올랐다. 이 가이드도 언제 강도로 돌변할 지 모르는 것 아냐? 그런 저런 얘기를 듣고 이런 저런 생각이 들으니 아프리카라고 좋기는커녕 내심 몹시 불안한 마음이 들었다. 조심해야지...

호텔에 도착하니 제법 아프리카다운 풍경이 연출되고 있었다. 각종 동물들의 박제가 복도에 즐비하였으며 호텔 마당에 기이한 동물들이 자유로이 뛰어 노는 게 아닌가? 호텔 뒷 편에는 리빙스턴 다리와 잠베지 강이 바로 보이는 장관을 연출하고 있었으며 악어가 있으니 강가로는 산책하지 말라고 경고문이 쓰여있었다. 아! 아프리카로구나...

오후 늦게 가이드를 따라 빅토리아 폭포를 구경하였다. 병풍처럼 펼쳐진 폭포를 바로 맞은 편에서 볼 수 있는 구조로 지형이 되어 있기에 길을 따라 쭉 걸어가면서 여러 zone으로 나뉘어져 있는 폭포들을 볼 수 있게 구조가 되어 있다. 가장 큰 부분이 리빙스턴 폭포였고 거대한 폭포수가 추락하여 바닥에 있는 강과 부딪히며 만들어내는 웅장한 물안개로 인하여 우리 부부의 옷은 흠뻑 젖었지만 그 장관에 넋을 잃어 미처 젖는지도 모르고 그 장관을 마냥

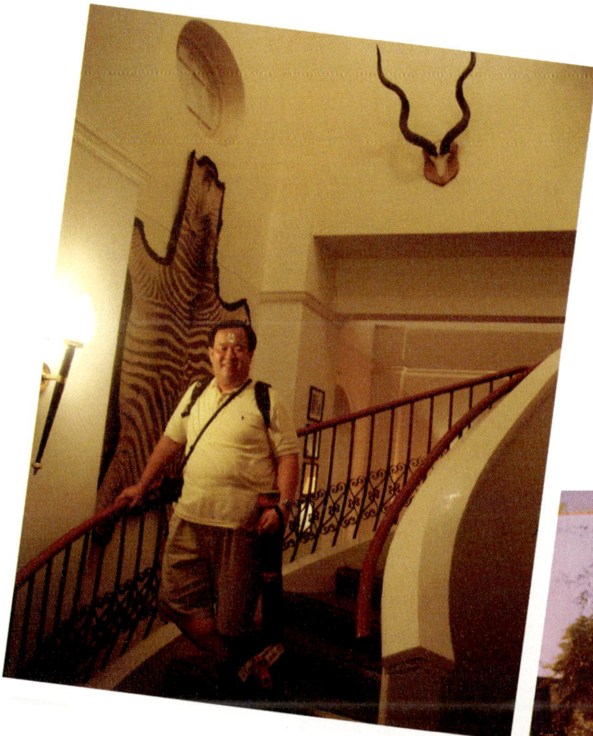

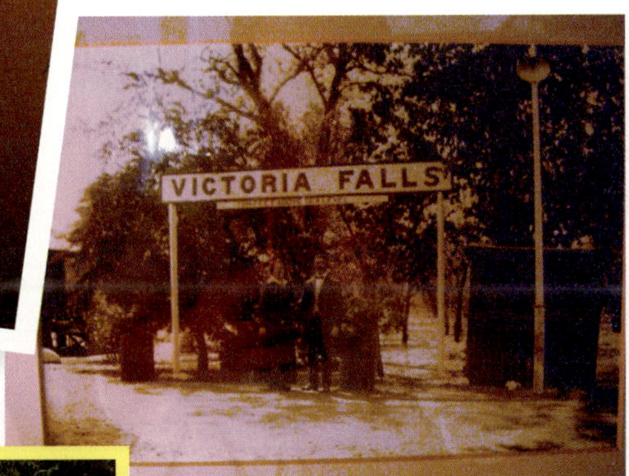
VICTORIA FALLS

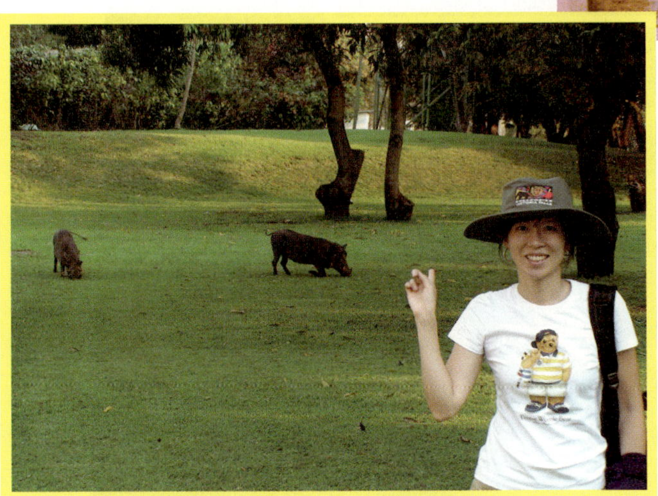

감상하고 있었다. 그 때 가이드가 이상하게도 어깨에 무거워 보이는 비닐(?)뭉치 같은 것을 메고 있다고 생각했었는데 그걸 어깨에서 내린 후 우리에게 넘겨주는 것이 아닌가? 그것은 바로 '우비'였다. 입어보니 꽤 무거운 우비였는데 좋은 재료가 없으니 우비도 무거운 모양이다. 그걸 들고 힘들었을텐데 지금까지 상당히 먼 길을 걸어왔던 것이다. 흠...

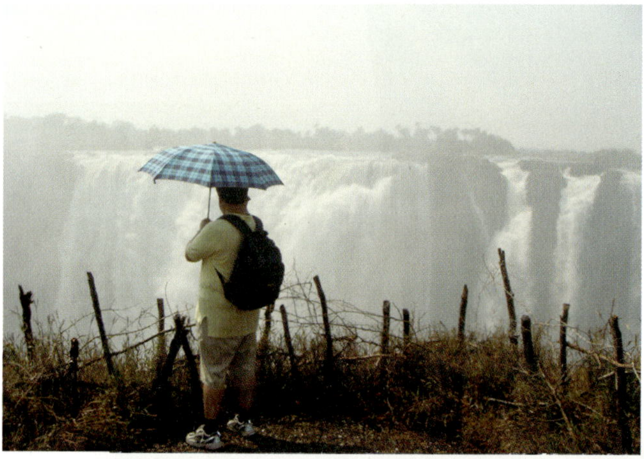

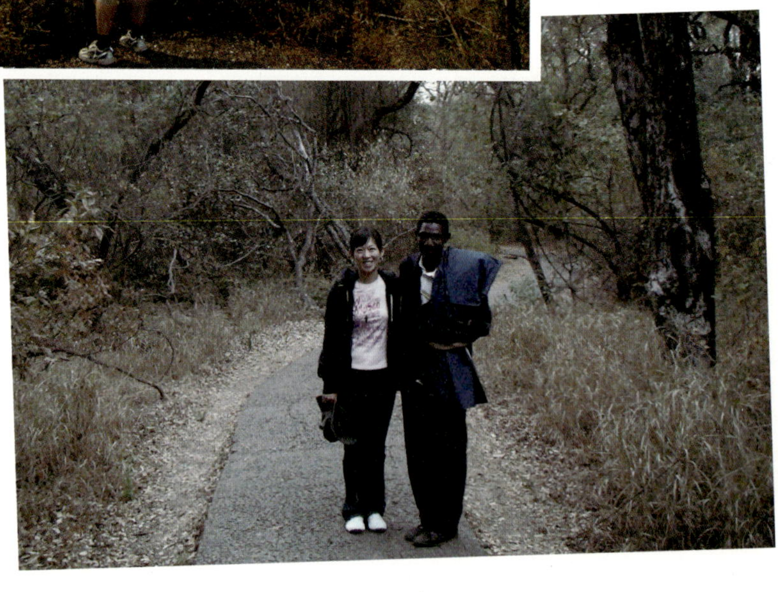

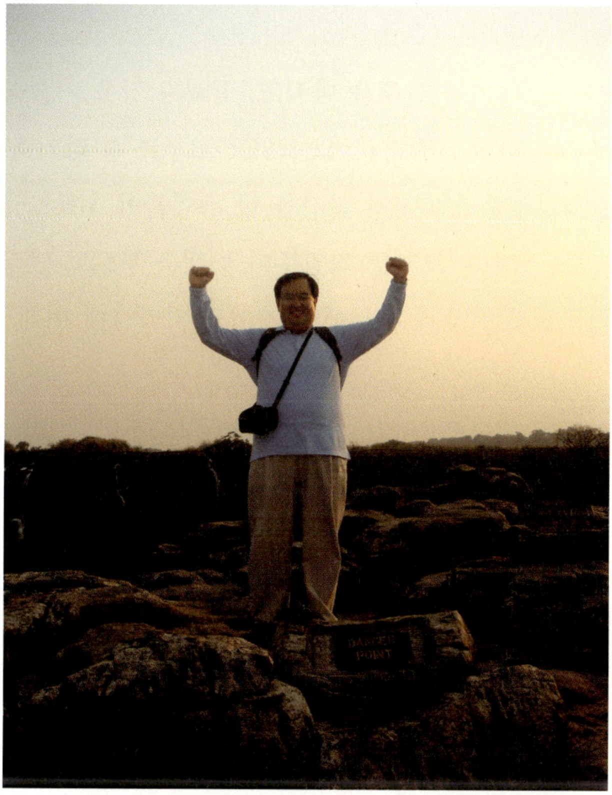

'DANGER POINT'를 밟고 서서...

우리는 짐바브웨에서 볼 수 있는 폭포 맞은 편의 끝 부분까지 갔다. 거기에 'DANGER POINT'라고 써 있으며 이 뒤로는 절대 가지 말라는 지표가 있었는데 물기로 인해 이끼가 많고 매우 미끄러우며 아래로는 천혜 절벽이라 여기서 미끄러져 추락하는 사고들이 드물지 않게 있었던 위험 지역이라고 한다. 당시 우리 철없는 부부는 그 뒤에 서서 좋다고 기념 사진까지 찍었으니 젊었다고나 해야 할지 어리석었다고 해야 할지 모를 일이다... 독자들은 절대로 그러지 마시기를.

어쨌든 폭포를 따라 산책을 마치고, 잠베지 강을 거슬러 항해하여 일몰을 구경하며 유람하는 'SUNSET 크루즈'를 타기 위해 강가로 갔다. 그런데 갑자기 추장 복장을 한 흑인들이 우르르 몰려들더니 내 머리에 원주민 모자를 씌워주며 노래를 부르고 난리를 떠는 게 아닌가? 놀라는 우리 부부에게 가이드 가라사대 이게 '환영'이란다. ^^

크루즈 동안 정글을 누비는 생생한 코끼리, 하마, 기린, 악어, 버팔로 물소, 미어캣, 원숭이들이 잠베지 강과 강가에서 우리를 반겨

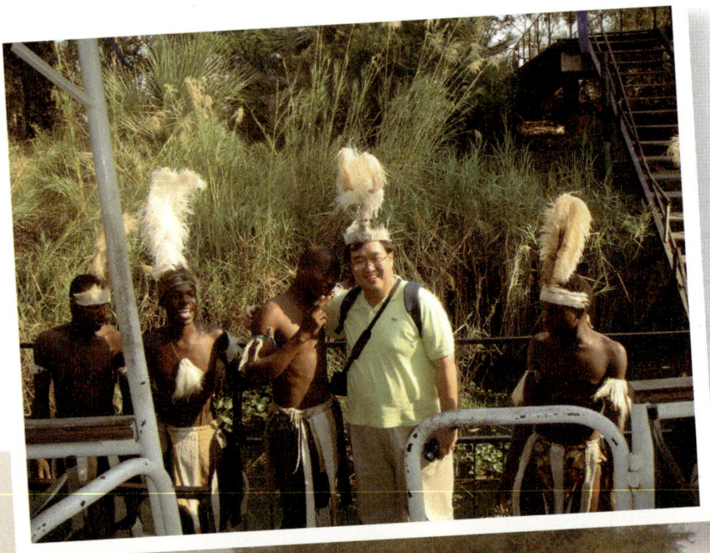

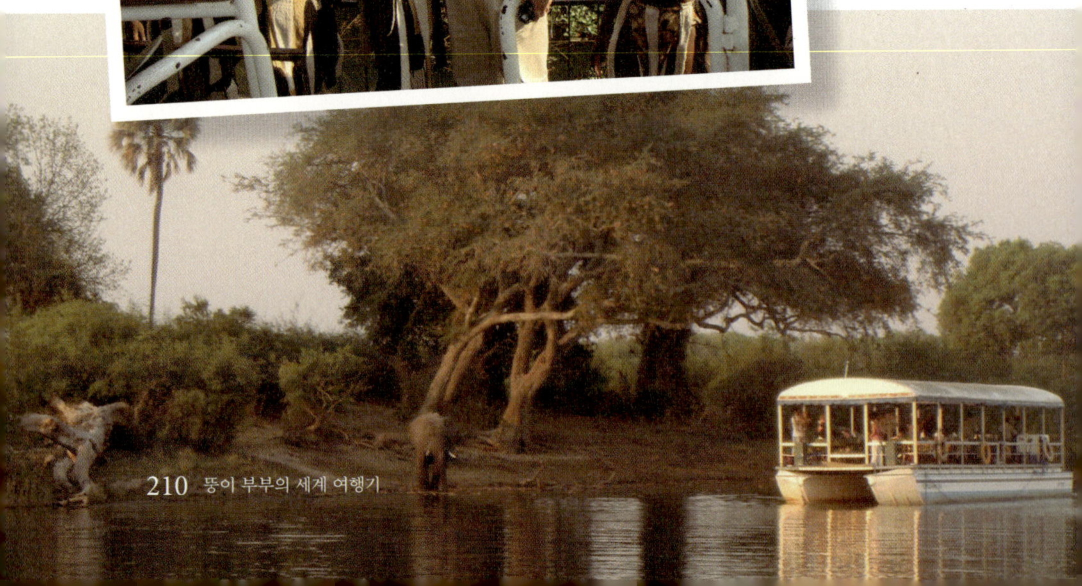

주고 있었다! 와우~~ 정말 생생히 '살아있는' dynamic한 아프리카를 느낄 수 있는 순간이었다. 배는 비록 초라했지만 무제한이라는 설명이 쓰여있는 작은 선상 BAR에서 칵테일과 맥주를 즐기며 아름답다는 표현으로는 부족한, 너무나 황홀한 석양과 일몰을 보면서 아프리카의 첫날 밤을 맞이할 수 있었다.

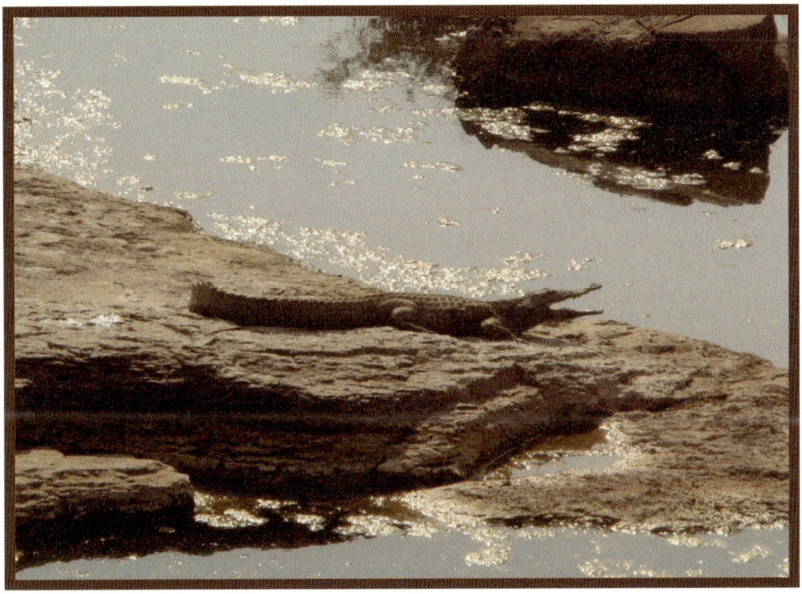

그날 저녁 식사를 하러 가면서 가이드에게, 내일 일정표에 오전 자유 시간이 있던데 정글 투어를 하고 싶다고 말했다. 가이드는 알았다고 하더니 어디론가 나가버리고 식사가 끝나는 때가 지나도 가이드가 오질 않는게 아닌가? 뭐야... 이 시츄에이션은... 피곤하구만 호텔로 일찍 좀 데려가 주지. 가이드는 한참 후 숨을 헐떡이며 돌아와서는 '시내에 나가서 현지 여행사들을 섭외하여 괜찮은 프로그램을 하나 구했다'고 말했다. 이렇게 무리할 줄 알았으면 부탁을 안 했을텐데... 가이드에게 가격을 물어보니 꽤 싸고 제법 괜찮을 것 같아 아침 일찍 7시에 투어를 하기로 하고 가이드와 헤어진 후 방에 들어가 피곤한 몸을 침대에 뉘었다. 근데 신기하게도 침대 위에 망사 같은 것이 걸쳐져 내려와 있는게 아닌가? 알고 보니 모기장이었다. 정글에 모기가 많기는 많은 모양이다. **ㅋㅋ**

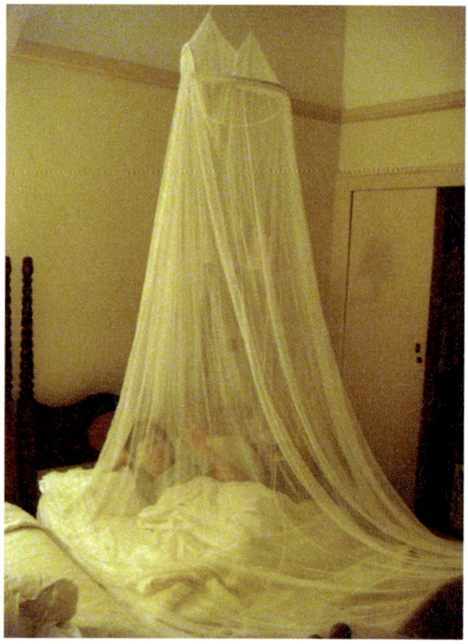

다음날 아침 일찍 신선한 새벽 공기를 마시며 첫 정글투어를 시작하였다. 제법 추운 날씨였지만 길가에 원숭이들이 신기한 듯 우리를 쳐다보고 있었고 곧 얼룩말, 기린, 영양들을 만날 수 있었다. 하이라이트는 물소 떼였는데 직접 그 무리를 본다는 것이 워낙 신기하여 차에서 내려 사진 한 장만 찍자고 부탁을 하였다. 그러자 차를 모는 운전수가 단호히 안된다면서 고개를 젓는게 아닌가? 위험하단다. 첫, 뭐 먼 발치에서 찍자는 건데 위험하기는... 귀찮은 거겠지... 우리 가이드는 한동안 내 눈치를 보는 것 같더니 이내 운전수에게 사정을 하는 것 같았다. 그러더니 잠시 내려 사진 꼭 한 장만 찍으라는 것 아닌가. **ㅋㅋ** 좋아요~~ 우리 부부는 잠시 내려 사진을 찍었는데 그게 막상 찍으니 욕심이 나서 여러 장 찍게 되고 운전수는 계속 우리에게 차를 타라고 소리치는 상황이 벌어졌다. 그 찰나 갑자기 물소 떼들이 우리를 보는 것 같더니 벼락같이 우리 쪽을 향해 돌진하는게 아닌가?

우리 가이드는 순식간에 차에서 내려 필사적으로 우리 부부를 차에 태우고 쏜살같이 내뺐다. 정말 빠른 속도였다. 그러기 한동안. 거세게 달려오던 물소 떼들이 점점 멀어지고 우리는 겨우 안도의 한숨을 쉬었는데, 알고 보니 물소 떼들이 움직이는 차에서 내린 사람을 발견하면 돌진하여 공격함으로써 사망하는 사고까지 발생하였다고 한다. 우리 가이드는 한동안 운전수에게, 현지 언어라서 정확히 알아들을 수는 없었지만 몹시 혼나는 것 같았다. 쩝...

좀 늦은 아침 식사 후 우리는 리빙스턴 다리를 건너 잠비아 쪽으로 이동하였다.

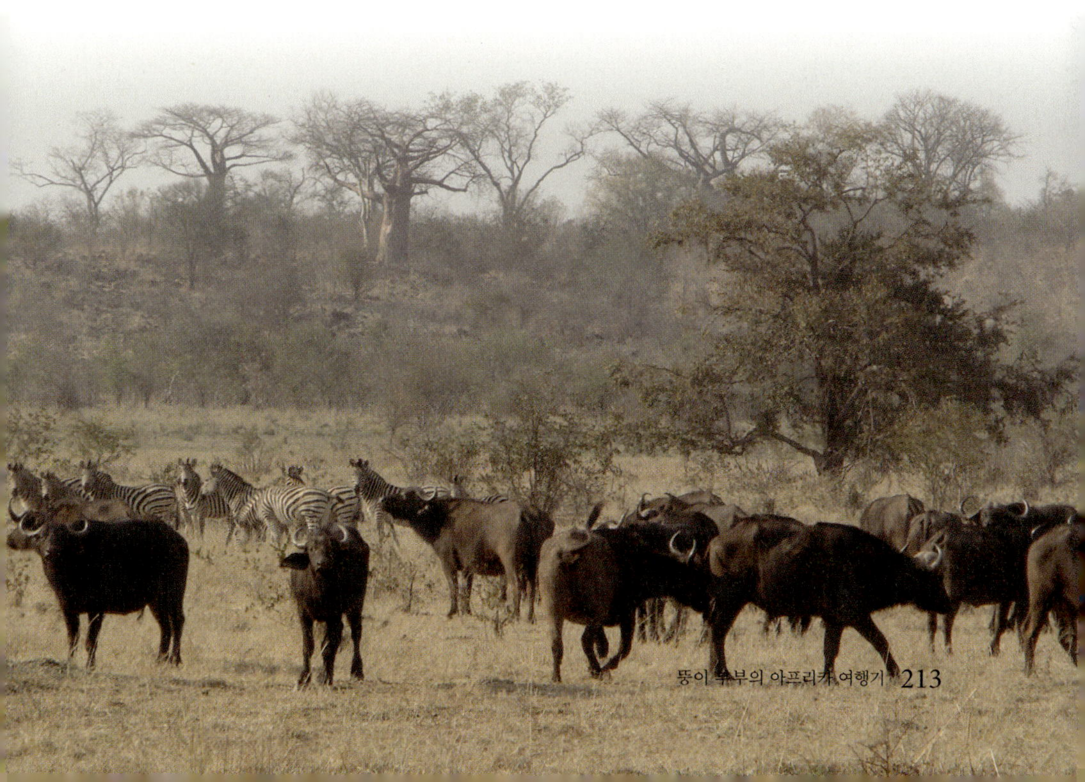

그런데 잠비아의 풍경은 사뭇 짐바브웨와는 매우 다른 것이 아닌가! 건물들도 좋아보였고 우리가 늘상 보던 제법 시가지다운 모습이 눈에 들어왔다. 드디어 아니나 다를까 잠비아 쪽 가이드라며 때깔이 번쩍이는 전형적인 흑인 청년이 멋진 썬글라스를 끼고 나와 우리를 마중하는게 아닌가. 그에 비해 매우 초라한 우리 짐바브웨 가이드는 손을 흔들며 국경에서 우리를 배웅해 주었다. 몇 시간 있으면 다시 만날 가이드였지만 웬지......

잠비아 가이드는 이동 내내 잠비아 자랑을 했다. 짐바브웨와는 비교가 안 될 정도로 대통령이 뛰어나서 정치, 경제가 안정되고 잘 산다나? 흠흠... 과연 택시들도 좋아보였고 호텔, 건물들도 좋아보였다. 근데 뭔가가 없는 허전함이 있었다. 그게 뭔지는 그때는 몰랐지만... 잠비아 쪽은 비록 영역으로는 작지만 폭포를 옆에서 볼 수 있었고 작은 다리를 건너서 잠베지 강 위를 걸어 또 다른 장관들을 볼 수 있다는 장점이 있기 때문에 저자는 꼭 독자들에게 권하고 싶은 코스이다.

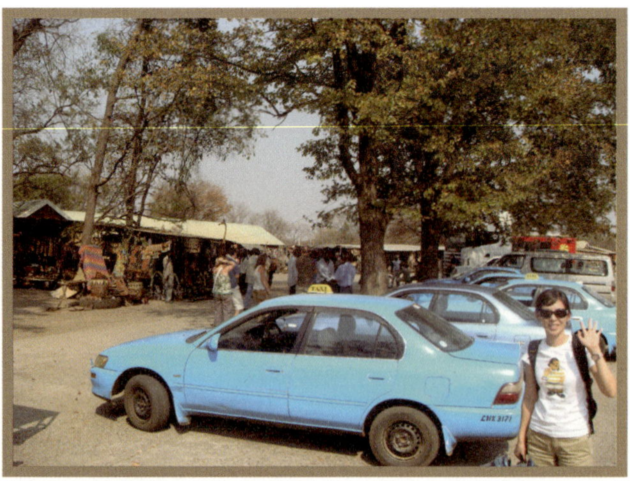

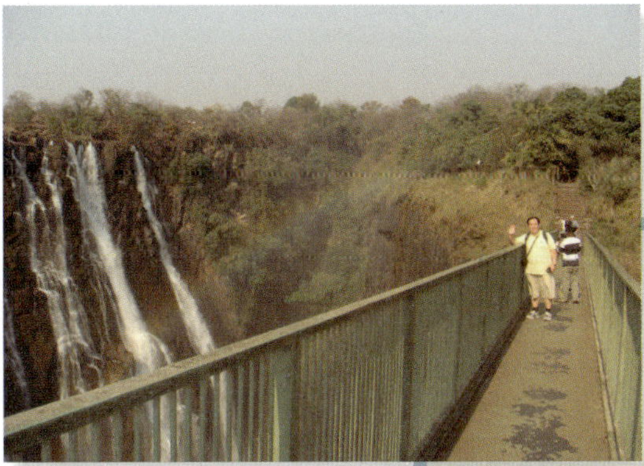

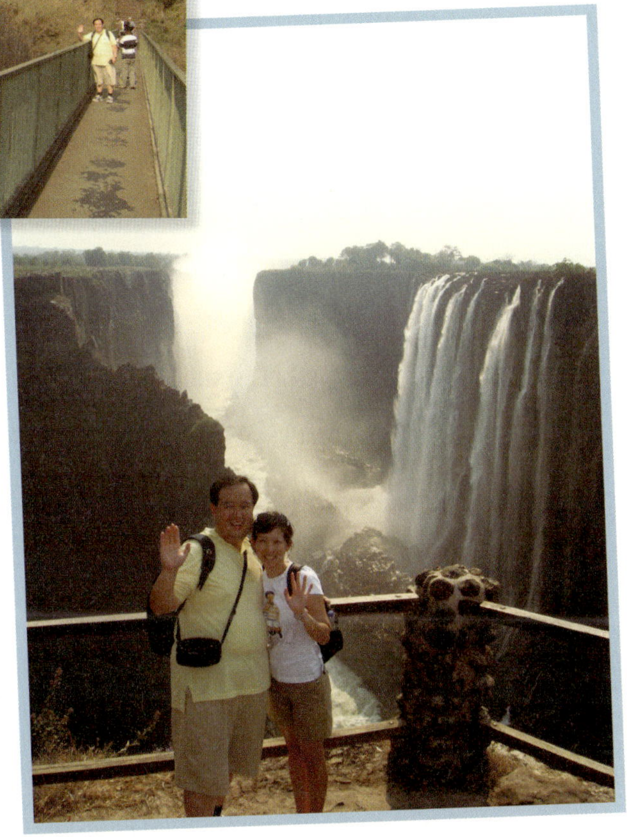

잠비아 가이드는 세련되어 보였지만 은근히 팁을 원하는 말을 자주 하였으며 왠지 그냥 일로써 전문적인 안내 역할을 하는 무미건조한 한 명의 가이드로만 느껴졌다. 뭐, 어쩌면 당연한 일이겠지만 말이다.

오후 늦게 다시 짐바브웨 쪽 국경으로 돌아와 마음에 썩 내키지는 않았지만 얼마의 팁을 잠비아 가이드에게 쥐어주고 나서, 짐바브웨쪽으로 건너가 우리 가이드를 만났다.

남루하지만 하얀 이빨을 드러내며 우리를 따뜻이 맞아주는 가이드... 반가웠고 편했다. 뭐야? 이 감정은... 쩝...

우리는 다음 코스를 위해 곧바로 헬기장으로 갔고 헬기를 타고 상공에서 그야말로 장관인 빅토리아 폭포의 전경을 감상할 수 있었다. 와우~~ 정말 멋진 웅장한 아프리카의 대 폭포를 하늘에서 눈에 담을 수 있었다.

저녁 땐 현지 식당인 '보마 레스토랑'이란 곳에 가이드가 우리를 데려다 주었는데 입구에서 우리는 장시간 현지 옷을 두르고 얼굴에 문신을 새겨야만 했다. 이 레스토랑의 규율이라나? 예술가처럼 보이는 흑인이 정성껏 그려주었는데 아내의 얼굴엔 얼룩말 문양을, 나는 사자 발자국을 그려 주었다. 내가 사자라는 건지, 아님 사자가 내 얼굴을 밟고 가라는 건지... ㅋ

식당 직원들이 손님들에게 아프리카 전통 악기를 나누어 주면서 같이 연주하고 춤추며 노래하는 흥겨운 시간을 가지게 하였는데, 그러는 동안 자유로이 물소, 임팔라(영양), 타조, 멧돼지 등의 다양한 생고기들을 손님들이 접시에 담아다가 요리사에게 건네주면 요리사가 직접 바베큐식으로 구워주는 뷔페식 레스토랑이었고, 일단 자리에 앉으면 웨이터가 우선 전채 요리로서 세 조각의 슬라이스 고기를 접시에 담아 일인당 한 접시씩 테이블마다 제공해 주었다. 근데 그 고기를 먹는 순간! 세상에... 이렇게 부드럽고 맛있는 고기가 있었다니. 삶은 고기였는데 워낙 연하고 맛있어서 입에서 절로 녹는 그런 기막힌 맛이었다. 나는 웨이터를 불러 이 고기가 무슨 고

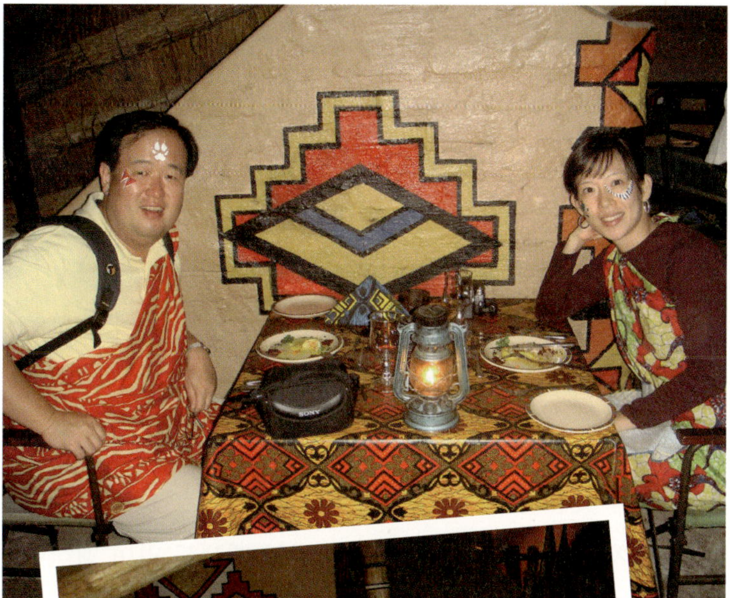

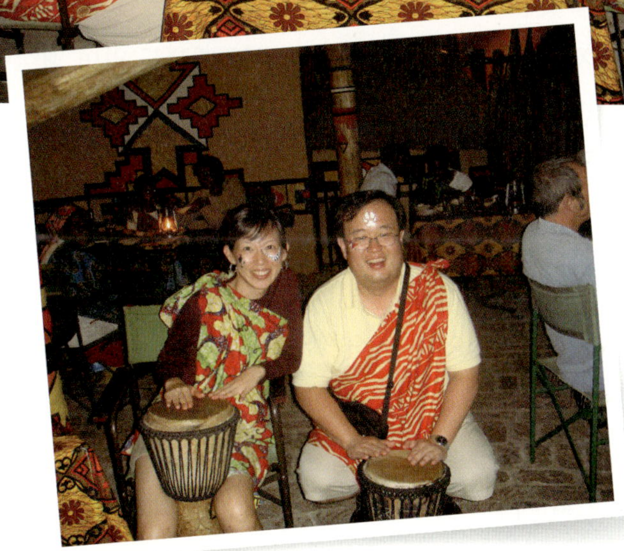

기냐고 물었는데 웨이터가 말하기를 "악어 고기입니다"라는 것이 아닌가? 웩~~ 무척 놀랐지만 그 무서운 악어의 고기가 이렇게 맛있다는 것을 처음 알게 된 순간이기도 하다.

밤 늦도록 아프리카 전통 공연을 보고, 또한 같이 어울려 노래하고 춤을 추는 흥겨운 저녁 식사를 마치고 레스토랑 차로 호텔로 돌아와 방에서 자려고 하는 우리에게 저녁 10시쯤 프런트에서 전화가 한 통 왔다. 우리 가이드가 로비에 있으니 내려오라는 것이다. 무슨 일일까 생각하며 로비에 다다른 순간, 땀 범벅이 되어 하얀 이를 드러내며 해맑게 웃고 있는 가이드의 손에 우리가 공항에서 받지 못했던 짐 가방이 들려 있는게 아닌가? 그렇다. 우리 가이드는 우리가 보마 레스토랑에서 식사하는 동안 공항에 가서 잃어버린 우리 짐을 찾아 우리에게 빨리 전해주려 이 밤에 호텔로 다시 온 것이었다. 저녁 밥도 굶은 듯한 그는 힘든 내색도 없이 진심어린 기쁜 표정으로 가방을 전해 주었고 순간 그 맑고 순수한 마음이 내 마음으로도 따뜻이 전해지며 짜릿한 전율이 내 몸에 느껴졌다. 정말 고마워요...

다음날 아쉬운 빅토리아 폭포 여행을 마치고 요하네스버그로 가는 비행기를 타러 공항으로 가는 길에 시내 관광을 하며 우리 가이드와 많은 얘기를 나눌 수 있었다. 그는 우리 부부에게 가족 사진을 한 장 보여주며 다섯 아이의 아버지이고 월급을 받아 아이들을 가르치며 가난하지만 행복한 가정을 이끄는 가장이라는 것을 알게 해 주었다.

가던 도중 한 시장에서 우리를 내려주었는데 천막들만 우루루 쳐있는 상태였고 호객 소리도 사방에서 마구 들렸을 뿐만 아니라 그 분위기가 워낙 지저분한 시장통 그 자체라서 우리 부부는 선뜻 쇼핑할 엄두가 나질 않아 대충 둘러보고 서둘러 다시 차를 탔는데 나중에 남아공에 가서야 알게 된 사실인즉, 바로 이 시장의 수공 목공예품이야 말로 아프리카 최고의 명품이요 그에 비해 가격이 매우 저렴해서 아프리카 내에서도 아주 인기가 높은 아주 유명한 명품 쇼핑몰이었던 것이다. 아뿔사... 독자들은 저자와 같이 외형만 보고 귀중한 것들을 놓치는 이런 실수를 절대로 하지 마시길...

공항에서 우리 가이드와 악수를 하며 헤어질 때, 왠지 모를 눈물이 내 눈에서 흘러내렸다. 미안함, 고마움. 왜 나는 또 그 사람의 외모와 가진 것만 보고 그를 섣불리 판단하는 어리석은 짓을 하였을까? 왜 나는 그가 가진 소중하고 아름다운 마음을 미처 알지 못하였고 오히려 그를 경계하고 의심하기까지 해야 했을까? 내 자신이

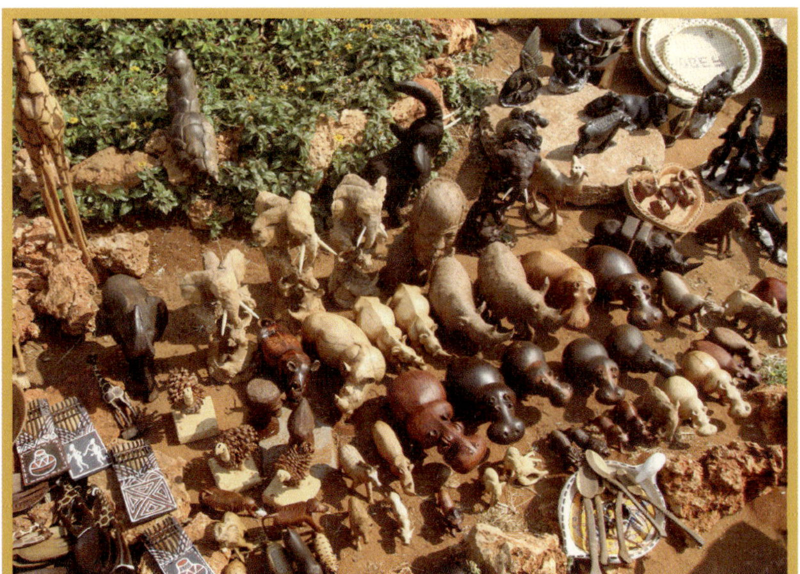

너무나 부끄럽고 또한 미안했다. 내가 주는 얼마 안되는 팁을 극구 사양하다가 결국 고마워하면서 받으며 "아이들의 학용품을 사는데 쓰겠다"고 말하며 웃는 가이드의 얼굴에서 '선', '고마움', '순수함' 이라는 이미지가 동시에 스쳐갔다. '아름다운' 아프리카가 느껴지는 순간이기도 했다. 우리 부부가 그동안 수 많은 여행들을 하며 만났던 가이드들 중에 단연 최고의 가이드와의 아쉬운 이별의 순간을 빅토리아 공항에서 이렇게 보내야만 하였다.

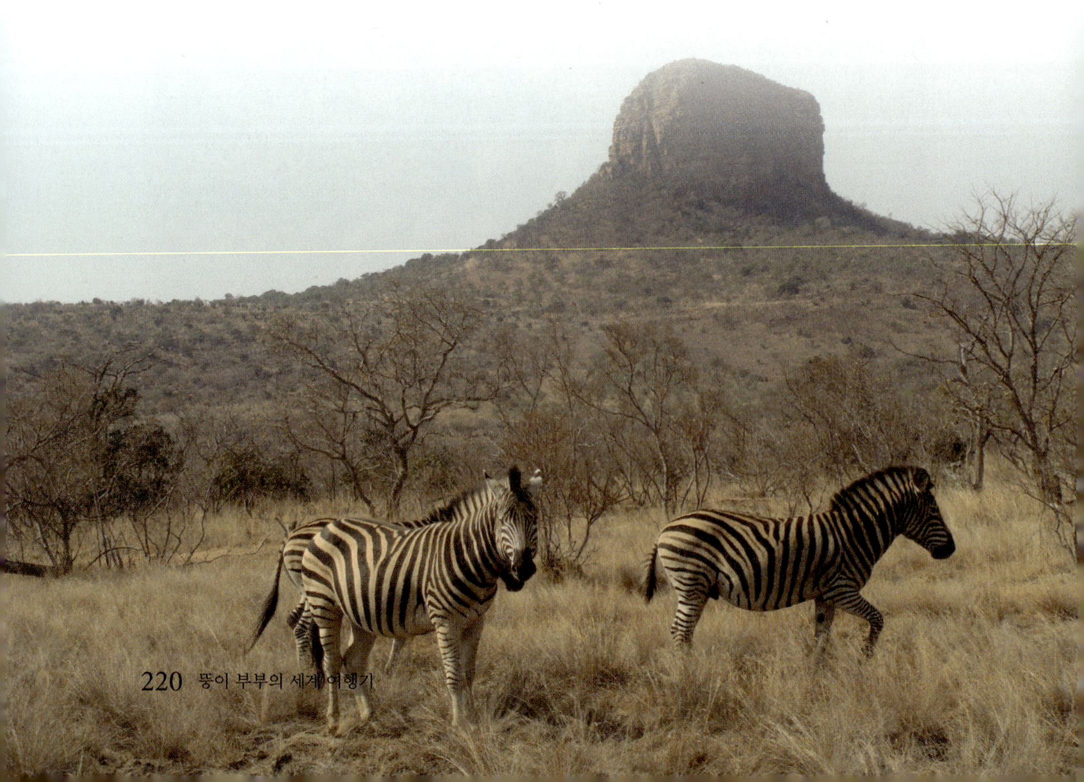

Episode 3. 아프리카에서는 절대 일어서지 마세요!

요하네스버그로 도착한 우리 부부는 바야흐로 진정한 아프리카 밀림의 투어를 하기 위해 엔타베니라는 동물보호구 지역으로 이동하여 정글 한가운데 있는 롯지에 짐을 풀었다.

여러분들은 정글의 동물을 본다고 하면 흔히 에버랜드에나 있을 법한 '사파리'를 떠올릴 것이다. 그러나 아프리카에서는 '사파리'란 없다. 다만 오픈카로 되어 있는 차를 타고 맨 앞에 장총을 든 레인져를 태운 채 밀림을 누비는 '게임 드라이브'만이 있을 뿐이다. 그리고 당연히 밀림에는 호텔이 있을 턱이 없다. 다만 오두막 같은 롯지만이 있을 뿐인데 이곳에 묵으면 새벽에 '후다닥 후다닥' 거리며 맹수들이 주변을 다니는 소리를 라이브로 들으며 잘 수 있고(물론 기분상으로는 매우 무섭다) 아침에 밀림 한가운데 야외에서 동물들과 더불어 아침 식사를 즐길 수 있는 특이한 경험을 할 수 있는 곳이기도 하다. 우리 부부는 2박을 하며 게임 드라이브를 즐겼는데 빅 파이브라고 하는 사자, 버팔로, 레오파드(표범), 코끼리, 코뿔소 등을 운 좋게도 다 볼 수 있었고, 특히 보기 힘들다는 레오파드가 늦은 밤에 나무 위에서 서성거리는 모습을 극적으로 보는 행운을 가지기도 했다.

일단 밀림에서 그들을 보는 느낌은 '잘 생겼다'이다. 코뿔소, 얼룩말, 하마, 기린 등 내가 동물원에서 본 녀석들과는 사뭇 다른 생기있고 잘 생긴 모습이 내겐 특이하게 느껴졌다. 좁은 우리에 가두어져 사육당하는 동물원의 녀석들이 불쌍하게 느껴지며 결국 '자유'란 것이 얼마나 동물들을 멋있고 기품있게 만드는지를 직접 느끼게끔 해 준 계기가 되었다.

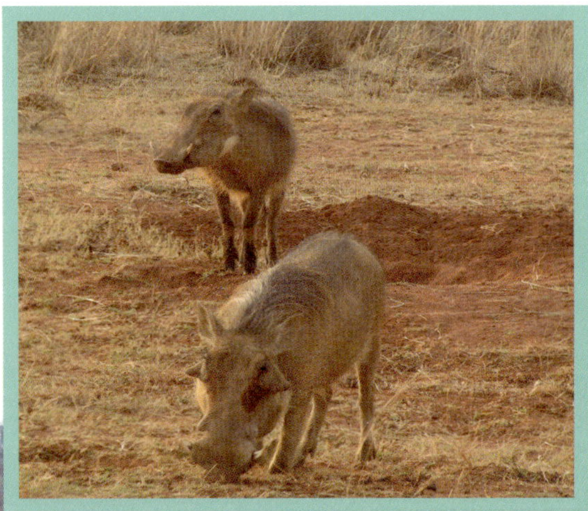

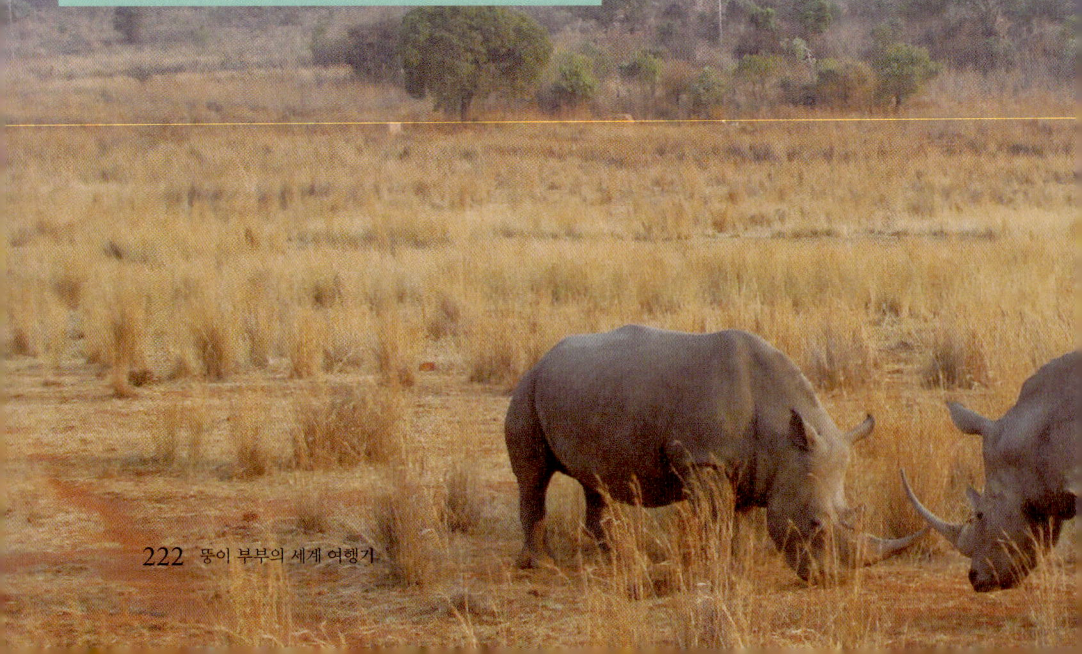

독자들은 궁금할 것이다. 사파리처럼 밀폐된 차가 아닌 오픈카에서 사자를 본다구? 그렇다. 언뜻 위험하게 느껴지는 것이 당연할 것이다. 그러나 맹수들은 차를 공격하지 않는다. 그들은 몇 번 차를 공격해 보았지만 딱딱한 쇳 덩어리를 물어봤자 이빨만 상했던 쓰라린 경험을 가지고 있기에 절대로 공격하지 않는 것이다. 단, 한가지는 반드시 조심해야 할 것이 있다.

레인져는 항상 게임 드라이브 직전 안전교육을 하면서 절대로 차에서 일어서지 말라고 한다. 사람들이 앉아 있으면 사자나 하이에나 같은 맹수들은 차의 일부로 인식하여 공격하지 않지만 만약 일어선다면 동물로 인지하고 공격하기 때문이다. 바로 직전 년도인 2007년에 중국인 한 명이 이러한 레인져의 영어 설명을 알아듣지 못한듯 사자 앞에서 일어서는 바람에 사자가 순식간에 그 중국인을 덮쳤고 레인져는 사자에게 총을 발사했다고 한다. 어떻게 되었을까?

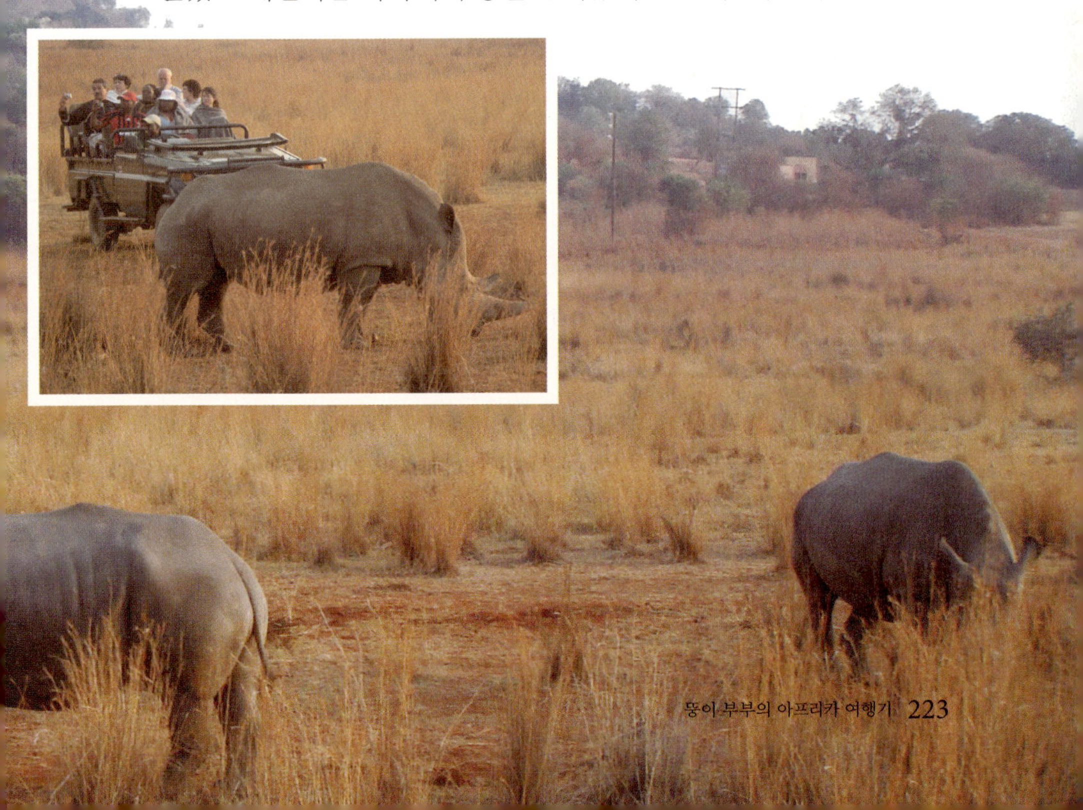

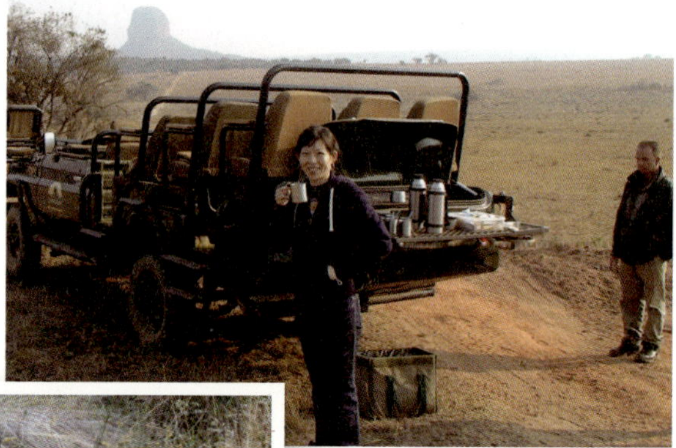

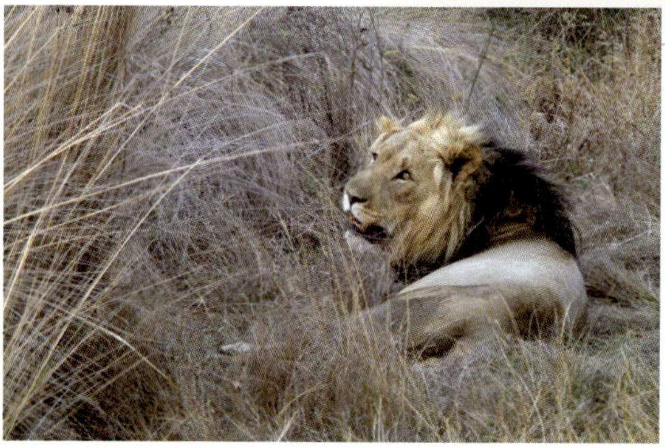

그 중국인은 사자의 강력한 아구에 머리와 목 부위를 한방에 물려 즉사하였고 총을 맞은 사자도 피를 흘리며 죽었다고 했다. 사자는 워낙 전광석화와 같이 공격을 하기 때문에 물리는 사람을 구할 수는 없다고 한다. 그러나 사자를 꼭 죽여야 하는 이유가 있는데, 사자가 피를 흘리며 죽는 모습을 보여야 하이에나 같은 맹수들이 겁을 먹고 이차 공격을 승객들에게 하지 않기 때문이라고 레인져는 설명해 주었다. 독자 여러분! 아프리카에서는 절대 함부로 일어서서는 안된다는 것을 명심하시길...

우리 게임 드라이브 차가 1시간여를 돌아다니다가 드디어 사자 옆에 정차하였다. 숫놈이었고 하필이면 내가 탄 차량 side쪽으로 사자가 있는 것이 아닌가? 정말 아무 생각도 들지를 않았다. 카메라로 찍어야 한다는 생각조차도... 본능적인 공포라고나 해야 할까? 오줌이 찔끔 나올 정도였다. 머리가 텅 빈 것 같은 느낌... 그러나 나중에 레인져로부터 설명을 듣고 보니 이 숫사자는 멋있게 생기긴 했지만 사냥을 하지 않기에 그렇게 무서워 할 필요는 없다고 한다. 정작 무서운 놈은 아래 사진처럼 수풀 사이에서 우리를 노려보는 암사자라고. 숫사자는 그저 하루 종일 빈둥빈둥 자는 게 일이다. 게으르고 멍청하게 지내다가 암사자가 사냥을 해서 새끼들을 먹이려고 먹이를 떨구어주면 그걸 슬쩍 뺐어 먹으며 생활한다고 하니 정말 남자 망신 다 시키는 놈들이 아닐 수 없겠다. 쩝~

숫사자는 솔로 생활을 하며 이렇게 한심하지만 여유로운 생활을 하는데 비해 암사자들은 성실하게 새끼 사자들을 데리고 다니며 가정을 꾸린다고 하니 여기도 모계사회이자 여성 중심의 사회인가 보다...

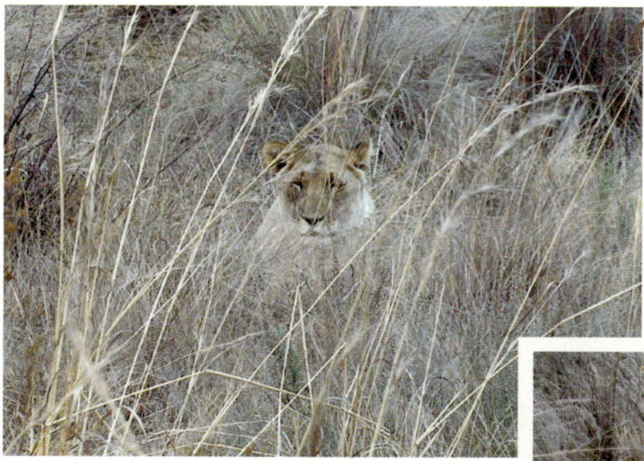

수풀 사이의
무서운 암사자
(우리 마누라 ... ㅠㅠ)

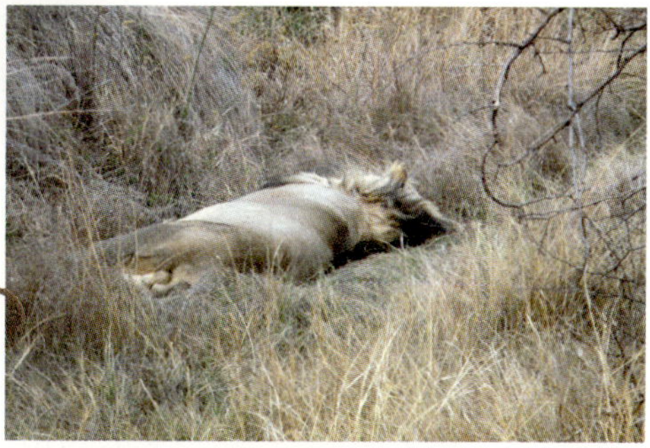

게으른 숫사자
(저자? ㅋㅋ)

저녁에는 야간 게임 드라이브를 하면서 잠시 저녁 밤하늘을 보며 레인져가 설명해 주는 별자리를 관찰할 수 있는 기회가 있었는데 남십자성이 빛나는 남반구의 무수한 별들이 그야말로 쏟아질 듯 밤하늘을 아름답게 수놓고 있었다. 평생 잊지 못할 아름다운 정글의 밤이었다.

이틀째 아침 식사 도중 황당한 일이 벌어졌는데, 그것은 바로 우리 옆 테이블이 식사 도중 원숭이의 습격을 받은 것이다. 즉시 웨이터들이 장총을 들고 나와 원숭이들을 쫓았는데 알고 보니 사람에게 가장 무서운 동물은 원숭이여서 이렇게 적극적으로 대항해야 한다고 직원들이 전하였다. 즉 정글의 동물들 중 가장 영리하기에 사람들이 방심하는 틈을 타서 사람의 눈을 공격한다든지 하는 치명적이고 교활한 공격을 원숭이들이 할 수 있기 때문에 제일 경계해야 한다고 롯지의 직원들이 가르쳐 주었다. 아하, 가장 무서운 놈은 앞에서 험악하게 보이고 힘이 쎄게 생긴 놈이 아니라 얌전한 척하면서 뒤로 호박씨 까듯 뒷통수를 치는 교활한 놈들이구나... 인생에서도 명심해야 할 교훈인 것 같다.

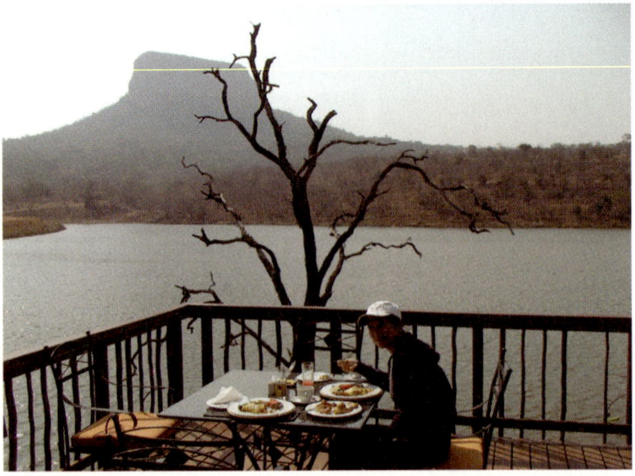

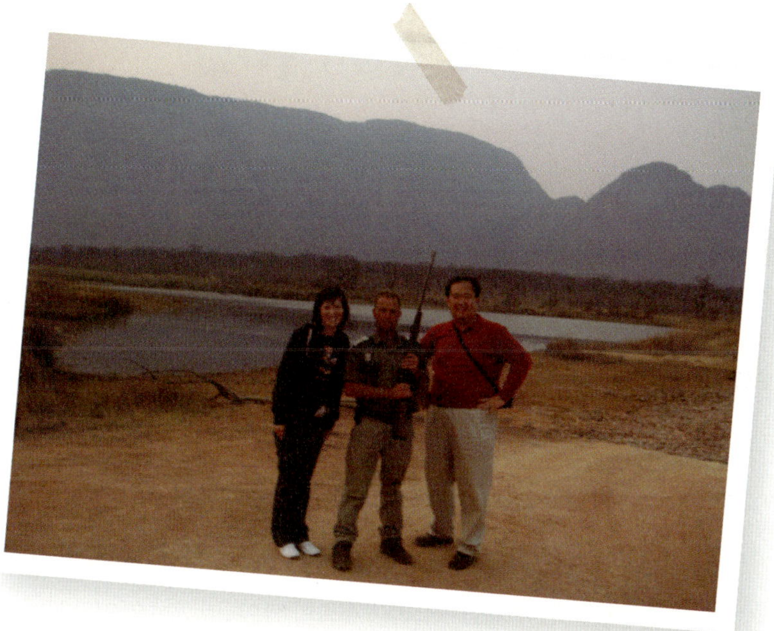

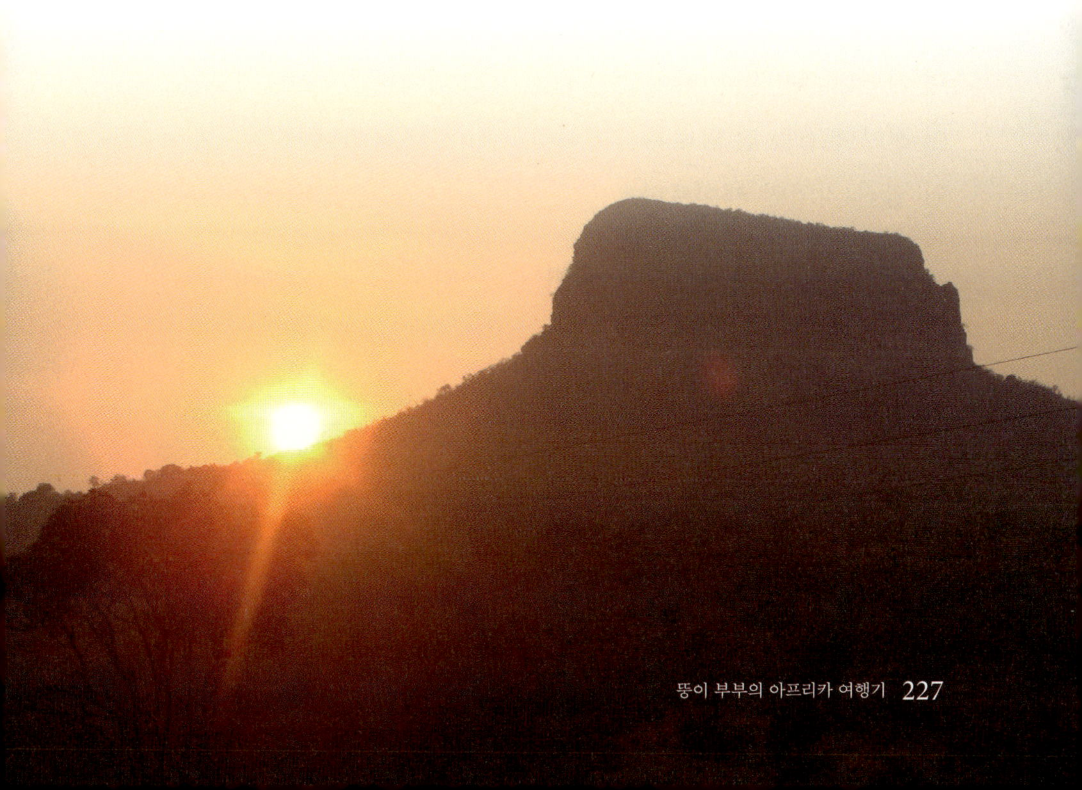

Episode 4. 아프리카에도 '펭귄'이 살아요.

여러분들은 아프리카 하면 "아, 그 치안 안좋고 못사는 흑인들의 나라~~"라고 말하곤 한다. 그러나 세계 최초로 심장 이식 수술을 성공한 나라가 남아공이요, 주로 5000베드가 넘는 대형 병원들이 즐비한 의료 선진국이라는 것을 아마도 알고 있는 독자가 적으리라. 저자도 현지에서 직접 듣고 보고 나서야 알 수 있었으니 말이다. 남아공은 90%의 흑인과 10%의 백인이 같이 사는 나라이다. 남아공 북쪽 대도시인 요하네스버그 시내에서 하루에도 수십 명이 총격으로 사망할 정도로 치안이 매우 불안정하고 인종차별이 심하며 가난한 흑인들이 많이 거주하는 그런 위험한 나라이다. 교민들이 전기 펜스를 집 담벼락에 설치하고 살 정도니 말이다. 하지만 백인 밀집 지역인 케이프타운은 전세계 어느 도시보다도 아름답고

테이블 마운틴에서 내려다 본 케이프타운 전경

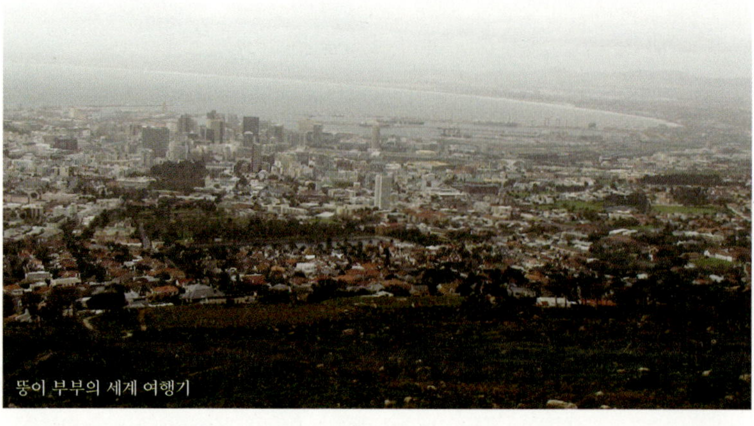

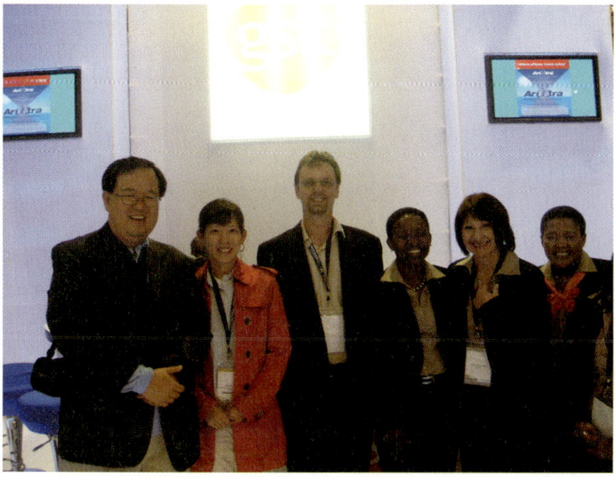

부유한 도시이며 의학도 상당 수준에 올라와 있는데 저자가 초청 받은 학회는 다행히 케이프타운의 웨스틴 그랜드 호텔이라는 안전한 장소에서 개최되었으며 남아공 정형외과 의사들과 교류할 수 있는 좋은 기회가 되었다. 학회에서 배정해 주었기에 우리 부부는 남아공 최고급 호텔에 묵으며 호텔에 있는 학회장도 바로 갈 수 있는 혜택을 누렸는데, 호텔 옥상 스파와 멋진 수영장에서 보낸 황홀한 시간은 소박한 숙소에서만 지냈던 우리 부부에겐 그 어디에서도 경험할 수 없었던 럭셔리한 추억으로 남아 있다. 물론 아내에게 목에 힘주며 큰소리치고 지낼 수 있었기도 하고 말이다. **ㅋㅋ**

하루는 나를 초청해 준 남아공 원로 의사 부부가 고맙게도 부부동반 골프를 하자고 초대해 주어 대서양을 끼고 있는 고급 골프 코스에서 라운딩을 하였는데 어처구니 없게도 페어웨이에 원숭이와 영양들이 천연덕스럽게 돌아다니는게 아닌가? 어리둥절한 우리 부부와 달리 나를 초청해 준 부부는 아무렇지도 않다는 듯 열심히 골프를 치고 있었다. 그러던 중 내가 친 공을 원숭이가 집어가 버리는 황당한 사건이 발생하였는데, "어떻게 하지요?" 나는 당황하여 물었더니 그 의사 부부는 별일 아니라는 듯이 씩 웃으며 그냥 공이 있던 자리에 무벌타 드롭으로 플레이를 계속하면 된다고 하였다. 참 기가 막힐 노릇이다.

그러던 중 아내의 볼이 워터 해저드에 빠지게 되었는데, 공이 혹시나 빠지지 않고 있는지 찾아보려고 해저드에 내가 다가가자 남아공 의사 부부는 빠른 걸음으로 다가오며 해저드로 가지 말라고 소리쳤다. 어, 왜 그러지? 알고 봤더니 워터 해저드에 악어들이 있다는 것이 아닌가! 휴우~~ 큰일 날뻔 했다... 아프리카 골프장 워터 해저드에는 악어들이 있을 수 있다는 것을 독자들도 명심하시길...

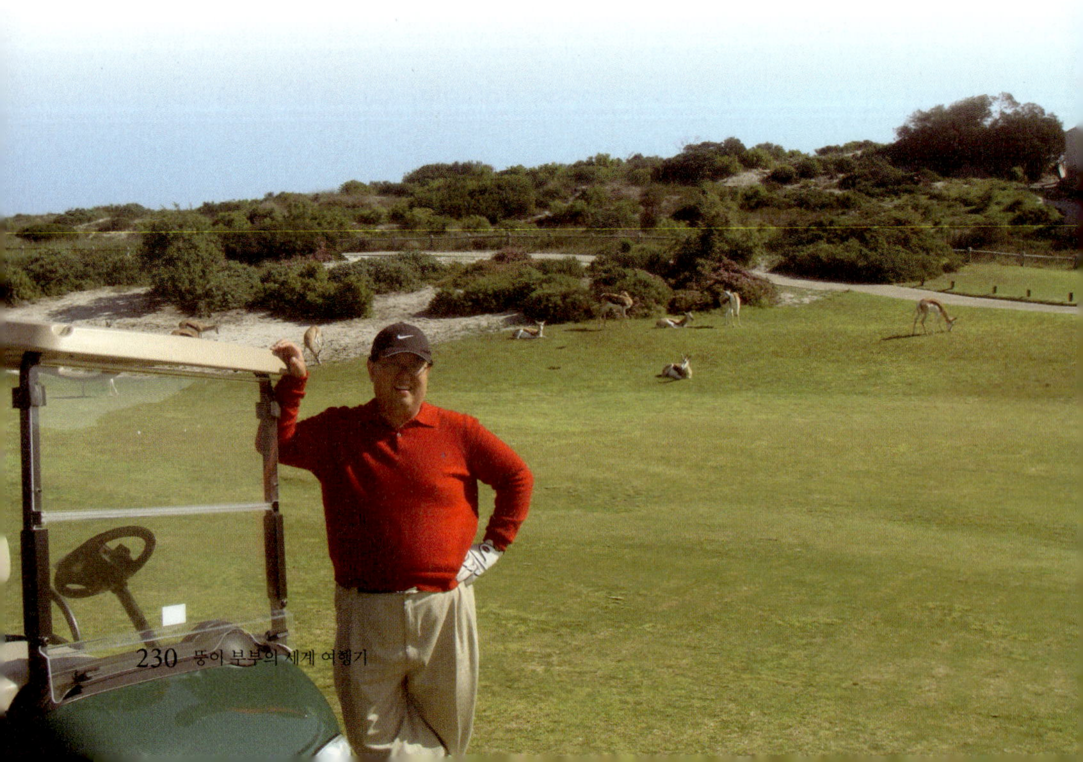

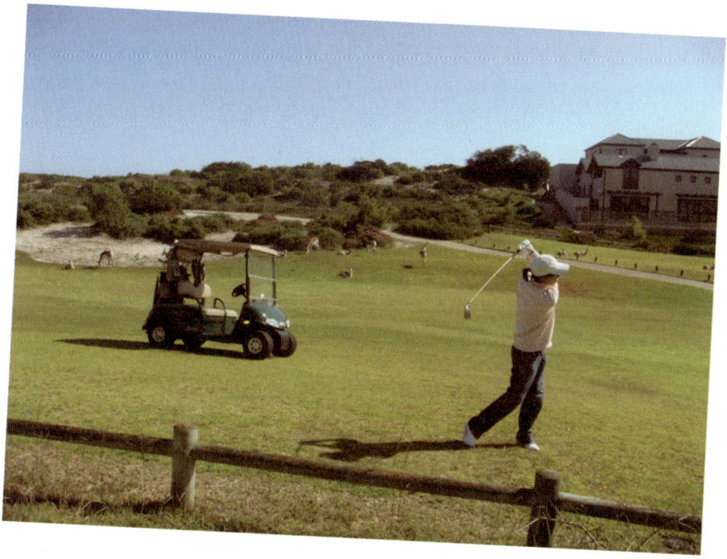

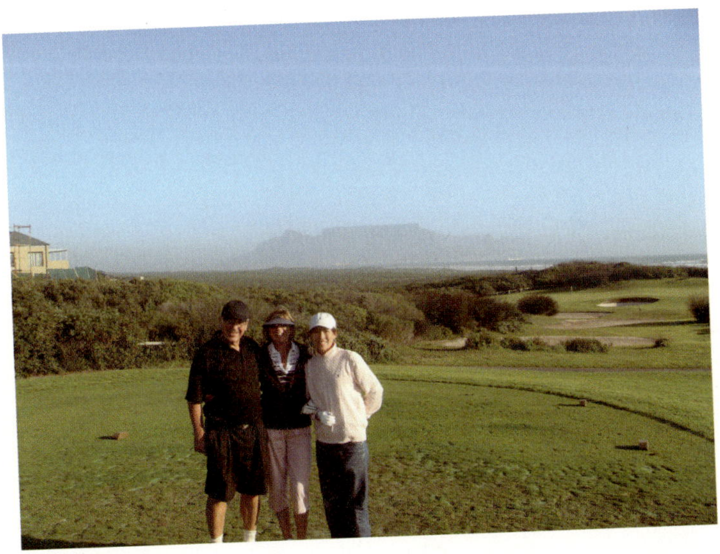

학회 기간 중 학회 정식 투어로서 희망봉으로 가는 관광이 있기에 우리 부부는 그 프로그램에 참여하였다. 희망봉! 그 옛날 유럽에서 인도로 가려면 이곳을 돌아가야만 했고 그 먼 뱃길의 희망이 되어준 곳이 바로 희망봉 아닌가!

희망봉 근처 아프리카 최남단의 케이프 포인트에 서 있는 등대에 올라 바다를 보면 바다가 두 가지 색으로 확연히 나뉘어져 있는 것을 볼 수 있는데 서쪽 검은 바다는 따뜻한 인도양이요, 동쪽 파란 바다는 차가운 대서양이다. 두 바다가 확연한 경계를 이루며 만나는 장관을 볼 수 있는 곳이 바로 이 희망봉이기도 하다.

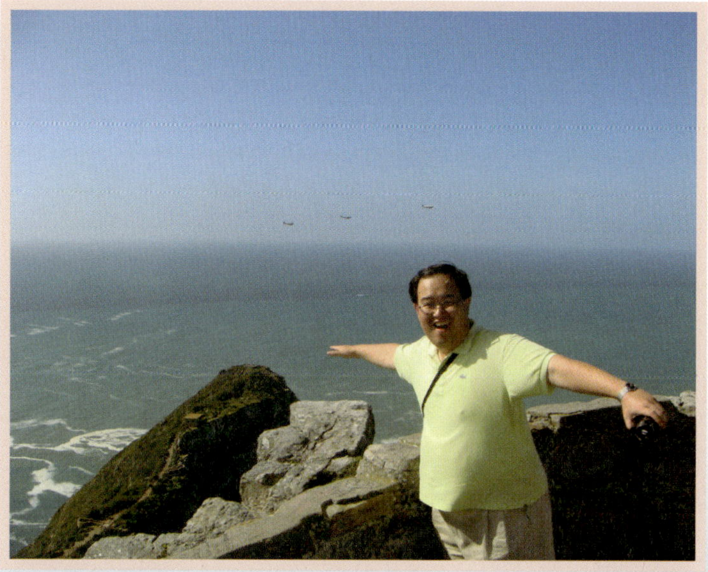

사진에서 보면 바다가 위, 아래로 다른 색깔의 인도양과 대서양으로 나뉘어져 있는 것을 알 수 있다.

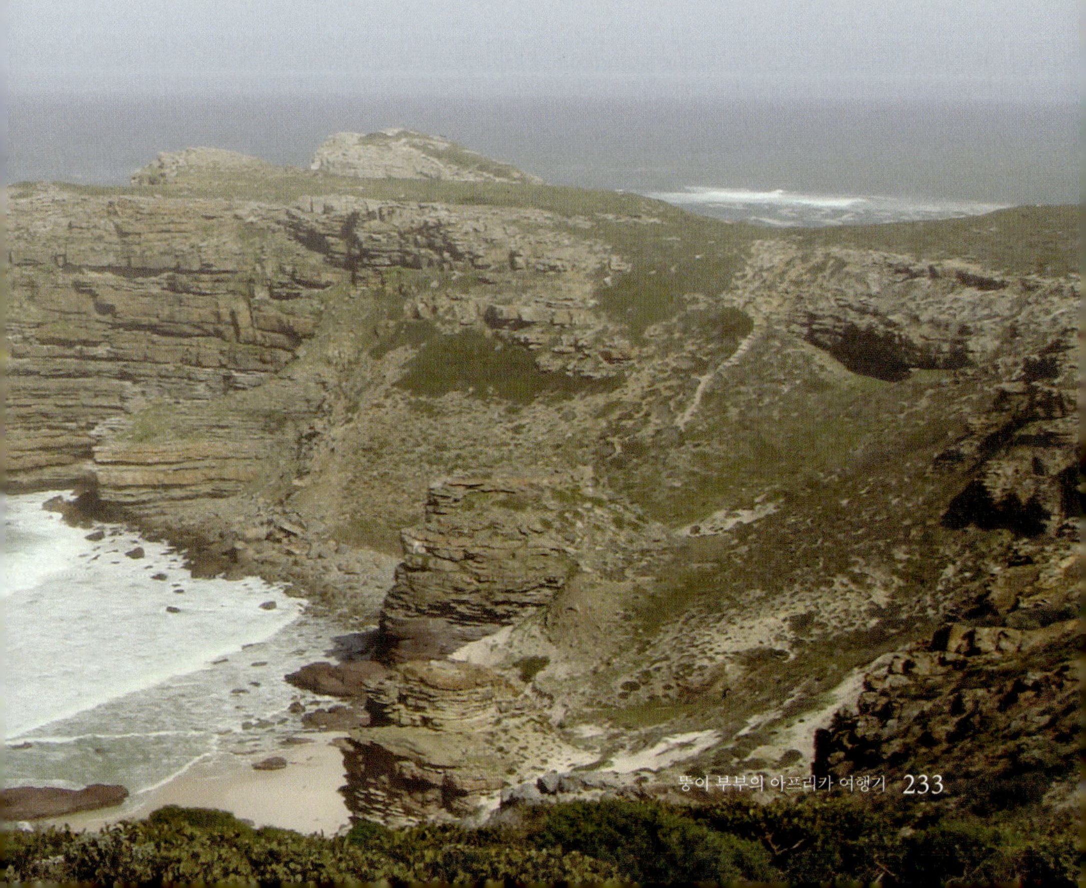

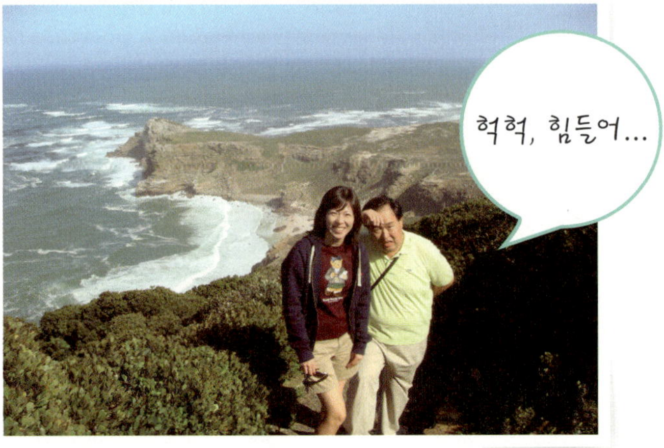

우리 부부는 자유 시간에 케이프 포인트에서 희망봉까지 트래킹을 하였는데 그 길가에 핀 아름다운 꽃들 때문에 비단길을 걷는 느낌이었으며 희망봉을 향해 걷는 길이 왠지 우리 부부의 희망을 좇아가는 양 마냥 행복한 산책이 되었다.

그 후 물개섬으로 배를 타고 이동하여 많은 물개들이 섬에 누워있는 광경을 보았고 이어서 보울더스 비취(Boulder's beach)에 도착하였는데 어머나! 작고 귀여운 펭귄들이 우리를 맞아주는 것이 아닌가? 아장아장 걸으면서 우리 곁을 떠나지 않는 펭귄들이 마냥 예뻐서 우리 부부는 한동안 해변을 떠나질 못하고 있었다. 독자여러분들, 아프리카에도 '펭귄'이 산답니다.

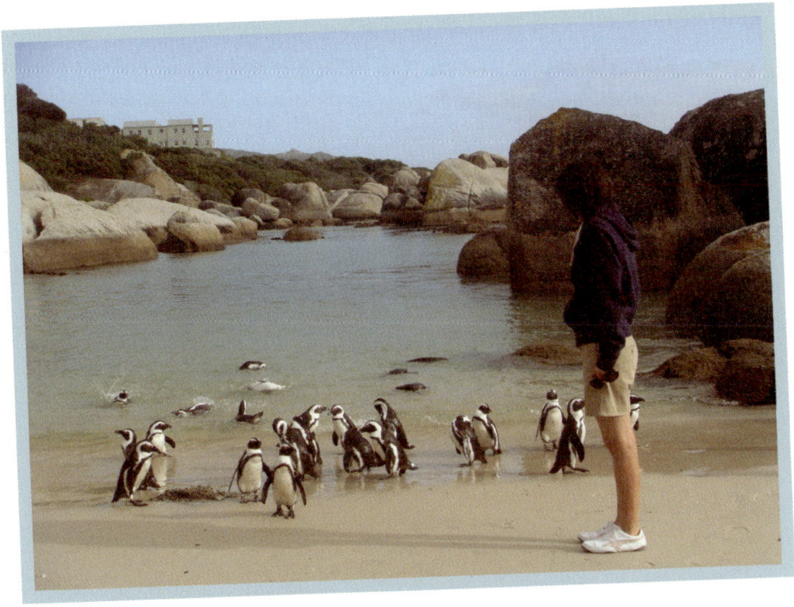

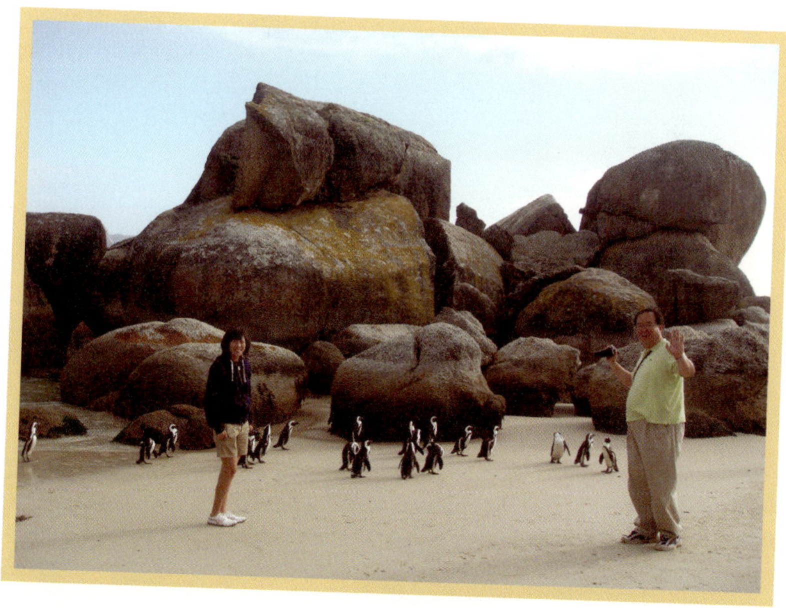

누군가 나에게 지금까지 여행지 중에 가장 좋았던 곳이 어디냐고 물으면 나는 서슴지 않고 “아프리카”라고 말한다. 살아있다는 것, 그 생명의 실체를 느낄 수 있는 땅이 바로 아프리카이기 때문이다. 그리고 거기 사는 사람들에게서 선함과 순수함의 의미를 다시 한번 되새길 수 있는 소중한 마음의 선물을 받은 아름다운 여행이었기에 우리 부부에겐 영원히 잊지 못할 추억으로 ‘아프리카’라는 이름이 가슴 깊이 새겨져 있다.

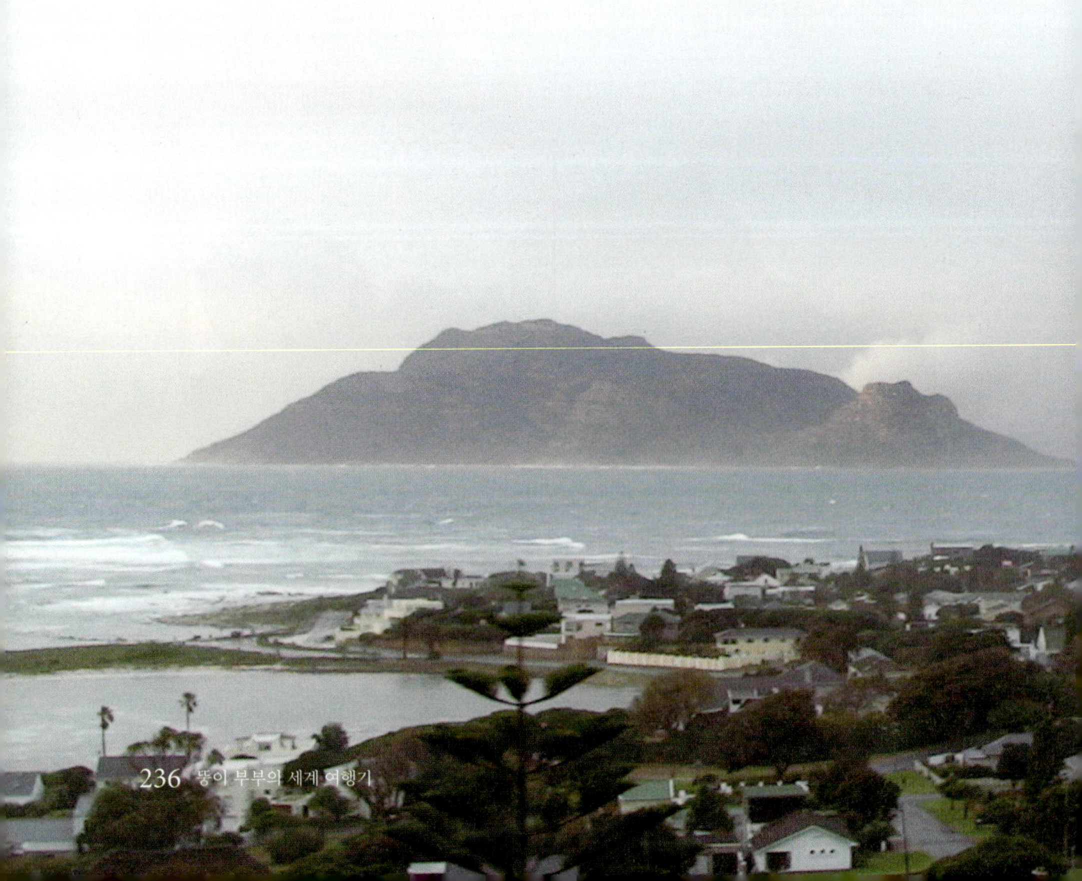

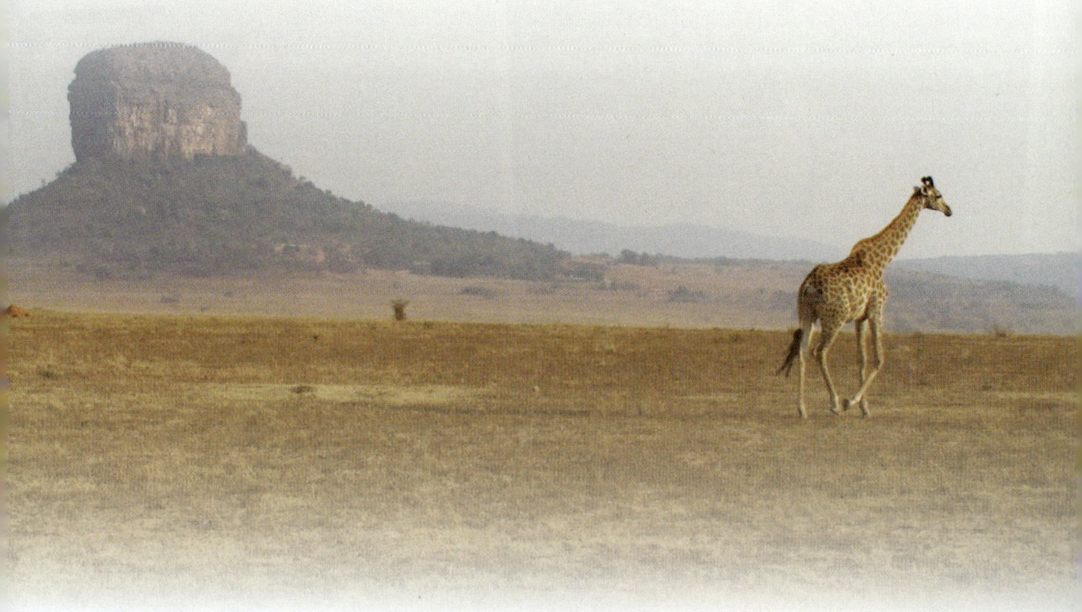

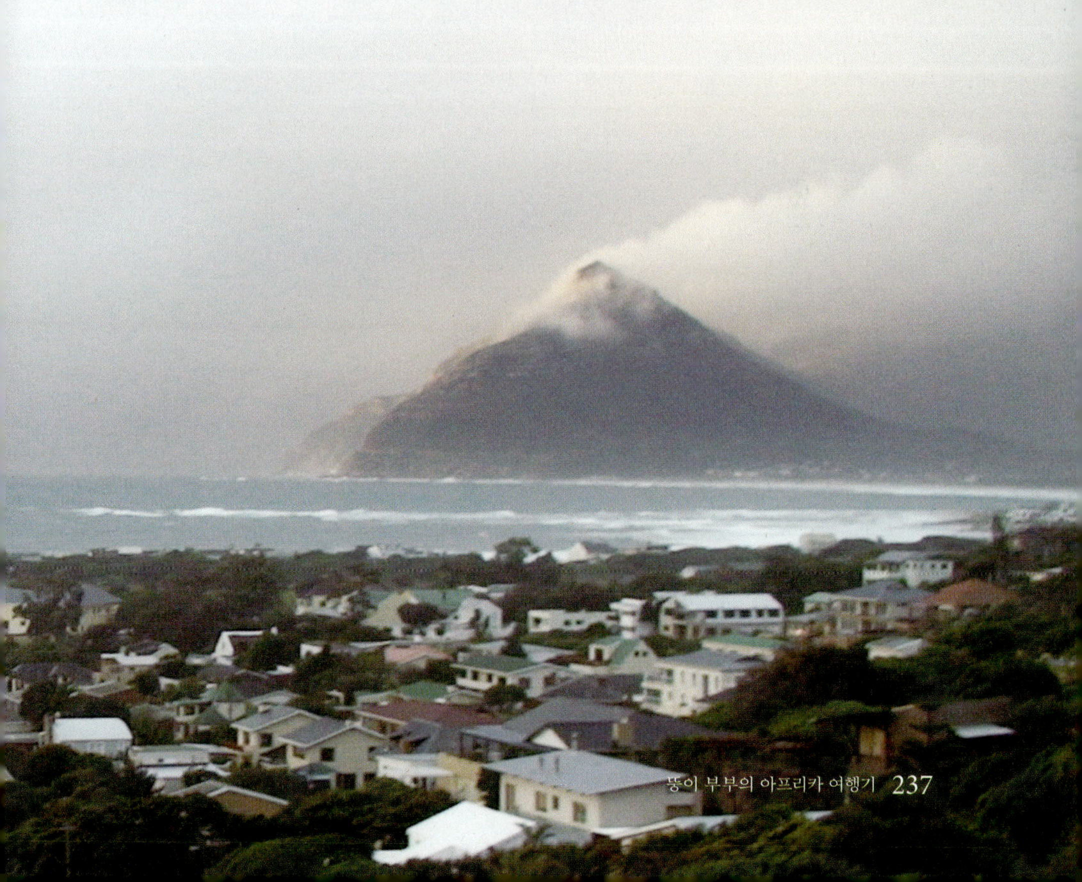

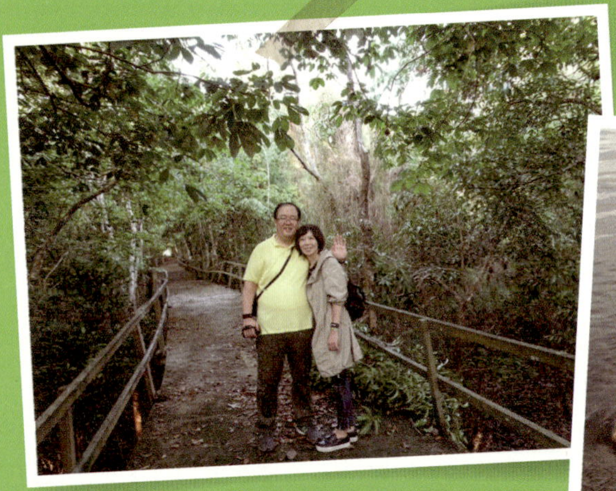

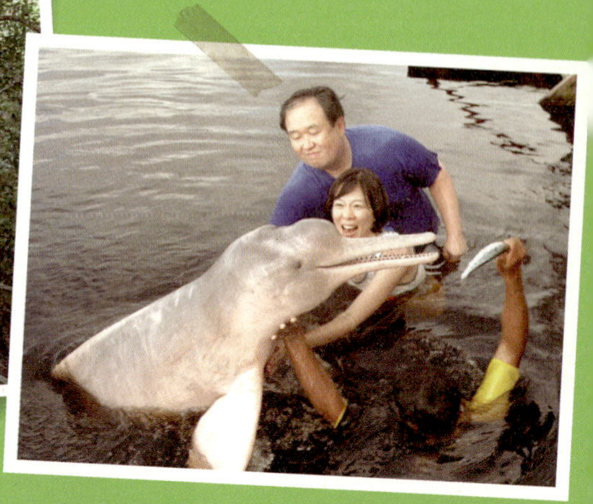

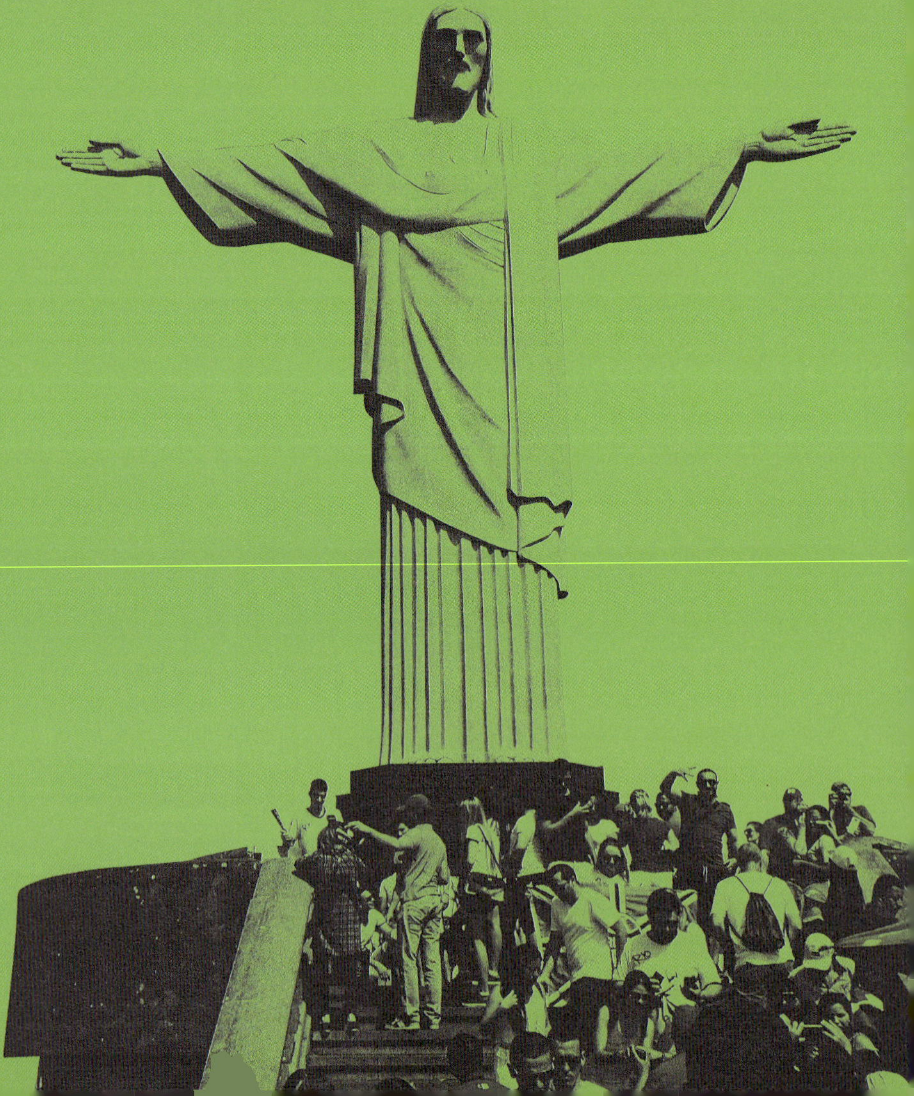

뚱이 부부의
아마존 탐험기

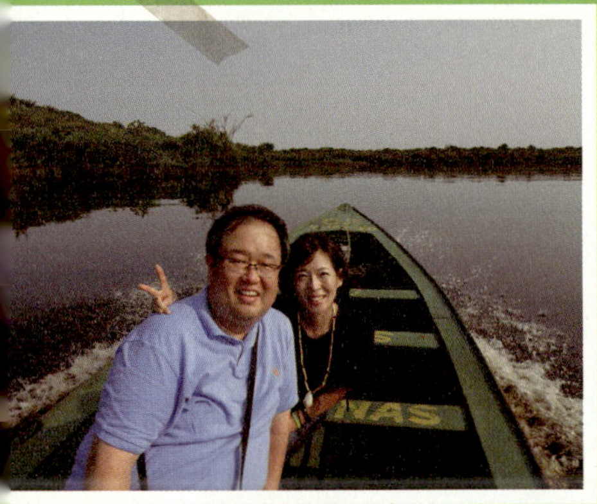

Amazon

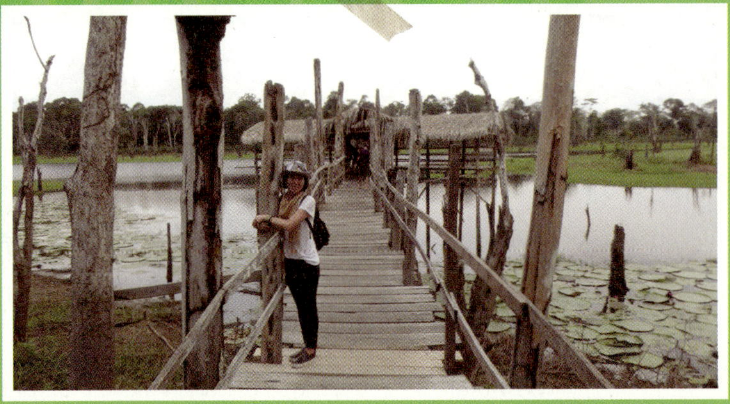

Episode 1. 떠나면 아마존을 향하여

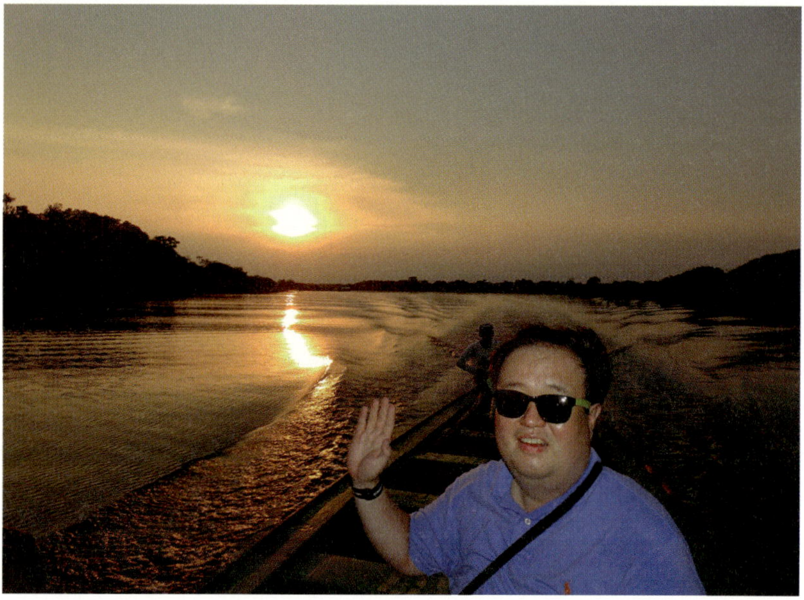

다들 아마존은 지구의 허파라고 한다. 왜 그럴까? 늘 궁금하던 차에 우리 부부는 2016년 여름 리우데자네이루 장애인 올림픽을 참관하러 브라질에 가는 김에 그리도 가고 싶었던 아마존으로 발길을 옮겼다. 브라질은 우리나라의 정 반대에 있다. 사실 실감이 잘 안 날 텐데 지구가 둥그니까, 사과라고 비유해보자. 한 곳에서 푹 하고 젓가락으로 중심을 향해 찌르면 정 반대쪽으로 나올 것이다. 이 두 지점을 잇는 선을 사과 표면에서 그으려면 어느 방향으로 그어도 같은 거리가 된다. 이 두 지점이 한국과 브라질인 것이다. 즉 인천에서 미국이나 캐나다를 경유해서 가거나 호주나 뉴질랜드를 거쳐 가도, 심지어 카타르 같은 중동이나 독일 등의 유럽을 거쳐 가더라도 항상 비슷한 시간을 여행할 뿐이지 거의 같은 거리라는 것이다. 왜냐하면 둥근 지구의 정 반대편이니까. 그런데 비행기 가격을 살피던 중, 유달리 저렴한 항공권이 있어서 미국을 경유하는 비행기를 탔는데 결국 사고가 터지고 말았다. 우선 아메리칸 에어라인을 타고 댈러스에 도착하여 브라질로 가는 비행기로 갈아타려 하였는데, 여기는 한 가지 번거로운 절차가 기다리고 있다. 바로 미국은 환승하는 승객에게도 미국 비자를 받고 입국 심사를 하기 때문이다. 어처구니없는 일이긴 해도 그 나라 법이니 지킬 수밖에... 그런데 갑자기 비행기에서 내린 승객들이 어수선해하며 우왕좌왕하는 상황이 벌어지고 있었다. 왜 그럴까하고 입국 심사대 쪽을 보니 늘 보던 사람이 안에 앉아 있던 입국 심사대가 아닌, 엉뚱하게도 기괴한 기계들만이 즐비하게 늘어서 있는 것이 아닌가? "이 괴물들은 뭐야?" 주위 안내문을 보니 이젠 전자 시스템으로 입국 심사를 한다는 것이다. '사전 고지도 없이 갑자기 이게 뭐람?' 더욱이 그 입력 방식, 지문 인식 방법 등이 워낙 까다로워 우리 부부도 쩔쩔매며 그 기계에 매달려 겨우 심사를 마치고 무언가 출력된 종이 쪽지를 한 장 받았는데 옆 기계를 보니 아주 나이 많으신 노인 부부가 어떻게 할지를 모르고 발을 동동 구르고 있는 것이 아닌가? "이민 온 딸네 집에 오는 길인데..." 할머니는 말끝을 흐리며 울먹이고 계셨다. '무식한 양키 놈들...' 안내하는 미국 직원도 없는 상황이었다.

저자와 아내는 같이 노인 부부를 도와 그 분들의 입국 심사를 그 괴상하게 생긴 기계 앞에서 무사히 치러 드릴 수가 있었다. 그리고 나서 보니 아내가 기계로부터 받은 종이에는 'X'라고 큼직하게 찍혀 있는 게 아닌가? '뭐야 이건...' 그래도 우리 부부는 수 차례 미국을 별 탈 없이 여행했었던 이력이 있던 터라 대수롭지 않게 여기고 나가려는데 갑자기 표를 검사하는 직원이 종이에 'O'라고 쓰여진 사람과 'X'라고 쓰여진 사람을 나누며 각자 다른 길로 가란다. 그런데 'X'라고 낙인 찍힌 사람은 정식으로 입국 심사대에서 미국 직원에게 인터뷰를 다시 한번 더 해야 하는 것이었다. 그래서 저자는 아내와 눈물(?)의 이별을 하고 저 편에서 기다리고 있었고 다행히 많은 한국인들이 'X'자를 받아서 다시 심사를 받기에 안심하고 있었던 터였다. 그런데... 아내가 갑자기 경찰들에게 끌려가는 것이 아닌가!!! '이게 뭐야?' 나는 소리치며 달려가 "난 남편이에요, 무슨 일이죠?"라고 하였고, 그들은 "당신도 따라와!"라며 저자마저도 끌고 갔다. 참, 나... 태어나서 이런 어처구니없는 상황은 처음이었기에 몹시 당황했었는데, 취조실 같은 방으로 끌고 가서는 그 안에 우리를 처박아 놓았다. 당시 주변을 둘러보니 그 방엔 약 10여명의 험상궂게 생긴 승객들이 무표정한 얼굴로 자리에 앉아들 있었다. '아이고, 큰일 났구나...'

무식하게 커다란 경찰들이 가끔 와서는 한 사람씩 끌고 가서 그 안에 있는 또 다른 방으로 들어가곤 했다. '우린 언제나 데려가나. 이게 뭐람, 도대체 왜 이러지?' 이런 생각들과 불안이 엄습했는데 정작 더 큰 문제는 브라질로 이어지는 비행기 시간이 점점 다가온다는 것이다. 시간은 점점 흘러가고... 이런 저자 부부의 사정엔 상관없이 아주 천천히 한 명씩 또 다른 취조실로 데려가기를 반복하던 그 순간, 갑자기 멍청하게 생긴 경찰이 헤헤 웃으며 우리에게 다가오더니 자기를 따라 오란다. '뭐야, 이 놈은...' 다른 취조실로 끌고 가던 험악한 놈들과는 약간 분위기가 다른 녀석이었는데 우리를 데리고 공항 로비 쪽으로 다시 가더니 "가도 됩니다"라는 것이 아닌가! 참, 내... "도대체 우리를 왜 끌고 왔나요?"라고 물으니 "그 놈의 기계가 가끔 말썽이거든요, 헤헤" 정말 귀싸대기를 갈겨 주고 싶었다... 그러나 우리에게 남은 비행기 출발 시간은 단 5분. "뛰어!"라는 저자의 말과 동시에 우리 부부는 게이트를 향해 뛰었다. 그리고 다행히 극적으로 비행기를 탔으며 트럼프 같이 무식한 미국 놈들에게 이를 갈면서 브라질로 갈 수 있었다. 정말 미국의 횡포는 극에 달한 것 같다. 아무런 이유 없이 외국인들을 함부로 대한다. 이런 나라가 과연 얼마나 세계 제일이라며 위세를 누릴 수 있을지... 독자분들은 조금 비싸도 중동이나 유럽을 경유하는 비행기를 꼭 타시길.

어쨌든 브라질 '상파울루'로 향하는 길에 아마존을 가로질러 내려갔는데, 그 끝없는 평지에 온통 녹색 코팅이 되어 있는 게 아닌가! 산이 하나도 없어서 마치 녹색 종이를 쫙 깔아놓은 듯 했다. 이 무한한 초록 나무들이 엄청난 산소를 내뿜어 주리라. "아, 그래서 아마존이 지구의 허파로구나..."

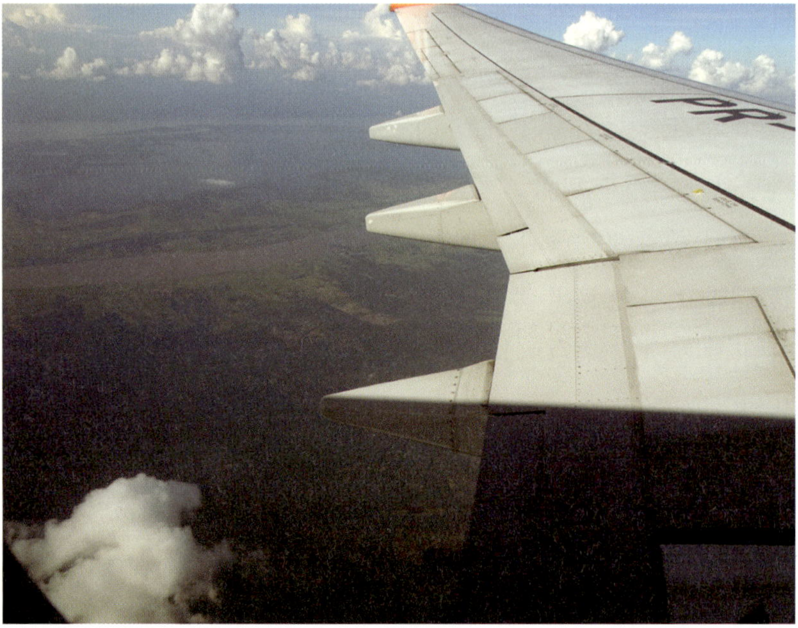

상파울루를 거쳐서 다시 4시간 동안 '마나우스'를 향해 브라질 국내선 비행기로 이동하였다. '마나우스?'라며 의아하게 생각할 독자들이 있으리라. 생소한 도시임에 틀림없지만 아마존에서 가장 번성한, 그래서 아마존을 여행하는 사람들에겐 중요한 거점이 되는 소중한 도시이다. 왜 아마존 한 가운데에 이런 번성한 도시가 생겨났을까? 그것은 바로 옛날에 고무가 귀했을 때, 이 도시 근처에 널려 있던 고무 나무에서 고무가 무한히 얻어졌기 때문이다. 그래서 남미에선 보기 드문 이태리제 대리석으로 치장한 최고급 오페라하우스까지 이 도시에 있는 것이다.

지금은 고무 산업이 퇴색하였으나 여전히 아마존의 교통 중심지로서, 삼성 전자 현지 공장도 들어서 있을 정도로 큰 도시이다. 여기서 '안드레 홍'이란 한국인을 만나 안내를 받았는데 유일한 현지의 한국인 가이드이며 여행사 사장님이시다. 현지인과 결혼을 했기에 자녀들도 현지에서 키우는 등 거의 현지인화 되신 분이기도 하다. 그 분이 말한다. "이렇게 오래 아마존을 여행하시는 분은 처음이에요." 그렇다. 우리 부부는 5박 6일의 일정으로 이 곳에 왔는데 다른 이들은 1박이나 2박의 일정이 대부분이라고 한다. '쩝... 내가 유별난가?' 저자는 그만큼 아마존을 오래 고즈넉이 느끼고 싶었다.

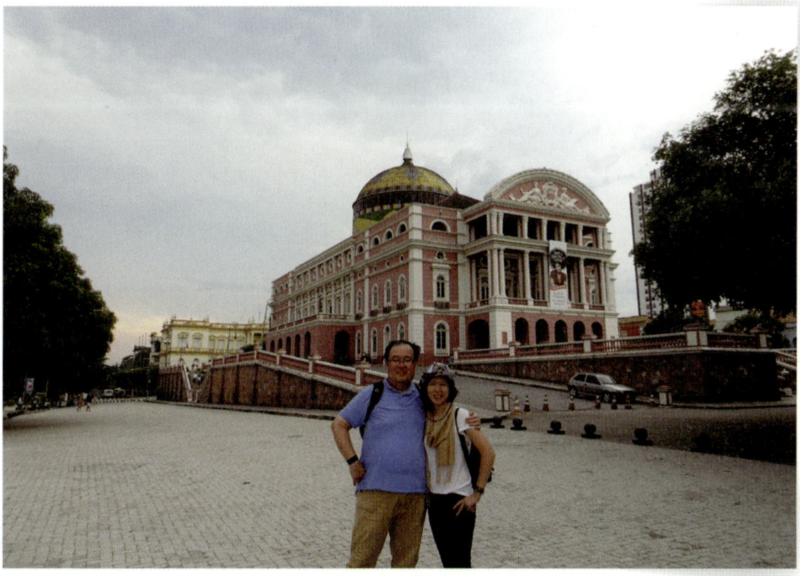

마나우스의 오페라 하우스에서

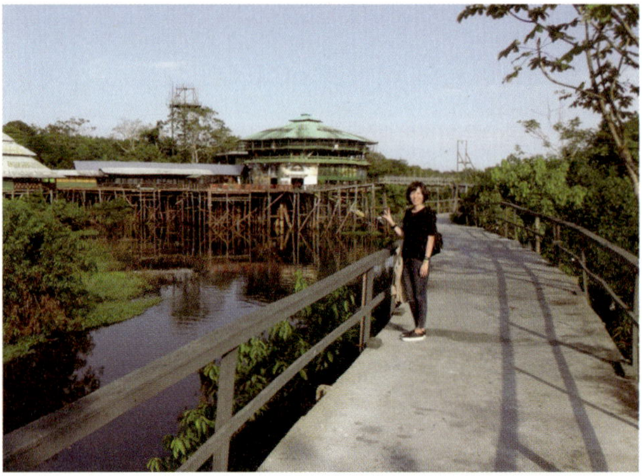

아리아우 정글 호텔

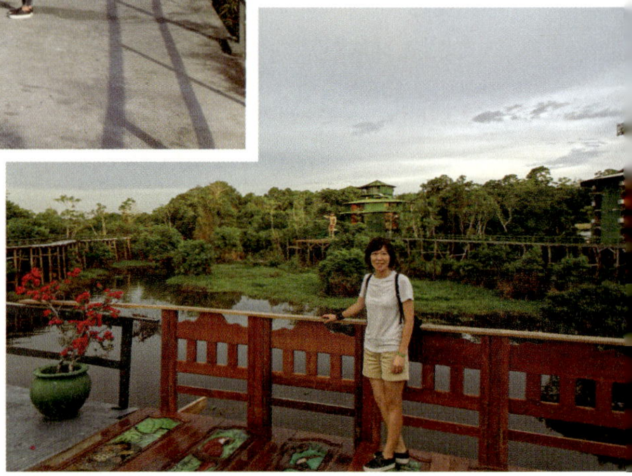

저녁에 도착하였기에 우선 마나우스의 아름다운 호텔인 '트로피칼 마나우스'에 짐을 풀었다. 다음날 아침 세찬 비를 맞으며 호텔 앞 강가로 배를 타러 갔는데, 아니 웬 바다가 앞에 놓여 있는 게 아닌가! 그랬다. 강이라기엔 너무 미안한, 드넓은 바다 같은 아마존 강이 눈앞에 펼쳐져 있었다. 이 배를 타고 한동안 아마존 강을 거슬러 올라갔다. 워낙 넓기에 주변의 경치도 보이지 않기를 몇 십분, 서서히 비가 그치고 저 멀리 아마존의 밀림이 서서히 드러나고 있었다. 우리가 향하고 있는 곳은 정글의 한 가운데 있는 원두막 같은 롯지이며 아마존 밀림을 좀 더 가까이 체험하고자 지금 정글 깊숙이 아마존 강을 따라 이동하고 있는 것이다.

이 롯지는 '아리아우 정글호텔'이라 불리는 곳으로서 빌 게이츠 같은 유명 인사들도 자주 머무는 그런 명소이다. 그런데 워낙 강변 비탈에 험하게 세워진 롯지라서 배를 선착장에 대고 롯지까지 올라가는데도 애를 먹었다. 오지니까 그러겠지만 말이다. 우리가 도착하니 아름다운 원주민 미녀가 나와서 환영해주었다. '부라보~~' 근데 미녀가 저자보다는 아내를 더 좋아하는 것 같다... 저자에겐 원숭이들만 달려들고. 쩝...

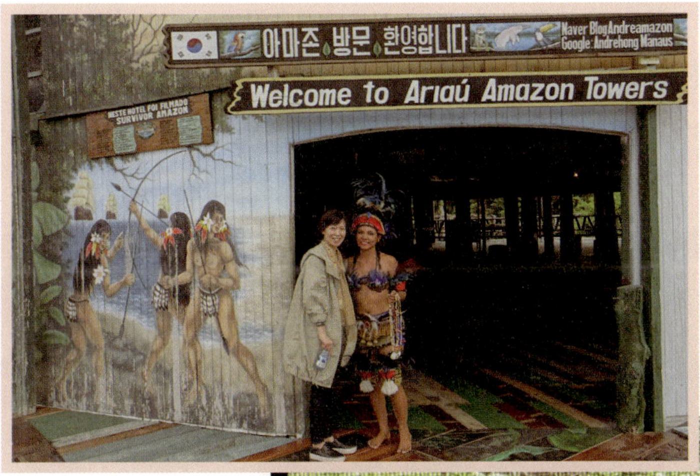
아마존 방문 환영합니다
Naver Blog Andreamazon
Google: Andrehong Manaus
Welcome to Ariaú Amazon Towers
NESTE HOTEL FOI FILMADO
SURVIVOR AMAZON

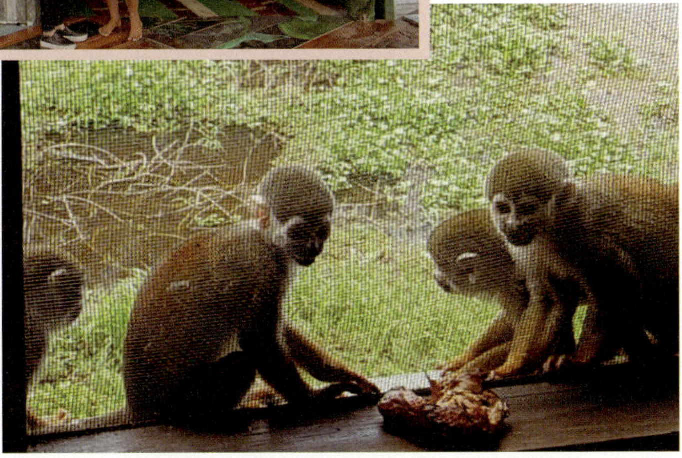

Episode 2. 제발 '빠뚜'를 살려주세요...

'아리아우'라는 이 롯지는 상당히 특이하다. 건물들이 목재로 지어져 강변 위에 올려져 있는데 상당히 긴 장거리의 산책로를 또한 목재로 다리처럼 주변에 만들어 놓았다. 이 산책로를 다 걸으려면 두 시간 정도 소요되는데 그야말로 장대한 아마존의 밀림 한가운데를 트래킹하며 진귀한 식물들을 한껏 감상할 수 있다.

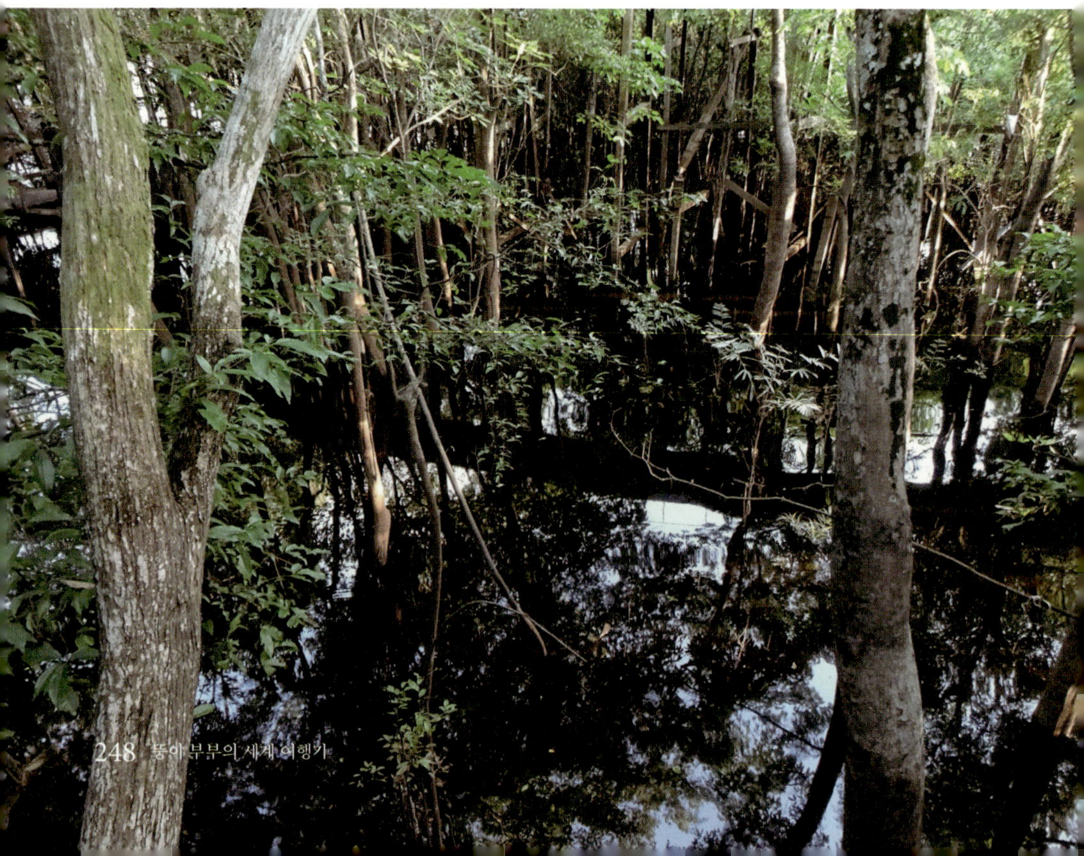

저자는 이번에야 알게 된 것이 하나 있는데, 그것은 바로 아프리카는 듬성듬성한 초원에서 동물들을 보는 곳이고 아마존은 동물보다는 엄청난 종류의 식물들을 보는 곳이다. 지구상에서 가장 많고 신기한 식물 종류들이 즐비한 곳이 바로 이 '아마존'인 것이다. 호텔 방에 가려고 한참을 걸어 작은 롯지로 들어갔다. 온갖 아마존 그림들이 그려져 있는 복도에 위치한, 작지만 예쁜 방에 짐을 풀 수 있었다.

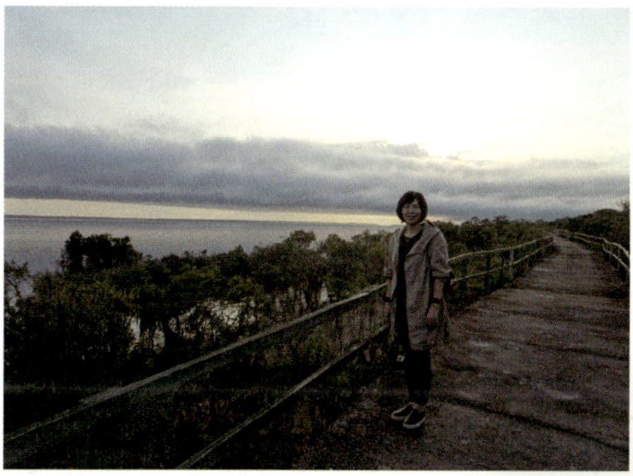

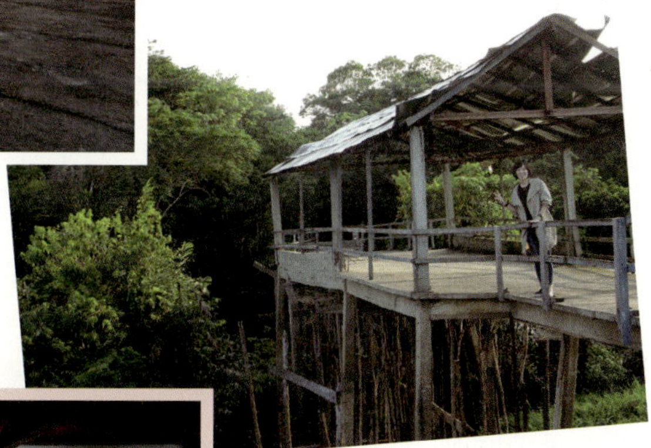

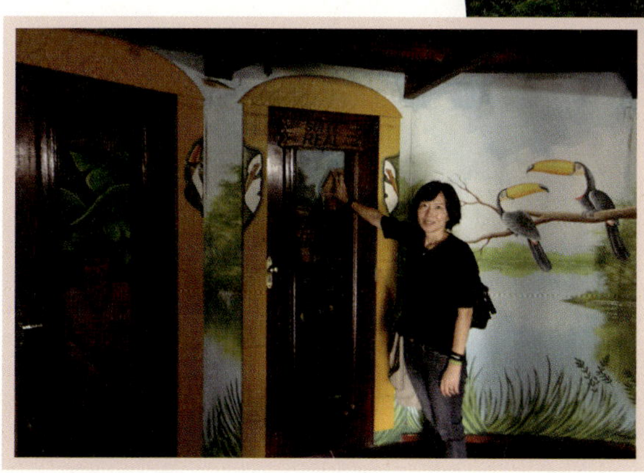

독자들은 생각할게다. '아마존에 가면 온갖 세균과 바이러스들이 있는데 위험하지 않나?' 사실 브라질로 오기 전에 우리 부부는 황열, 장티푸스, 인플루엔자, 파상풍, A형 간염 등의 백신을 마치 벌에 쏘이듯이 무차별 찔려야 했으며 말라리아 약도 계속 먹어야만 하였다. 그러나 막상 현지에 오니 여기가 상당히 청정 지역이라는 것을 알 수 있었는데, 스페인이 남미를 정복했을 때 남미의 원주민들이 대량 죽음을 당하였고 이는 스페인 사람들이 죽인 것이 아니라 그들이 가지고 온 홍역 등의 바이러스 때문이란다. 청정 지역에서 깨끗이 지내던 원주민에게 전혀 새로운 외부 바이러스의 침입은 면역력이 없었을 그들에게는 치명적이었던 것이다. 지금도 아마존 깊숙이 살고 있는 원주민 마을에 외부인이 다녀가면 그들이 묻혀온 바이러스에 전 마을이 쑥대밭이 되는 경우가 있어 외부인의 침입을 금하고 있다니 우리가 이 곳 바이러스를 무서워할게 아니라 이 청정 지역을 더럽히는 우리 같은 외부인들이 어쩌면 이 깨끗한 곳의 오염원일 수 있다는 생각을 먼저 해야 하리라.

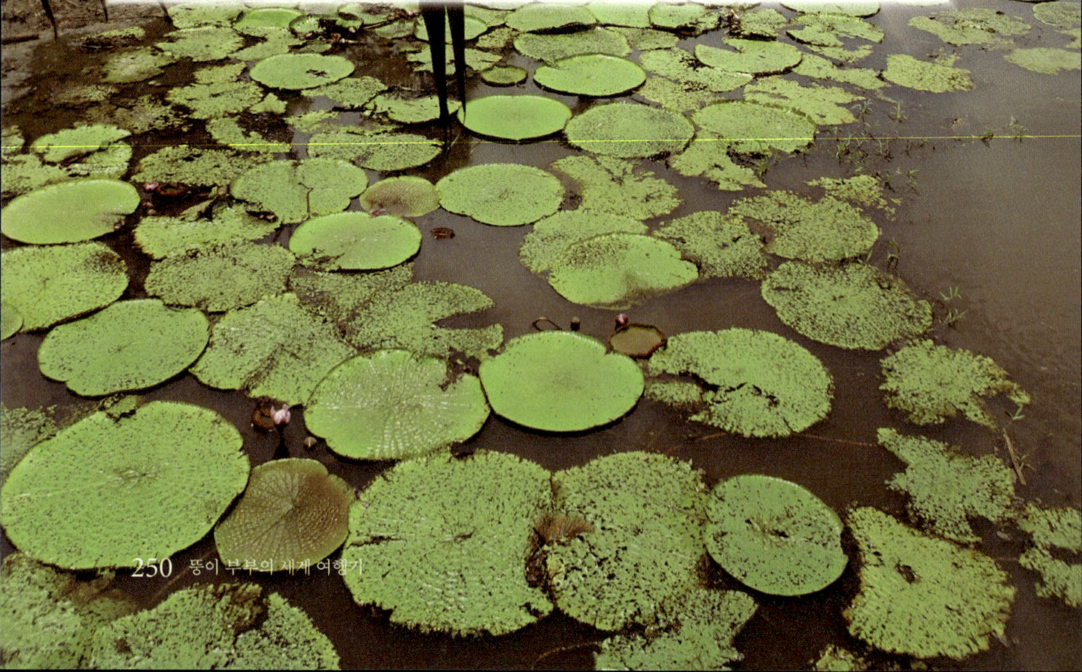

다음으로, 우선 아래 사진들을 보자.

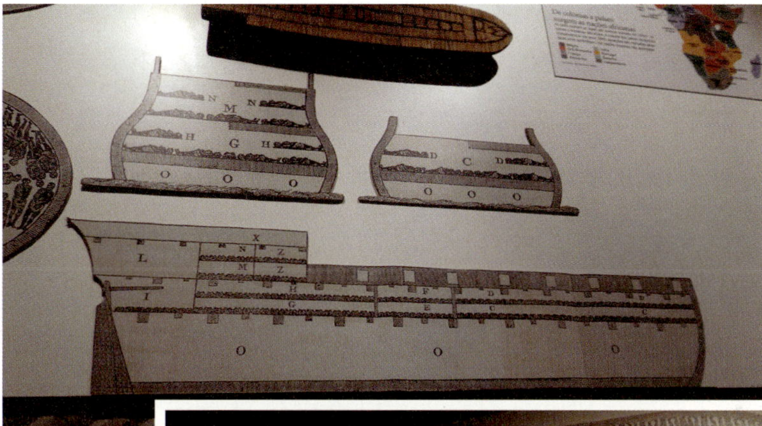

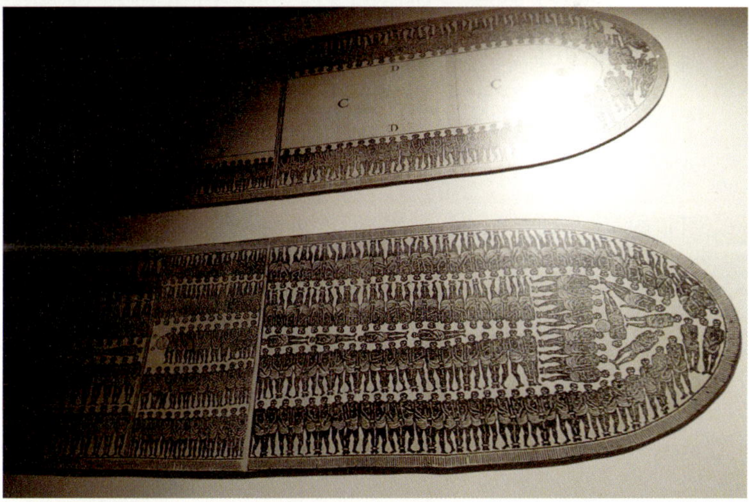

이게 뭐냐고? 바로 남미의 원주민들을 생선짝처럼 포개서 배 밑칸에 층층이 쌓아놓고 운반했던 그림이다. 저 작은 형체들 하나하나가 모두 사람인 것이다. 그들은 단지 남미에서 태어났다는 이유로 잔인한 유럽인들에게 잡혀서 노예로 끌려갔는데 이 사진과 같이 생선처럼 판때기 위에 포개어져 겹쳐서 누운 채로 머나먼 길을 항해해야 했고 그들의 배설물을 서로 받아서 먹어가며 견뎌야 하는 상황에서, 항해 중 상당수는 죽음을 맞이했다고 한다. 나무아미타불... 끔찍한 일이다. 이렇게 우리의 아마존은 외부인들로부터 처참히 짓밟혀 왔다. 아마존은 늘 외부인들에게 빼앗기고 파괴되어 왔던 것이다. 물론 우리 부부가 여행했던 곳에서 그런 비극의 현장을 직접 느낄 수 있던 것은 아니다. 그러나 아주 뼈아프게 '뽀뚜'에게서 그런 슬픔을 느낄 줄이야...

다음날 우리 부부는 아마존 강을 거슬러 올라가 한 원주민 마을에 도착하였다. 큰 원두막 같은 집에 들어가니 원주민들이 춤을 추며 노래를 부르고 있었고, 잠시 후 우리 부부의 손을 잡고 같이 흥겨운 춤을 추었다. 그리고 밖으로 나와 기념 사진을 찍었는데, 어려보이는 아이들이 그 무리들 중에 많았다. 한참 학교에 열심히 다녀야 할 나이들인데 하루 종일 이 곳에서 관광객들을 상대로 춤을 추어야한다는 것이 가슴 아팠다. 아니 어쩌면 그들은 새벽까지 과외와 숙제에 시달려야하는 우리나라 학생들에 비해 행복할지는 모르겠지만 말이다.

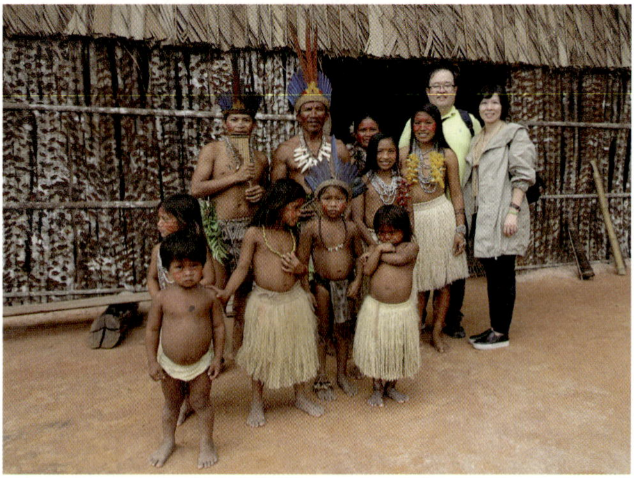

그 후 우리 부부는 '뽀뚜'를 보러 갔다. '아니, 자꾸 뽀뚜, 뽀뚜 하는데 도대체 뽀뚜가 뭐야?'라고 답답해하는 독자들도 있을게다. 뽀뚜는 핑크빛 돌고래의 이름이다. '뭐, 강에 돌고래가 산다고?' 오래전 아마존은 바다였다. 그 후 지각변동에 의해 융기되었고 이 때 거대한 바다가 육지 안에 갇히게 되어 장대한 호수가 되는데 동시에 돌고래들도 갇히게 되었단다. 그리고 오랜 세월 후 호수의 동쪽이 트여서 바다와 연결되어 이 호수는 강이 되었고 바다로 돌아갈 수 있었으나, 이미 핑크빛 돌고래들은 담수에 적응이 되어 바다로 돌아가지 못하고 이 곳 아마존에 살고 있는 것이다. 이들은 눈이 거의 없다, 초음파로만 시각 효과를 낸다고 하는데 초음파 매니아인 저자로서는 신기한 일이 아닐 수 없었다. 그런데 갑자기 가이드가 우리에게 강으로 뛰어들란다. '제길, 식인 물고기 피라냐 등 무서운 놈들이 많다는데 어떻게 아마존 강으로 들어가라는 거야?' 저자는 엄두가 나지 않았는데 가이드 가라사대, "뽀뚜가 있는 곳엔 나쁜 물고기들이 접근을 못한답니다." 헤헤, 그러면 그렇지. 역시 뽀뚜는 여러모로 착한 녀석이다. 아내가 먼저 강에 들어가고 저자는 촬영을 하고 있는데 순식간에 돌고래들이 모여서 아내를 툭툭 치며 장난을 하는 게 아닌가! 아내는 너무 기뻐하며 뽀뚜들과 즐거운 시간을 보냈다. 뽀뚜는 모든 돌고래가 그러하듯이 천성적으로 사람을 좋아한단다.

그런데 가이드의 추가 설명을 듣고, 우리 부부는 얼어붙는 줄 알았다. "글쎄, 나쁜 사람들이, 사람을 좋아하는 천성을 이용하여 뽀뚜를 사냥하여 잔인하게 죽이고 있습니다. 그래서 점점 개체 수가 줄어들고 있어요!" 천하에 죽일 놈들... 눈물이 핑 돌았다. 이렇게 우리를 좋아해주는, 그리고 해로운 물고기들까지 쫓아주어 안전하게 지내게 해주는 고마운 돌고래에게 어떻게 그런 잔인무도한 짓을 한단 말인가!!! 그 놈들은 내세에 분명 아마존의 더러운 해충으로 환생하여 무시무시한 독거미에 잡혀 먹혀 지독히 괴롭게 죽음을 맞이하는 끔찍한 삶을 억만년 반복하여 겪으며 이 생에서 지은 업을 갚게 되리라...

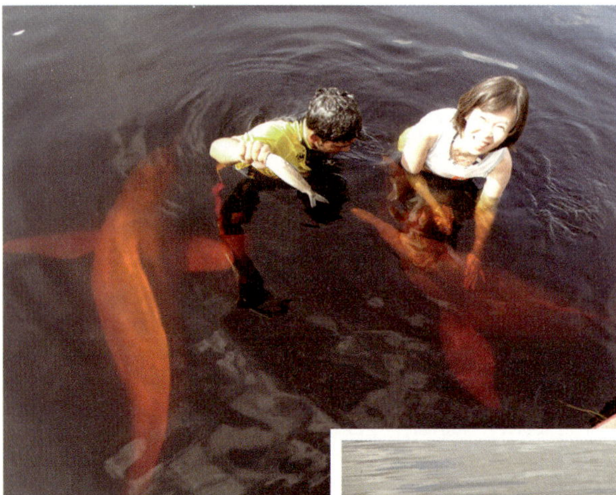

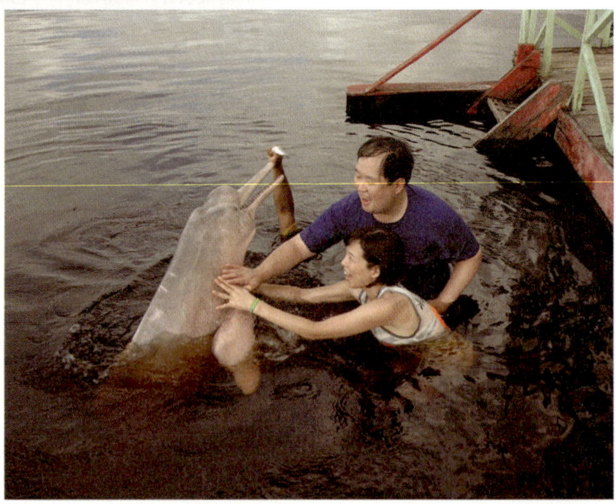

아마존하면 떠오르는 것이 '무섭다'는 이미지도 있을 것이다. 대표적인 것이 영화 때문에 알려진 식인물고기 '피라냐'인데 실제로 직접 겪어보니 어처구니가 없었다.

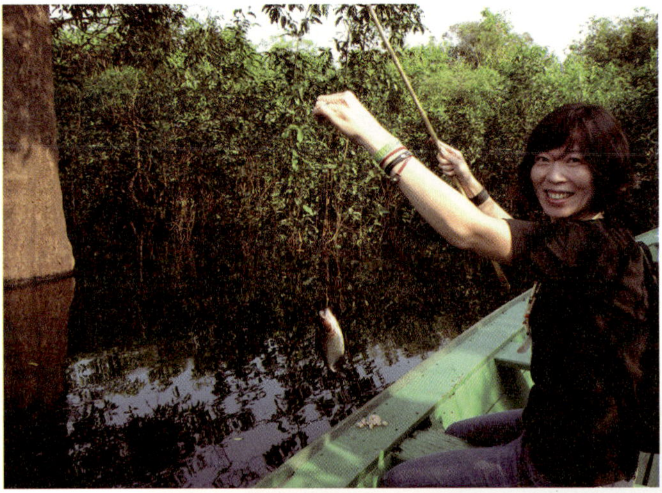

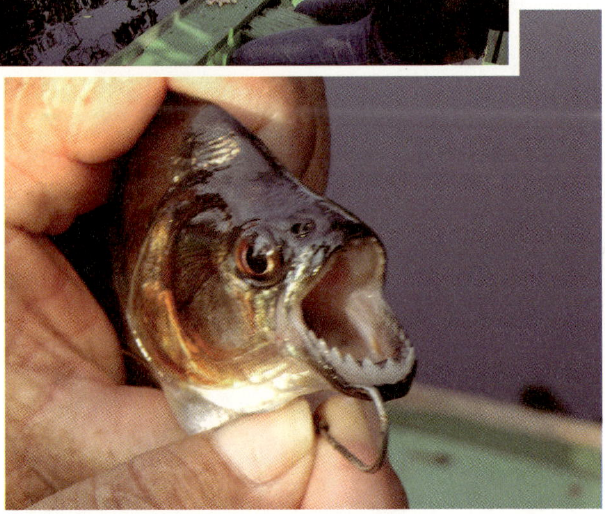

주변 얕은 물가로 배를 타고 가서 간단한 낚시에 미끼를 달면 곧바로 피라냐가 낚인다. 작고 귀여운 물고기인데 다만 이빨이 있고 육식을 한다는 특징이 있는 것뿐이다. 사람을 잡아먹지 않겠냐고?

천만에. 그들은 죽은 물고기만을 먹는다고 한다. 어쩌면 물고기 사체를 청소해주는 정화 역할을 하는 것이다. 우리 부부는 살생이 싫은데다가 별로 해롭지도 않다고 하니, 귀여운 피라냐를 다시 풀어주었다. 그러면서 또하나 장관을 볼 수 있었는데 그것은 검은 강과 누런 강이 서로 만나는 지점을 보는 것이었다. 나중에 비행기로 찍은 사진에서 이 만남의 광경이 더욱 선명하게 보이는데 마치 물감들이 서로 만나는 듯 아주 신기한 장관이었다.

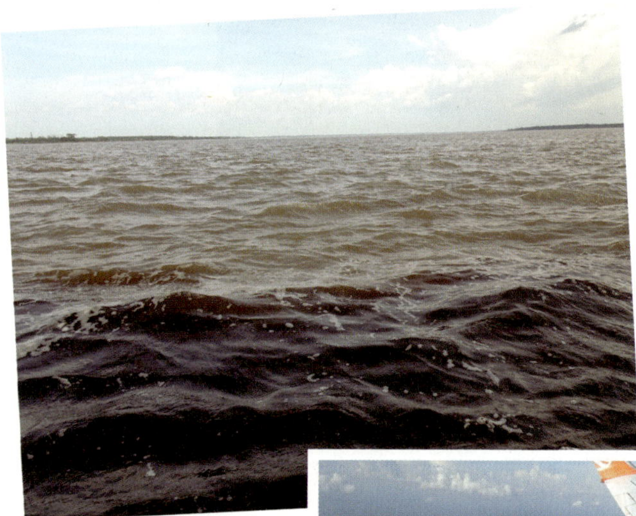

블랙커피색 물과 밀크커피색 물이 만나는 장면이다. 비행기에서 내려다 본 사진에서는 왼쪽의 검은 강과 오른쪽 커피색 강이 만나는 선이 더욱 분명하게 보인다.

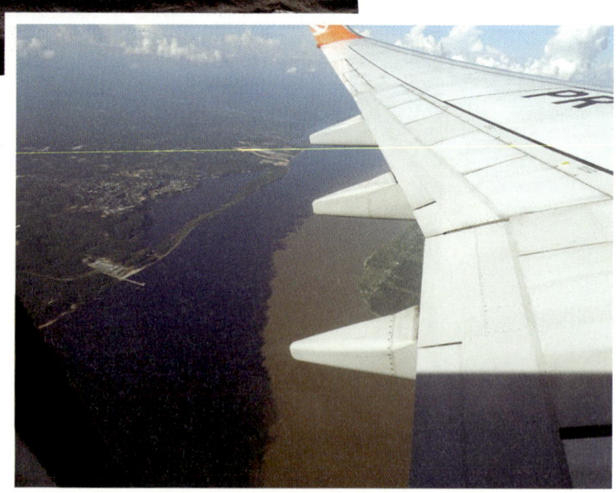

그러나 그것도 잠시, 곧 주변의 아마존이 마구 파헤쳐져서 개발이라는 미명 아래 파괴되는 현장을 보며 우리 부부는 그야말로 비참함을 느낄 수밖에 없었다.

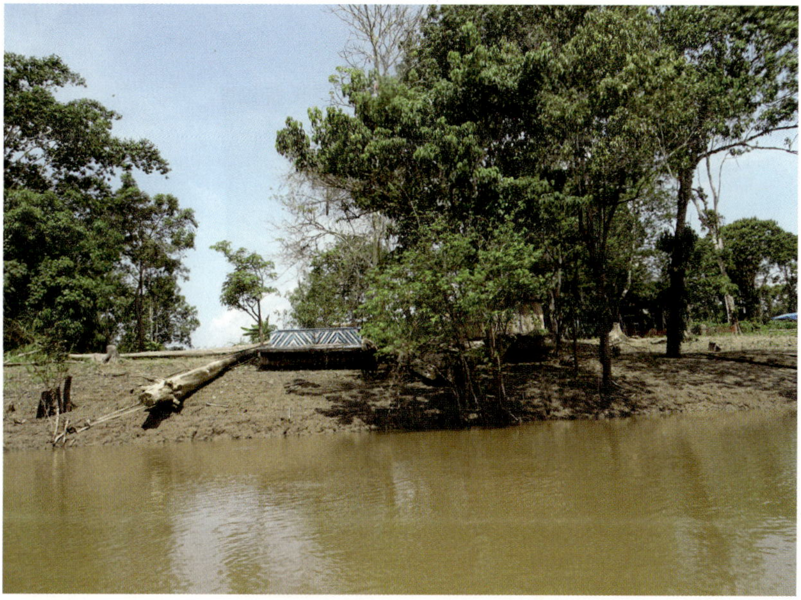

무참히 쓸어버린 아마존의 밀림

현재 대기 중 이산화탄소의 농도가 기상관측 이래 최고치이며 그 증가 속도가 놀라울 정도라고 한다. 도대체 어쩌려고 이런단 말인가? 이러면 인류는 곧 멸망하게 되고 새로운 생명체들이 무자비한 인류를 대신하여 지구의 주인이 되리라. 이것도 우리 인류의 업보인 것이다... 우리 이러한 멸망의 길로 가지 않도록 지금이라도 최선을 다해 뽀뚜, 아니 아마존을 지켜야 하지 않을까?

우리 부부는 마지막 날 가이드도 가보지 않았다는 아마존 밀림의 폭포를 갔었다. 울창한 수풀을 뚫고 폭포에 다다르니 세상에... 브라질이 커피가 많이 난다는 말은 들었지만 물 색깔도 커피일 줄이야! 그리고 거품도 마치 카푸치노 거품 같았다.

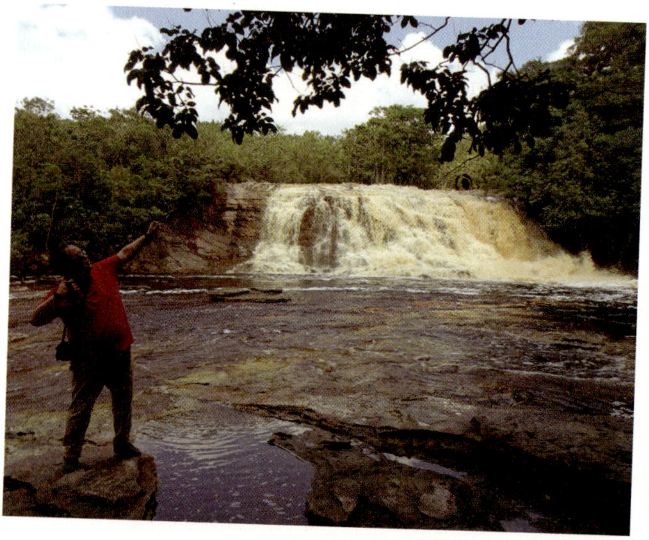

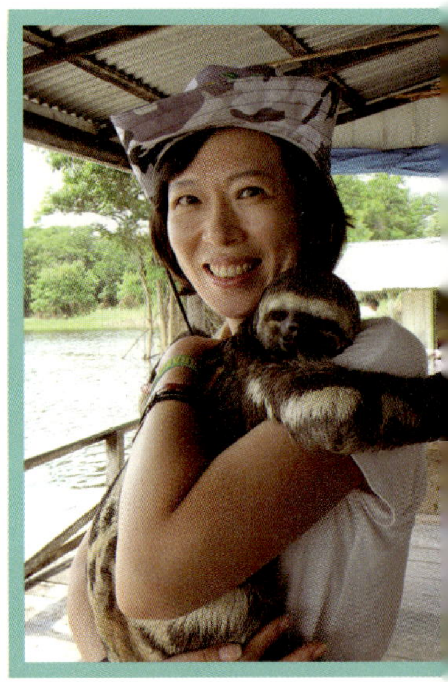

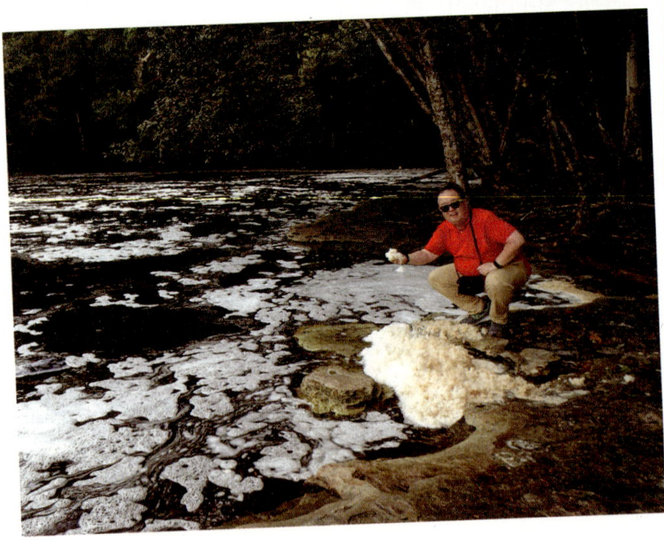

아주 예쁜 갈색 폭포였다. 누가 아마존을 두렵다고 했는가? 아마존은 우리 부부를 너무도 따뜻하고 평화롭게 맞아주었을 뿐이다. 신선한 공기, 때묻지 않은 순결한 동, 식물들... 이것이 우리 부부가 직접 체험한 아마존의 모습이었다. 세속에 찌달려 온통 까맣게 되어 버린 저자는 이러한 순수 아마존 앞에서 몹시 부끄러웠고, 그나마 깨끗한 아마존에서 느낄 수 있었던 쾌청한 마음을 오랫동안 간직해야겠다고 다짐해 본다.

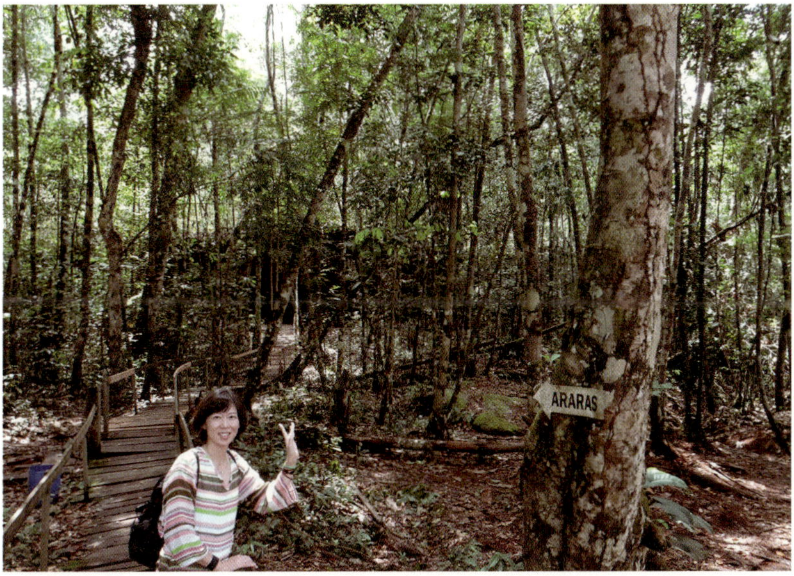

다음은 장애인 올림픽을 참관하러 우리 부부가 아마존을 거쳐서 갔었던 세계 3대 미항 중 하나인 '리우데자네이루'의 비경들에 대한 이야기이다. 그러나 안타깝게도 그 유명하다는 '빵산'에서의 노을을 보지 못하는 사태가 발생하는데...

Episode 3. 리우에서 '빵산'에 못가는 사태 발생!

리우데자네이루는 나폴리, 시드니에 이어 3대 미항이란다. 역시 그랬다. 이 곳은 '문희철'씨라는 우리 일가가 오래전 이민 와서 무역업과 관광업을 하며 성공한 한인 사업가로 있는 곳이기에 그 분의 전문적이고 안전한 가이드로 행복한 여행을 할 수 있었다. 코르코바두 언덕의 예수 상, 정열의 쌈바 춤이 넘쳐나는 코파카바나 해변과 이빠네마 해변...

리우데자네이루 전경, 볼록한 산이 빵산이다.

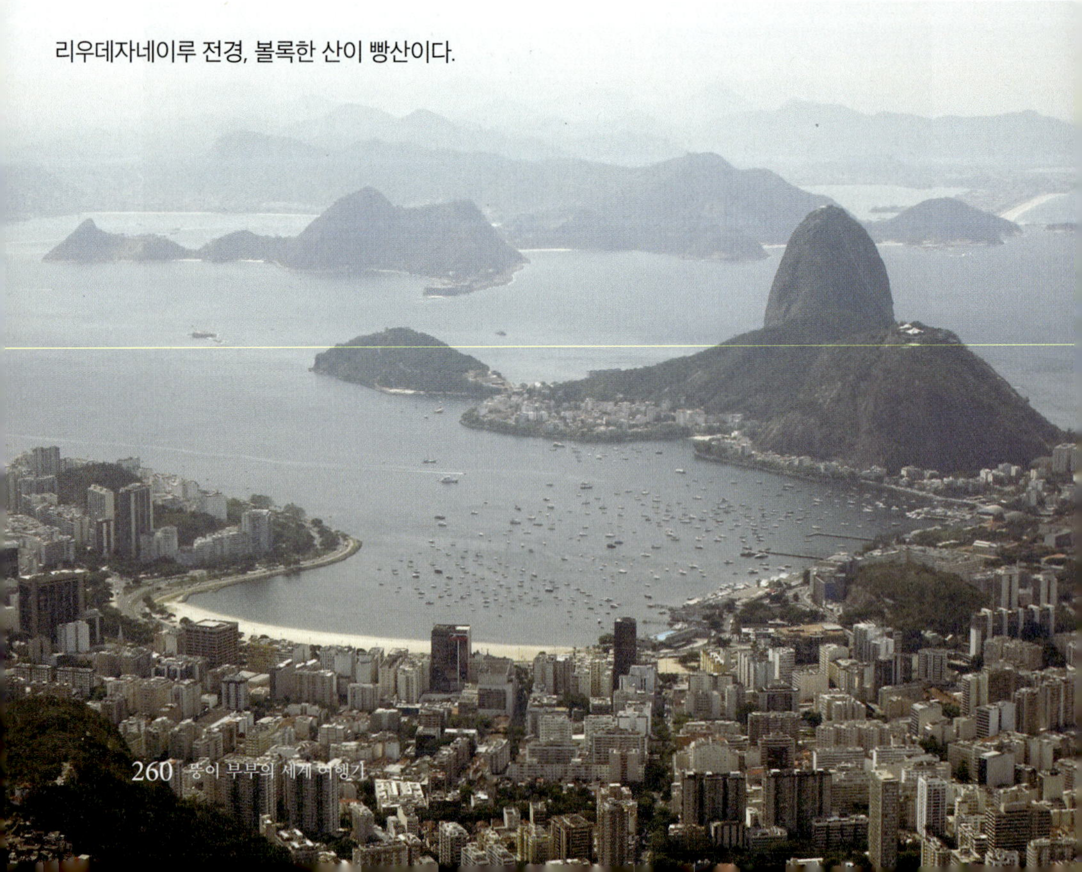

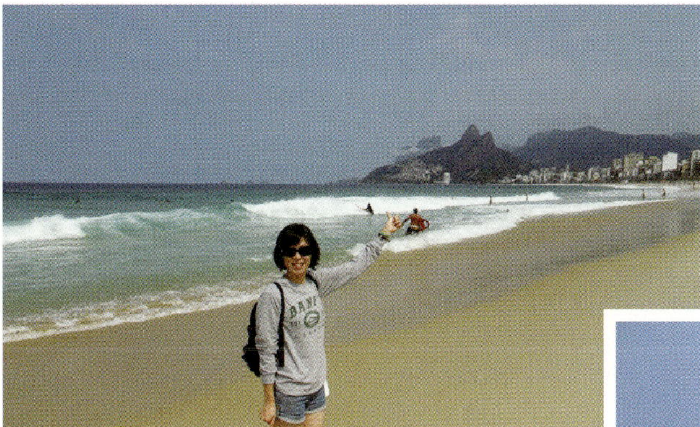

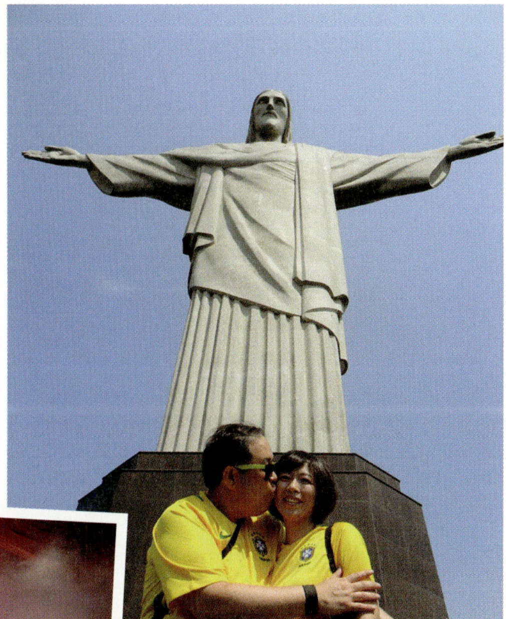

코루코바두 언덕의 예수상에서 키쓰 씬을!

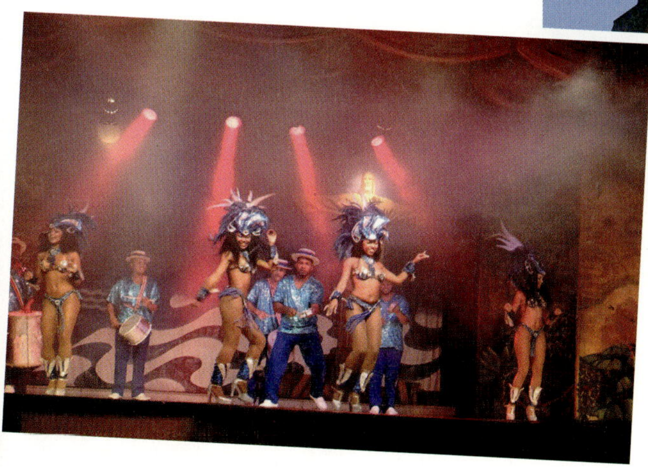

너무나 멋졌다! 그런데 한가지 이상한 것은 해변에 바다 특유의 냄새가 나질 않으며, 또한 수영하면서 맛 본 바닷물이 짜질 않다는 것이다. 참 이상했지만 문 사장님의 설명을 들으니 이해가 되었다. 이유는 바로 남극의 빙하가 녹은 물이 내서 이쪽으로 해류를 타고 흘러들어오기 때문이란다. 이것도 지구 온난화와 관련이 있다니 인류의 환경 파괴가 심각하기는 꽤 심각한가 보다...

우리 부부가 리우에 오기 전에 여행기 책을 보니 '빵산의 노을'이 그렇게 멋있다며 남미 7대 비경 중 하나라고 적혀있었다. 낮에 코르코바두 언덕에서 저 멀리 있는 빵산을 바라볼 수 있었는데 그 모양이 특이했고, 노을이 질 때 바로 이 산을 올라 리우의 야경을 봐야 하는 것이다. 그래서 저자는

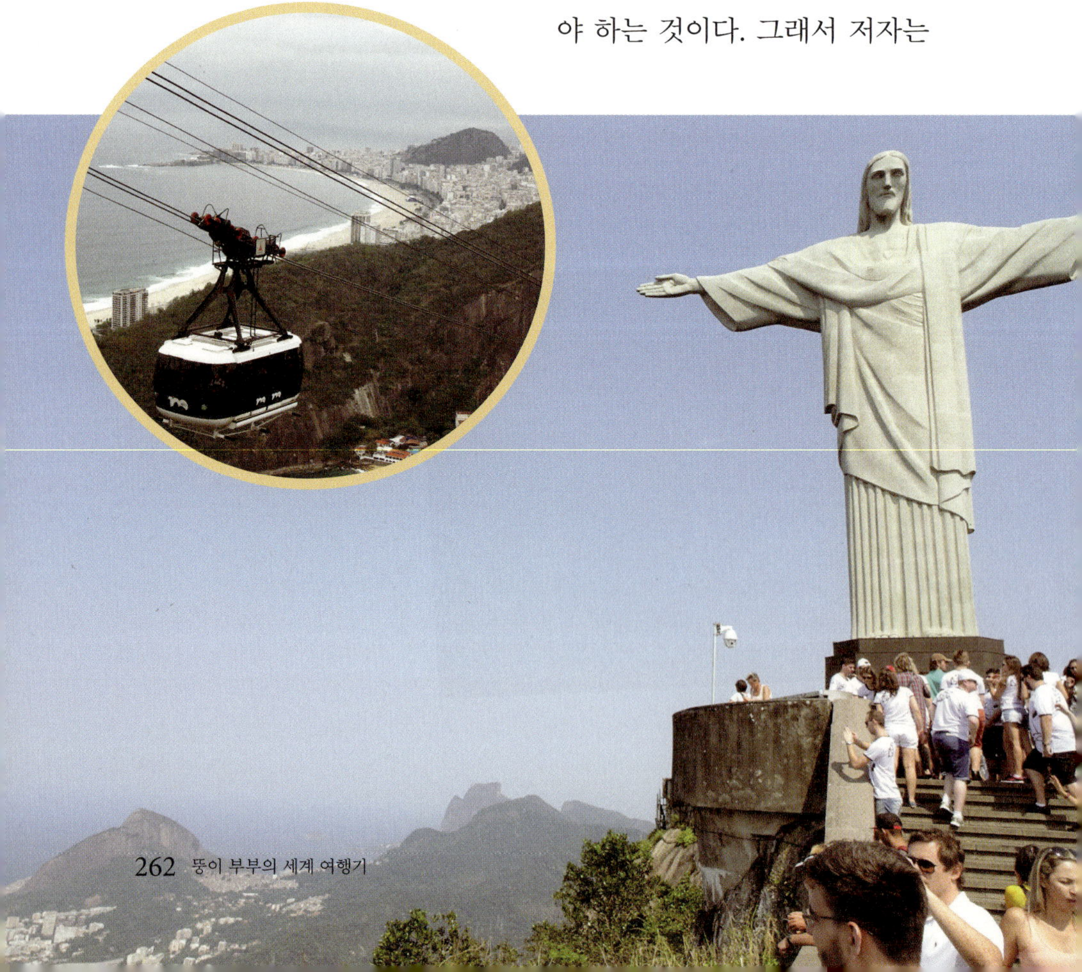

반드시 이 비경을 보리라 벼르고 있었는데...

우린 우선 장애인 올림픽 기간이라 그래도 한국 선수들을 한번은 응원해야겠다고 마음먹고 경기장을 찾았다. 올림픽 본 게임은 이미 끝났지만 우리 부부가 놀랐던 것은 장애인 올림픽의 열기가 대단하다는 것이었다. 그리고 브라질 정부와 경찰의 관리, 경비도 매우 철저하였기에 장애인 올림픽이라고 해서 등한시 하는 모습은 전혀 찾아볼 수 없었고, 이런 분위기 때문에 우리 부부는 마치 본 게임을 보는 양 착각할 정도였다. 리우의 치안이 잘 안되어 무서운 도시라고 이야기 들었건만 전혀 그런 느낌을 가질 수 없을 정도로 안전했다.

마침 오전부터 우리나라 여전사들이 출전하는 양궁 경기를 시작하기에, 앞서 말한대로 빵산에서 내려다보는 리우의 야경이 멋있다고 해서 노을이 지는 시각에 맞추어 빵산에 올라가는 것을 실행하기 위해 경기장 가는 일정을 오전에 맞추었다. 즉 오전에 3시간가량 한국 선수들이 출전하는 양궁 경기장에 가서 응원을 하고, 늦은 점심을 먹은 후 빵산에 올라 멋진 노을과 리우의 야경을 맥주 한잔과 더불어 감상하기로 하였는데 이 날이 우리 여행의 마지막 밤이라 반드시 이 계획대로 진행이 되어야 하고 또 그대로 되리라 믿어 의심치 않았다. 근데 웬걸... 빵산에 결국 못 갔다...

그 이유는 이태리, 폴란드, 이란 등 각국의 많은 응원단들이 경기장을 메우고 열띤 응원을 하고 있었는데 우리나라 응원단은 무려... 3명.

우리 일행이 전부였나! 이게 뭐란 말인가? 정말 우리 국민은 이 정도 밖에는 되지 않는다는 것인가? 비인기 종목에 전혀 관심도 없다가 올림픽 때만 열광하고, 그러다 실수라도 하면 메달 못 땄다고 선수에게 욕하고... 한심한 족속들. 장애인 올림픽엔 아예 무관심한, 우리의 부끄러운 자화상이다. 정부와 국민들은 대체 뭘 하고 있다는 말인가? 그래서 우린 도저히 이 자리를 떠날 수 없었다. 우리마저 없다면...

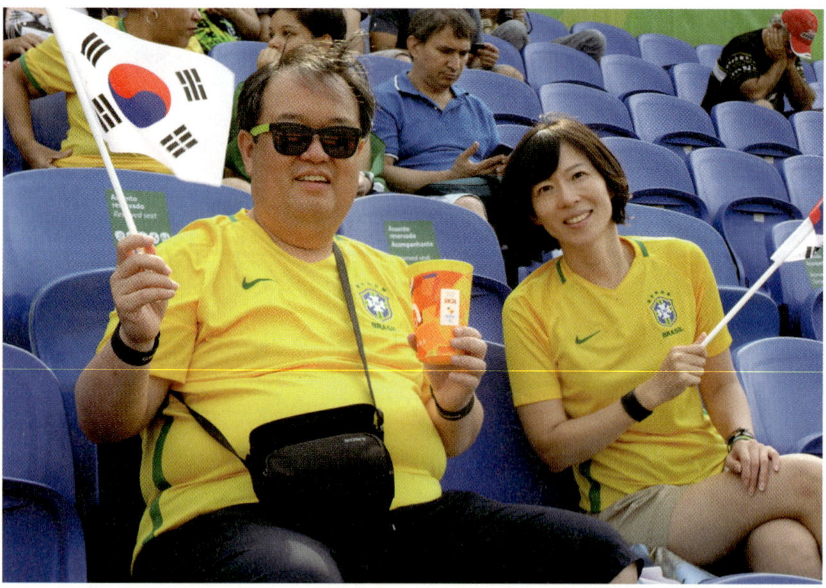

믿겨지지 않았지만 장애인 올림픽이 그냥 올림픽에 비해 전혀 손색없게 화려하게 치루어지고 있었으며 경비도 곳곳에 군인들이 보호해주고 객석도 꽉 찼다. 성숙한 사회가 되려면 장애인 등의 약자를 배려해 주는 체계가 필수이며 이러한 배려와 지원이 없다면 격이 떨어지는 국가가 아닐 수 없다!

예선을 거쳐 준결승, 결승까지 아름다운 한국의 낭자들은 최선을 다해 싸웠지만 결국 아쉬운 4위. 우린 저녁 8시까지 태극기를 흔들며 목이 터져라 응원했고 우리 어여쁜 궁사들은 환한 미소와 손짓으로 우리에게 답례해 주었다. 승패가 뭐가 중요하겠는가? 최선을 다한 그녀들이 너무나 아름다웠다. 난 일반 선수들 경기보다 더 감동적이고 멋진 모습을 보고 있는 것이다. 다른 국민들의 응원에 비해 너무나도 초라했던 우리 응원에 힘내서 외롭게 싸웠던 그녀들의 모습을 보니 어느덧 우리 부부의 눈가엔 눈물이 촉촉히 배어있었다.

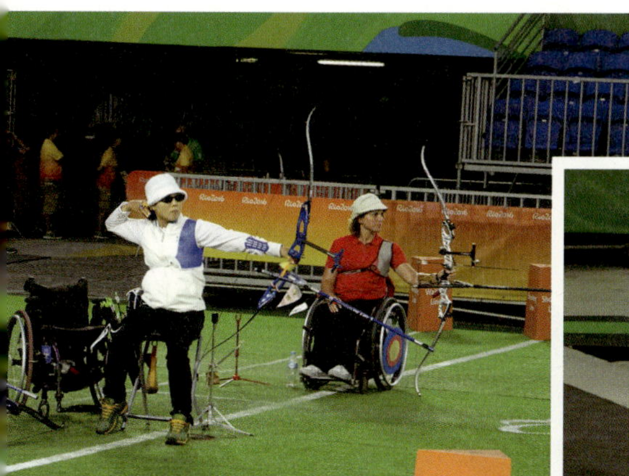

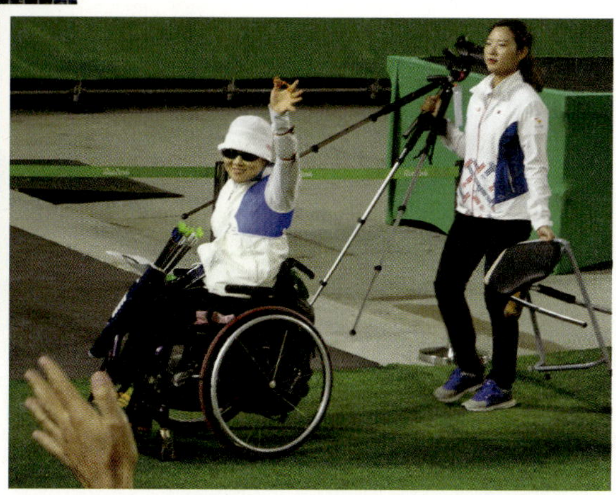

그런데 빵산 야경은 비록 포기하였지만 엄청난 선물 한가지! 현지 국영 TV 방송이 경기장의 큰 전광판에 실시간 중계되고 있었는데, 아이고! 우리 부부의 응원 장면이 여러번 방송되는 게 아닌가! 너무나 감격... 우리의 작은 응원이 지나치게 크게 보납받는 것 같아 미안했다. 그러나 이에 그치지 않았다. 세상에 ESPN 기자라며 카메라를 들이대고 리포터가 저자를 인터뷰하는 것이 아닌가! 우리 부부는 세계 방송에까지 출연할 수 있었던 것이다. 브라보~~

결국 아쉽게도 빵산 야경을 포기해야 하였지만 우리나라를 대표하여 응원하였고 선수들에게 힘이 되어 주었다는 것이 너무나도 감격스러웠다. 우리 모두 장애인에 대한 관심과 배려에 좀 더 신경을 쓰고 노력해야 할 것이다. 그런 마음이 있어야 결국 자연도 사랑하게 되고 지킬 수 있는 마음까지 연결되지 않을까?

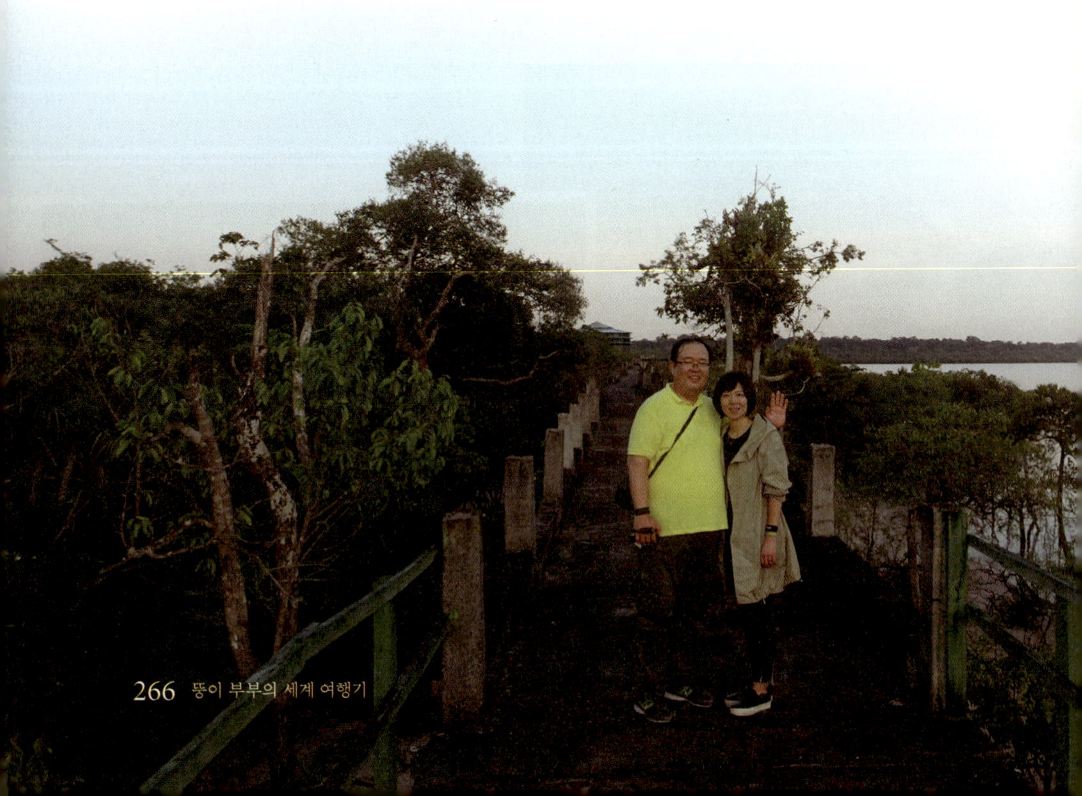

우리 부부는 문사장님의 따뜻한 환송을 받으며 리우 공항을 떠났다. 비행기 안에서 다시 한번 아마존을 내려다 볼 수 있었는데 처음 올 때 보던 낯선 밀림이 아닌, 왠지 정답고 지켜주어야 할 것 같은 그런 아마존이었다. 우리 부부는 이 아마존이 오랫동안 지구의 허파로서 신선한 공기와 자연을 우리 인류에게 선사해 주기를 간절히 바래본다.

셀라론 계단에서...

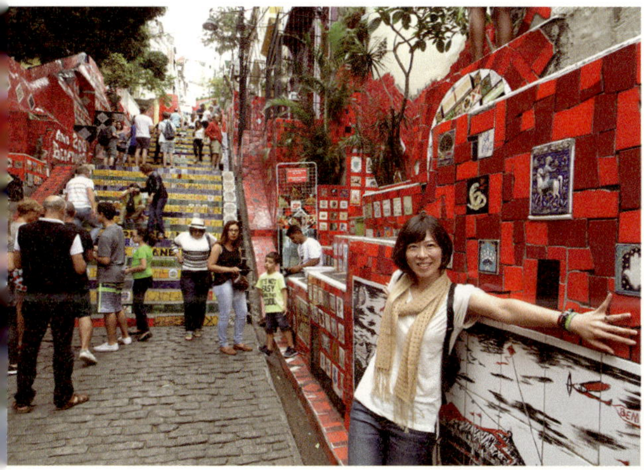

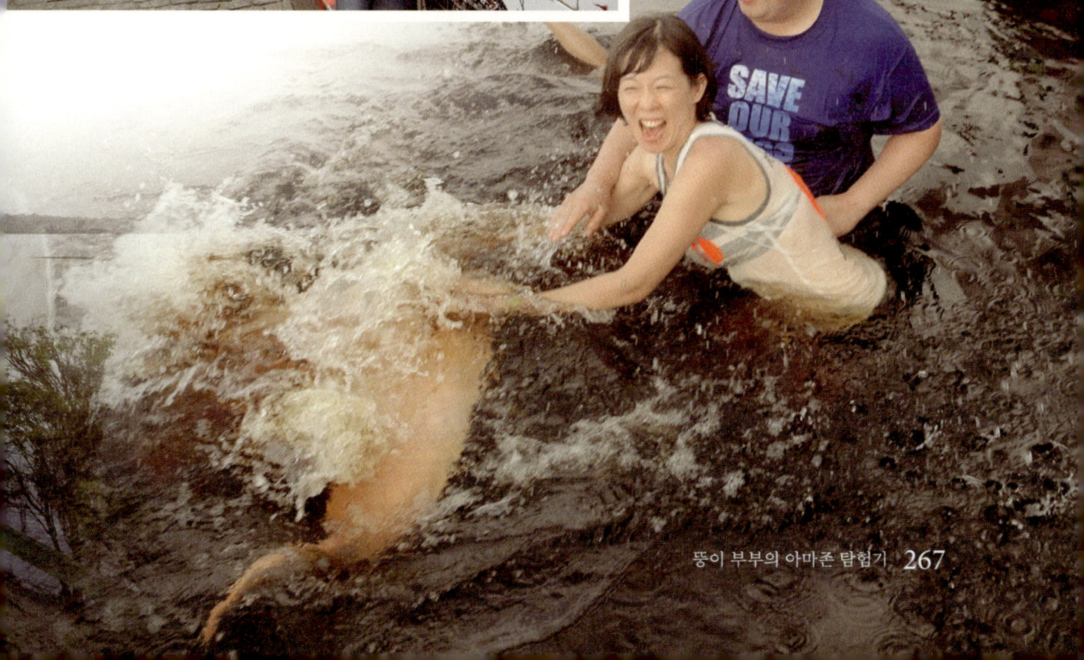

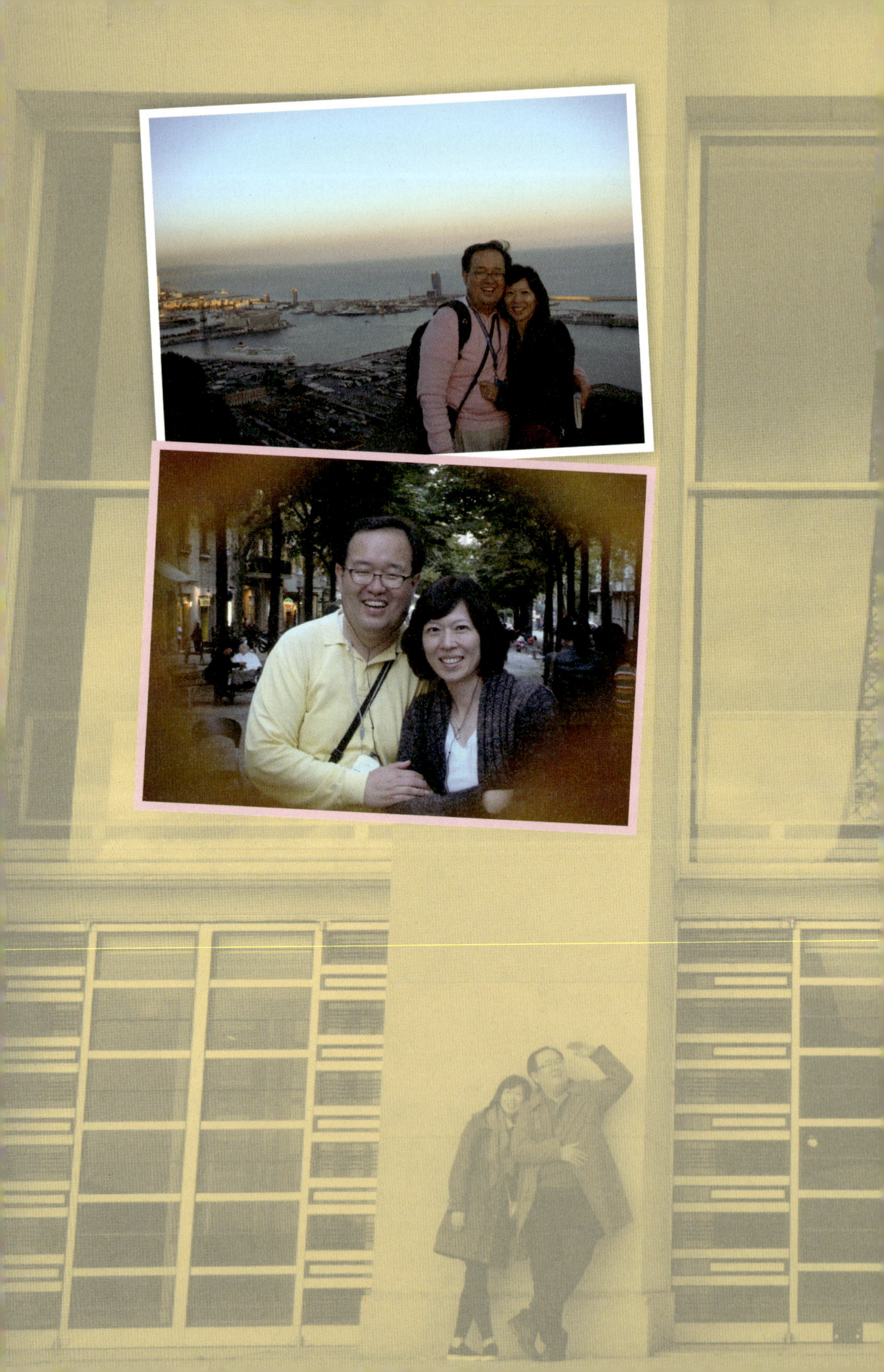

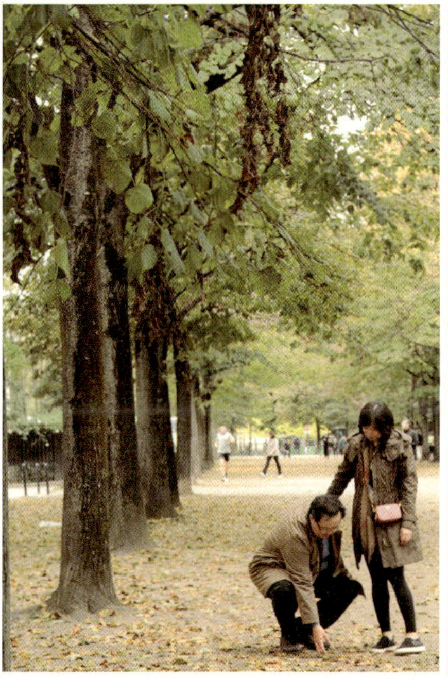

뚱이의 일상

Episode 1. 어느 책 장사꾼 이야기

사실 한 길만을 오랫동안 묵묵히 걸어간다는 것은 쉽지 않은 일이다. 영창출판사 한동훈 사장도 그렇다. 무려 42년간을 외골수로 의학서적계에 몸담고 있으니 대단한 일이 아닐 수 없다. 그러나 그가 '책 장사꾼'이 될 수밖에 없었던 이야기를 들으면 가슴이 아파진다. 그는 꽤 공부를 잘했던 모양이다. 70년대 초 대학 입학 예비고사에서 연, 고대를 진학할 정도의 성적을 받아냈으니 말이다. 그러나 그는 대학 입학을 포기하게 된다. 그 이유는 바로 그의 '어머니' 때문이다.

어머니가 당시 갑자기 암에 걸려 수술을 받아야 하는 상황에 처해졌던 것이다. 유복자로 태어난 그는 홀어머니 외아들로서, 찢어지게 가난하였기에 '모자원'이란 일종의 국가 수용 시설에서 어머니와 그, 단둘이 지내며 자라야만 했다. 당시 여자들이 할 수 있는 직장이 많지 않았던 터라 어머니가 일을 구하는데 많은 어려움이 있었는데도 불구하고 어렵게, 어렵게 어머니가 아들의 대학 학비를 모아두었었는데 고생을 너무 많이 하신 탓인지 갑자기 암에 걸려 생사의 기로에 놓이게 된 것이다. 당시는 의료보험이 없을 때이다. 수술비가 턱 없이 비쌌기에 한 사장은 등록금으로 모아 둔 목돈으로 어머니를 수술시킬 수밖에 없었고 그 후 할 수 없이 그는 생업 전선에 뛰어들게 되었는데 처음 취직했었던 곳이 바로 의학 서적 회사였던 것이다. 그렇다, 그는 '고졸'이다. 그러나 누가 그를 고졸이라고 무시할 수 있겠는가... 그는 서울대생보다 더 큰 효심을 가진 아름다운 사람인 것을.

그의 책상을 보면 항상 어머니 사진이 작은 액자에 담겨 놓여 있다. 다른 사진이나 장식은 책상 위에 하나도 없는데 말이다... 어머니는 오랜 투병 생활 끝에 결국 돌아가셨고 한 사장 혼자 이 험한 세상에 남게 된다.

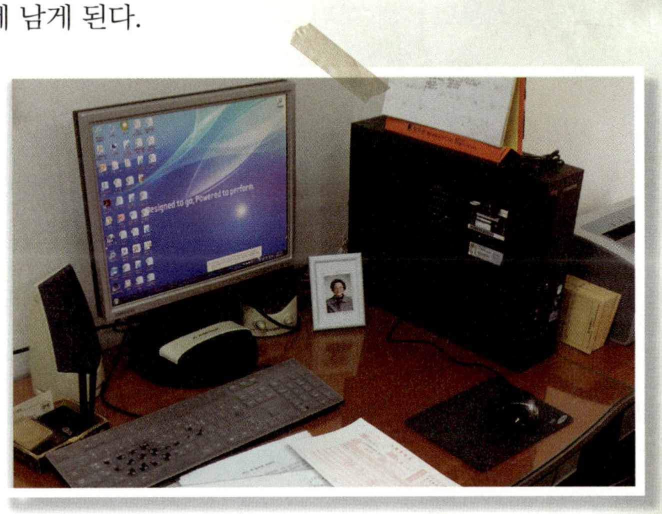

70년과 80년대는 외국 원서를 그냥 마구 복사해서 책으로 만들어 팔던 시절이다. 그런 환경에서 의사들을 만나며 책 영업을 하는 영업 사원으로 그는 열심히 일하였고, 그 후 '영창출판사'를 차려 독립하기에 이르지만 IMF 때 쫄딱 망하게 된다. 그러나 그는 더욱 열심히 정진하여 어려운 고비를 슬기롭게 넘기고 결국 지금의 자리에 이르게 된 것이다.

그가 의사들을 대하는 태도는 한 마디로 '섬김'이다. 옆에서 봐도 안쓰러울 정도로 아들 뻘도 안되는 젊은 의사들에게도 정말 진심으로 고개 숙여 예를 표하고 책에 대해 공손히 이야기를 꺼낸다. "뭘 그렇게 오버해서 인사를 해요?" 옆에서 저자가 물었다. "오버는 아니구요, 진심입니다. 사람을 고쳐주시는 훌륭하신 분들이신데 저 같이 미천한 것이 당연히 하늘같이 의사 선생님들을 모셔야죠." 이런 대답은 그의 '진심'이다. 저자가 이 출판사에서 몇 권의 책을 출간하는 동안 지켜보았는데 이런 섬김의 마음은 그의 진정한 근본 바탕이다. 그는 또한 의학이 이 세상에서 가장 신성한 학문이라고 우직하게 믿고 있다. 언젠가 이런 에피소드가 있었는데, 저자가 집필 후 책으로 인쇄한 것을 받아보니 인쇄 상 약간의 문제가 발생하였다. 그냥 넘어갈 수도 있는 문제였는데, 저자 입장에서 책이란 자식과도 같은 존재여서 저자의 마음이 상당히 슬펐던 것은 사실이다. 그러나 다시 다른 인쇄소에서 1000부를 인쇄한다면 출판사에 막대한 손해가 발생할 것이니 말도 못하고 혼자 끙끙 앓고 있었는데, 아마도 한 사장이 출판사 직원으로부터 그러한 이야기를 전해들은 모양이다. 당시 일요일이었는데 아침 일찍 저자에게 전화하더니 "이건 의학서적입니다. 조금이라도 문제가 있는 책을 선생님들께 드려서는 절대 안 되지요. 지금의 1000부는 폐기처분 하겠습니다. 다른 더 좋은 인쇄소에서 다시 찍을게요." "아니, 무슨 말씀을 하시는 거에요! 그럼 손해가 얼마인지 알아요? 그렇게 비용을 써야 할 정도의 문제는 아닙니다." 저자가 놀라 강력히 말렸지만 그는

“아닙니다. 가장 최고의, 최선의 책만을 선생님께 드려야 한다는 소신을 깨뜨릴 수는 없습니다. 지적하신 문제를 보완하여 다시 인쇄해 드리겠습니다.” 세상에... 책 한권 팔아서 얼마나 남는다고... 이런 무모한 사람이 바로 한 사장, 바로 ‘책 장사꾼’인 것이다.

그동안 저자의 책들이 베스트셀러가 되었기에 저자가 강연이 있는 여러 학회의 출판사 부쓰에 같이 서면서 독자들에게 저자 싸인도 해드리고 하며, 그의 일상을 지켜볼 수 있었는데 그를 괴롭히는 것이 있었다. 다름이 아닌 일부 의사들이었는데 내가 봐도 별로 흥행에 성공하지 못할 아이템을 가지고 책으로 만들라고 조르는 사람들이다. 그런데 더 기가 막힌 것은 한 사장은 그 모두를 웃으며 기쁘게 받아들이고 책으로 만들어 준다는 것이다. “저런 걸 왜 만든다고 해요?” 이렇게 저자가 물으면 “선생님들의 소중한 지식이 담긴 책인데 무언들 마다하겠습니까.” 한번 인쇄하면 기본 세팅이 1000부이다. 그러나 이렇게 찍는 책들 중 어떤 것은 불과 수십 부만 팔리고 나머지는 결국 폐기처분을 한다니 정말 어리석은 일이 아닐 수 없다. 당연히 인쇄비만 날리게 되는 것이다. 그러니 그가 돈을 벌었을 리 만무하고 지금도 마티스를 타고 다니는 가난한 ‘사장’으로 지내고 있다. 그는 이렇게 이익은 생각하지 않고, 그가 최고로 믿고 있는 ‘의학’에 기여한다는 사명감으로만 가득 차 있는 ‘돈키호테 책 장사꾼’인 것이다.

그는 작은 소망이 하나 있다. 그의 어머니 이름을 딴 ‘정상 장학회’를 만들고 싶어한다. 그래서 자기처럼 가난해서 학업을 이어가기 힘든 의대생이나 수련의들에게 도움을 주기를 원한단다. 지금처럼 퍼주기식 영업을 해서 과연 가능할지 모르겠다만... 저자도 한 사장의 책상에 놓인 어머니 사진을 보면 꼭 그 꿈을 이루어주고 싶다는 욕심이 생긴다. '좀 더 훌륭한 베스트셀러들을 써야지...'

"도대체 한 사장이 누구야?" 이렇게 말하는 독자들도 있을 터, 정형외과 계열의 학회에 가면 언제나 부쓰에서 환하게 웃으며 큰 소리로 이렇게 말하는 그를 만날 수 있을 것이다. "안녕하세요, 선생님. 영창입니다!"

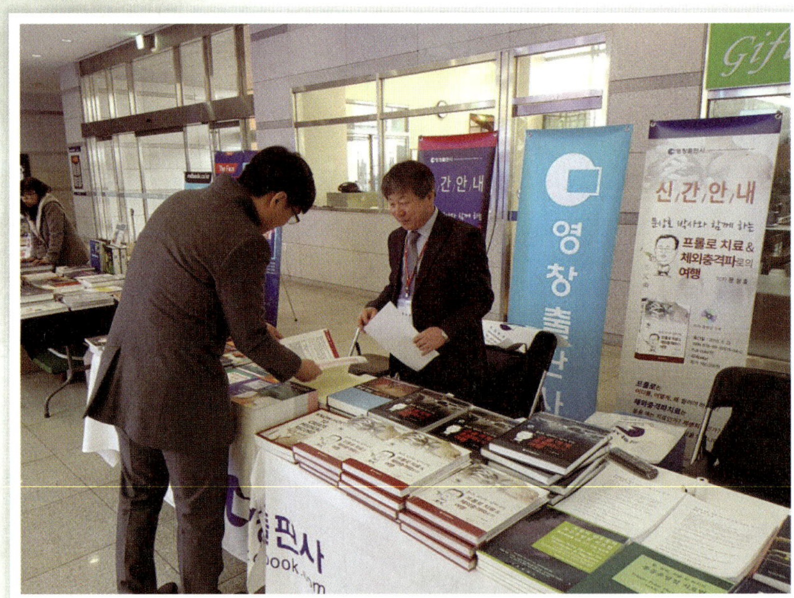

Episode 2. 뚱이가 절름발이 써젼(surgeon)이 된 이유

어떤 친한 벗이 저자에게 "자네는 수술은 안 하고 시술만 해대니 절름발이 써젼이군."이라며 놀린다. 글쎄, 뭐 틀린 말은 아니다. 화려한 술기가 난무하고 피가 튀는 전쟁터를 방불케 하는 수술방에서, 용감한 투사와도 같이 찰나의 실수도 용납되지 않는 상황 하에 힘들게 병마와 싸우는 써젼의 모습은 지금도 TV에 주인공 캐릭터로 나오면 팬들이 열광하는 그런 멋진 존재임에는 틀림이 없으니 그러한 수술을 안 하는 저자를 볼 때, 절름발이라고 생각이 들어도 과한 것은 아니리라. 그런데 저자는 하나도 기분이 나쁘지 않다. 아니, 오히려 이런 생각이 든다. '미래를 앞서 가는데 성공했구만...' 그 이유는 다음 글을 읽어보면 알 수 있으리라.

독자들은 세계 최초의 의과대학이 어디라고 알고 있는지? 그 답을 알기 위하여 2004년 저자가 이탈리아 볼로냐에 갔었던 기억을 떠올려 보겠다. 그 곳에서 열렸던 세계 학회에서 저자가 논문을 발표하기 위하여 장시간의 비행을 거쳐 볼로냐에 도착하였는데, 역시 이탈리아의 학회는 항상 저자에게 만족을 준다고 그 때에도 생각했다. 왜냐하면 학회 후 저녁마다 고풍스런 옛 로마시대 성 같은 건물에서 만찬이 열리곤 했기 때문이다. 저자가 뚱뚱한게 다 이유가 있다고? 그런가...

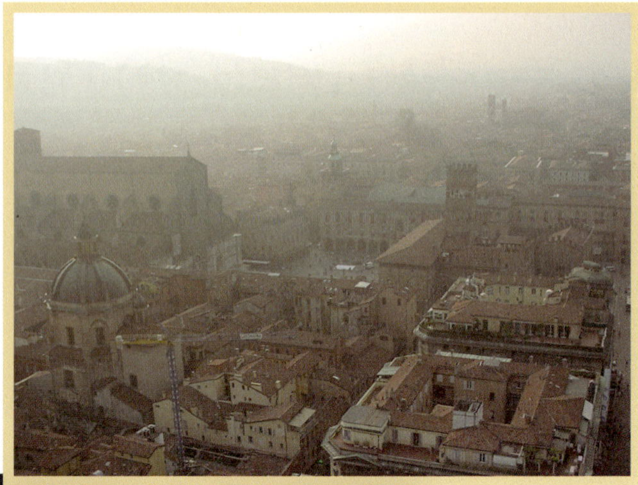

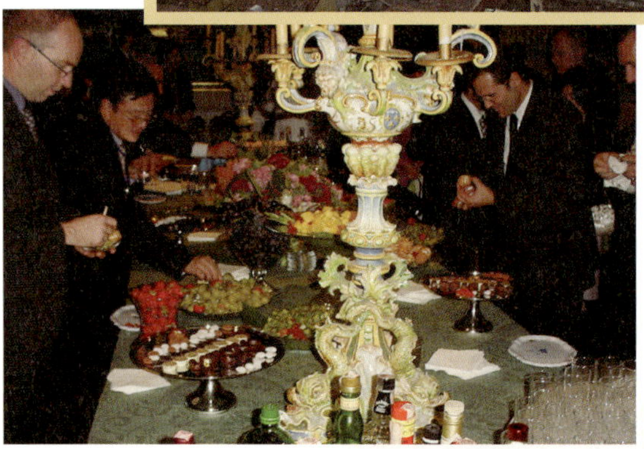

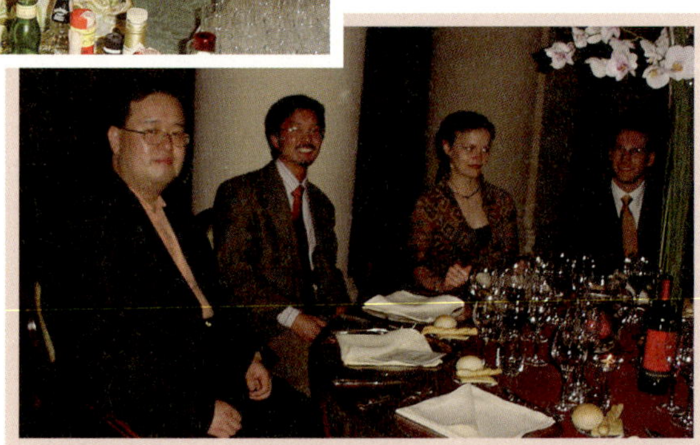

발표를 무사히 마치고 나서 학회가 주관하는 시내 투어를 한 적이 있는데 저자는 세계 최초의 의과대학이 여기에 있다는 것을 처음 알게 되었다. 'The School of Medicine and Surgery in

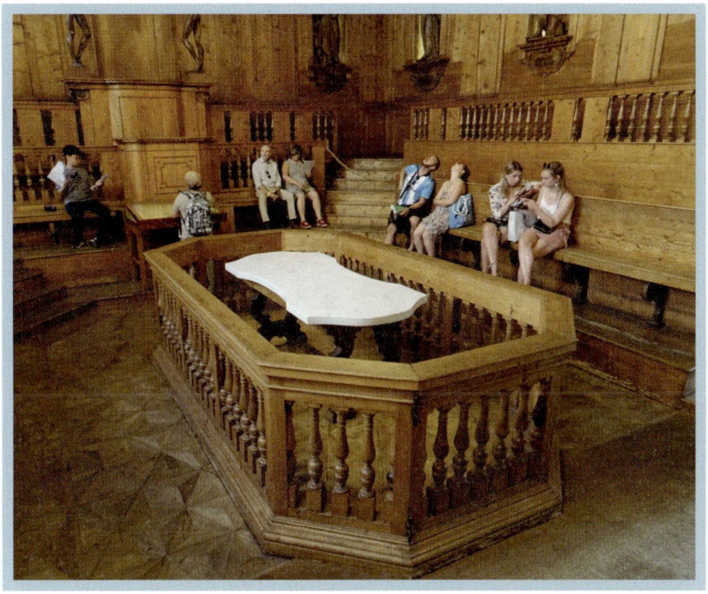

Bologna university'라는 이름으로 최초의 의과대학을 1088년 개교하였던 것이다. 그런데 의과대학 투어 도중 그 안의 수술실을 보고 저자는 소스라치게 놀라게 된다. '이런 무식하고 잔인한 일이 있었다니...'

위 사진의 하얀 테이블에 환자를 눕히고 수술이 집도되었고 그 주위에 있는 강의실 좌석에 학생들이 앉아서 참관하였다는 것이 아닌가! 마취도 없이, 소독도 없이 진행되었으며 수술이 끝나면 학생들이 일어나서 박수를 쳤다고 가이드가 설명해 주었다.

'세상에...'

그 당시 수술은 주로 '사지 절단술'이었다고 한다. 팔, 다리를 자르는 것이 주된 수술이라니 어처구니가 없게 느껴졌다. 그러나 이런 생각은 저자의 오만한 착각에 불과하다. 이 시대는 항생제가 없었던 시기이고 따라서 각종 세균 감염에 의해 어리고 젊은 나이에도 사망하는 사람들이 많았으며 평균 수명이 20대에 머물렀었던 때이다. 이 시기에는 의복이나 신발도 마땅치 않은 상태에서 육체적 노동이 많았으니 자주 손과 발이 찔리고 피부가 찢어지는 외상을 입었는데 그런 와중에 세균 감염이 되거나 곪아서 농양(고름집)이 되어도 항생제가 없으니 그저 자연 치유되는 것을 기대하며 누워 있을 수밖에 없었으며, 그러다가 세균들이 퍼져서 골수염, 더 나아가 패혈증(세균이 혈액을 타고 전신으로 급격하게 퍼지는 상태)이라도 되면 그냥 죽어야만 했었던 안타까운 시대였던 것이다. 그러나 그러던 시절에도 의사들은 있었고 어떻게 하던 생명을 구하려 노력했었는데 그 중 하나가 바로 감염된 사지를 빨리 절단하여 더 이상 세균이 퍼지지 않도록 함으로써 패혈증을 방지하여 목숨을 구하는 바로 이러한 '사지 절단술'이었던 것이다. 마취제가 없었다. 그러므로 수술 시 느끼는 환자의 고통이 얼마나 대단했을까? 그래서 빨리 수술을 마치는 방법을 의사들은 부단히 수련하였으며 수술을 빨리 끝낼수록 명의라고 평가받았고 수술 후 학생들의 박수도 그만큼 커졌었다고 전한다. 그 당시로서는 유일하게 생명을 구하는 방법이 절단술이었고 고통의 시간을 줄이려고 빨리 수술을 마칠 수 있도록 그 당시 의사들은 피눈물 나는 노력을 하였었던 것이다. 그렇다. 그들은 그 당시에도 빛나는 노력으로 환자들의 생명을 구했던 위대한 써젼(great surgeon)임이 분명한 것이다. 항생제와 고급 마취제가 즐비한 현대 의사라고 해서 건방지게 그 당시 의사들을 원시적이라고 비웃는다면? 그렇게 비웃는 의사는 자기가 모자라도 한참 부족한 의사임에 틀림없을게다.

그런데 볼로냐에서 그 수술실에 있었을 때 갑자기 스치는 엉뚱한 생각이 하나 있었다. 그 당시 저자가 하고 있었던 수술들을 1000년 후 후대의 의사들이 볼 때는 어떨까? 혹시라도 척추 뼈를 뜯어내고 나사를 박는 저자를, 마치 지금의 의사가 절단술을 '라이브'로 하던 1000년 전 의사를 바라보듯이 하지는 않을까? 두려웠다. 그 '두려움'이 세 권의 베스트셀러를 쓰게 되기까지의 저자를 만들었는지도 모를 일이다. 왜냐하면 그러다가 문득 이런 의문이 들었기 때문이다. '그렇다면 후대의 의사들은 과연 어떤 치료를 하고 있을까?'

'꼬리뼈'에는, 아주 깊은 곳에 위치하는 척추에 매우 쉽게 다다를 수 있는 '게이트'가 있다. 피부 바로 밑에 있어서 접근하기가 매우 쉬운, 신이 내린 선물 같은 게이트이지만 그 입구가 아주 작기에 아직 현대 기술로는 많은 기구를 이 게이트로 넣지 못하는 등의 한계가 있는 것이 사실이다. 그러나 현재 기계 공학의 발전은 눈부시다. 향후 더욱 발전하여 내시경의 직경도 더 가늘어지고 해상도가 향상되며 각종 수술 기구들도 미세하고 정교해져서 꼬리뼈를 통한 작은 채널에서도 다양한 기구들이 여러 술식들을 수행할 수 있는 날이 오리라 저자는 확신한다. 만약 그런 날이 온다면 마치 심장 질환에 대해 흉부외과에서 하던 거창하고 공격적이었던 개심술이, 카테터를 이용한 국소마취 시술로 많이 대치되었듯이, 척추의 위험한 수술까지도 미래에는 꼬리뼈 게이트를 통한 시술로써 가능해지는 시대가 오지 않을까? 언젠가는 척추관 협착증 환자에 대해 치료하는 방법으로 다음과 같은 시술을 할지도 모른다. 즉 꼬리뼈 게이트를 통해서 삽입한 내시경으로 보는 시야에서 좁아진 척추관의 내부 벽을, 같은 채널로 삽입한 미세한 버(micro-burr)로써 갈아냄으로써 척추관을 넓히는 시술을 하게 되어 환자를 치유하는 날이 아마도 머지않아 도래하리라. 그러면 이 시술이 엄청 유행하게 되어 기존의 수술이 크게 줄어들 수밖에 없을 것이다. 그리고 1000년 뒤 의사들이 먼지투성이에 너덜너덜해진 저자의 책을 우연히 발견하고 '원시적이었던 1000년 전에도 미래를 예측하던 녀석이 있었네...'라고 씁쓸히 웃으며 얘기할지도?

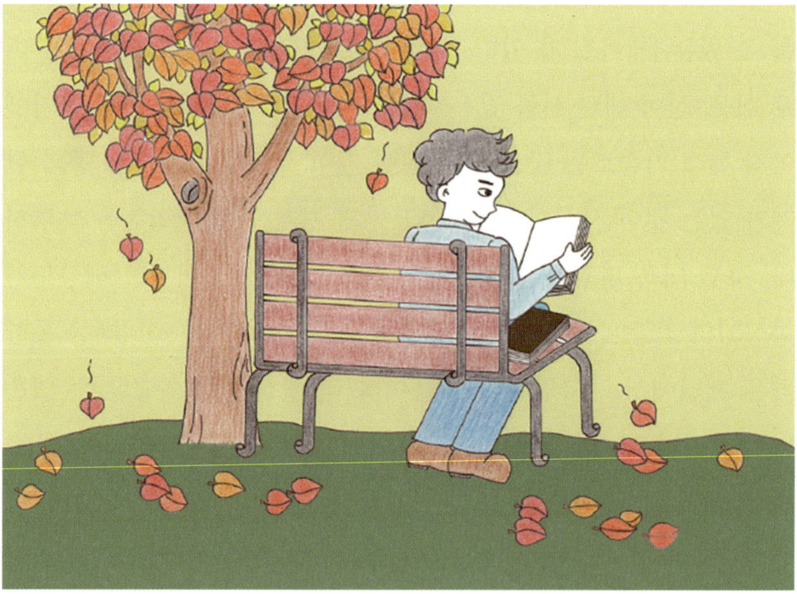

Episode 3. 캄보디아에서 만난 소년

사실 저자는 아내와 여러 나라에 의료 봉사를 하러 다니던 시절이 있었다. 포항에서 근무하던 호시절이었는데 당시에는 의료 봉사하러 간다고 하면 제약회사에서 별다른 어려움 없이 구호 약물들을 구할 수 있었는바, 지금으로 따지자면 호랑이 담배 피던 시절이라 할 수 있겠다. 현재는 거의 불가능하지만... 그 중의 한 나라, 캄보디아에 간 적이 있었는데 그 때가 2006년 늦은 봄이었다. 당시 프놈펜이라는 이 나라 수도의 공항에 내렸을 때 상당히 무덥고 짜증나는 날씨라서 뚱뚱한 저자가 가장 견디기 어려운 환경이라 아내에게 툴툴대던 기억이 있다. 저자가 근무하던 병원의 의료 봉사팀을 이끌고 여기에 온 것인데 이렇게 불평만 하다니 봉사 팀의 리더로서 자격이 매우 없는 것 같다... 쩝...

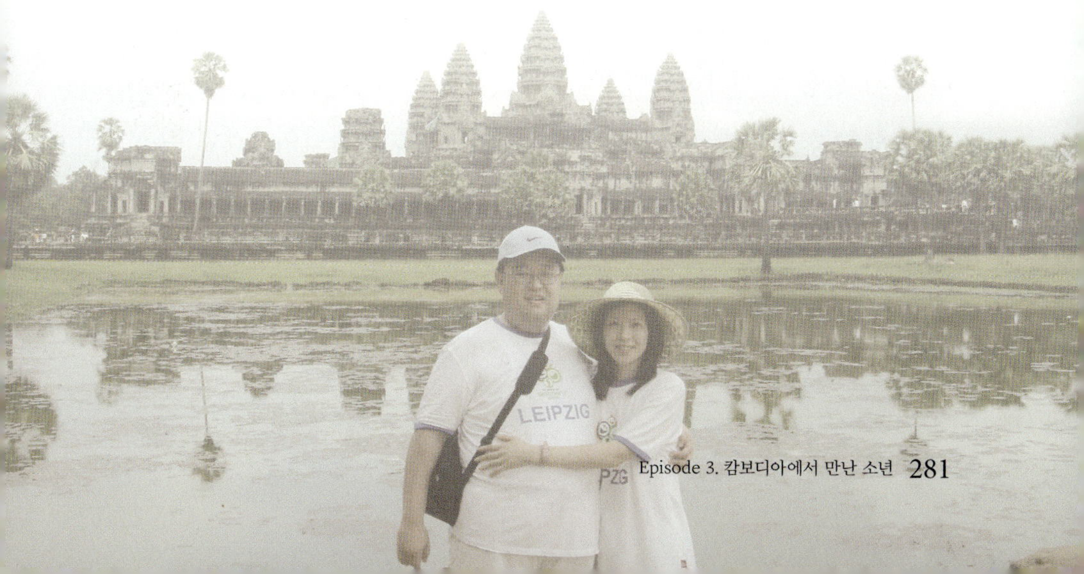

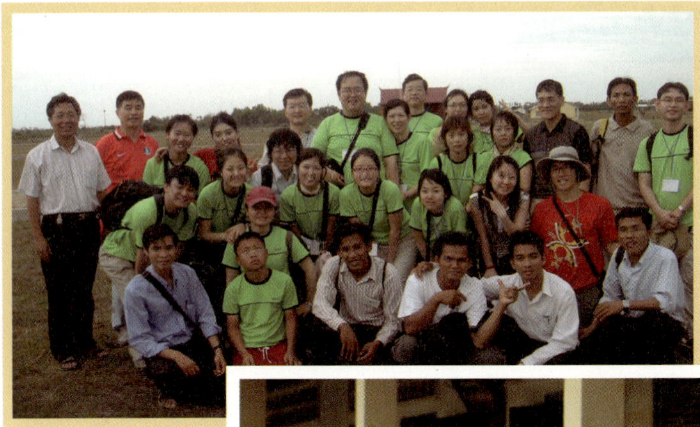

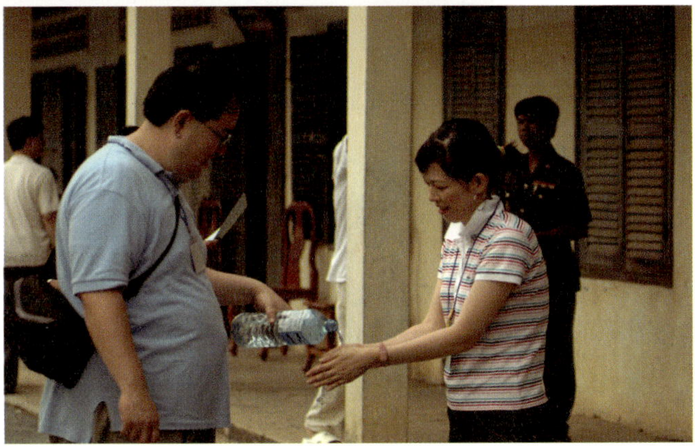

어쨌든 현지에 계시는 선교사 분들의 도움을 받아 의료 혜택을 거의 못 받고 지내는 현지인들에게, 의료 봉사 가면 으레 그랬듯이 저자는 진료하고 아내는 약국 팀에 어울려 약을 조제하는 일을 돕는 봉사 활동을 시작하였다. 여기서도 작은 수술을 국소 마취하에서 시행하곤 했는데 작은 아기들이 '육손이' 즉 손가락이 6개인 질환을 가지고 있으면 그 자리에서 국소마취하고 개중 쓸모없고 작은 손가락 하나를 절단하여 다섯 개의 예쁜 손으로 만들어 주는 그런 수술을 많이 하였다. 이게 소문이 나서 며칠이 지나자 상당히 많은 육손이 환아들이 부모의 손에 이끌려 저자를 찾아오게 되었는데, 그러던 어느 날 오후였다. 제법 큰 아이가 부모의 손을 잡고 오랫동안 순서를 기다렸다가 드디어 진료 테이블에 앉았는데 이 아이도 육손이 환자였다. 제법 크기가 큰 또 다른 엄지손가락이 보기 싫게 본래 엄지손가락에 붙어있었다.

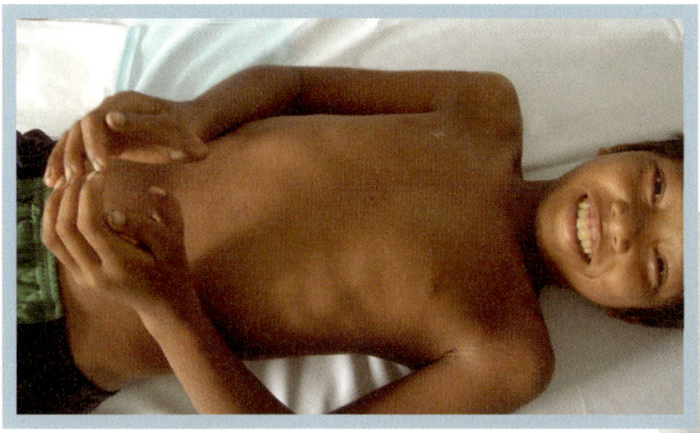

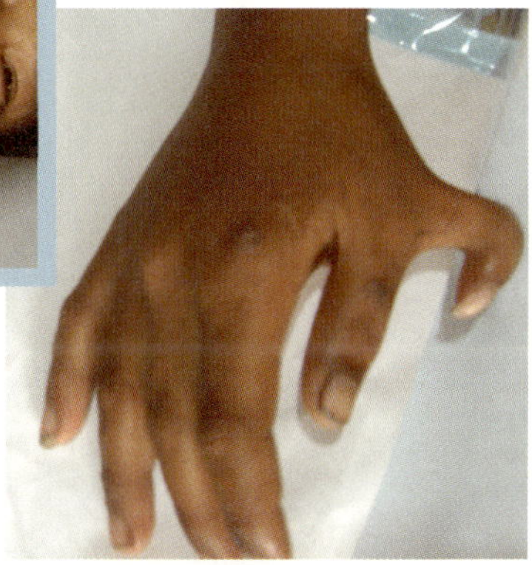

해맑은 미소를 지으며 저자를 쳐다보는, 나이가 16세라는 남자 아이와 근심 어린, 그러나 순수하고 소박한 표정과 옷차림으로 그 아이 뒤에서 서 있는 부모님. 그런데 저자는 이런 말 밖에는 할 수 없었다.

"이 아이는 너무 컸습니다. 국소 마취로 절단할 수 있는 상태가 아니에요. 아기 때나 가능한 수술입니다. 지금은 전신 마취와 현미경이 필요합니다. 큰 병원으로 가세요." 무뚝뚝하게 이렇게 답하였으며 통역을 통해 전달이 되었고 이게 저자로서는 끝이었다. 그런데... 아이 부모는 그 자리에 털썩 앉아 우는 것이 아닌가! 저자는 순간 당황하였고 통역에게 왜 우는지 물어보라고 했다. 울먹이며 부모는 통역에게 무언가 말을 하였고 그 통역으로부터 저자가 전해들은 이야기는 이러했다. "이 아이 부모는 2박 3일을 오로지 아들을 고치고자 박사님을 만나기 위하여 걸어왔다고 합니다. 여기는 대중교통이란 거의 없다고 보시면 되거든요. 그런데 안 된다고 말씀하시니 슬퍼서 운답니다." 제길... 가슴이 아팠다. 난 왜 이 모양일까?

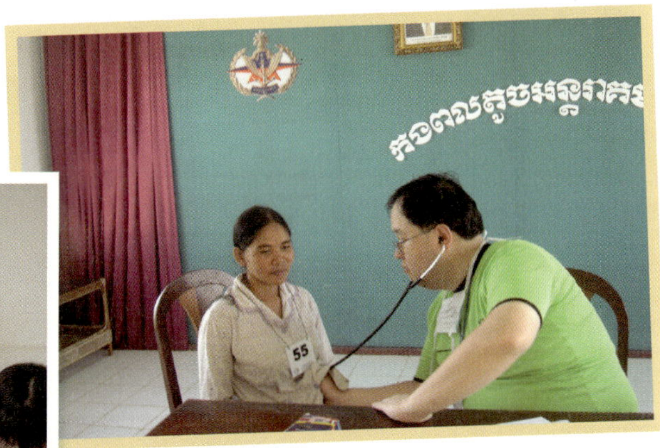

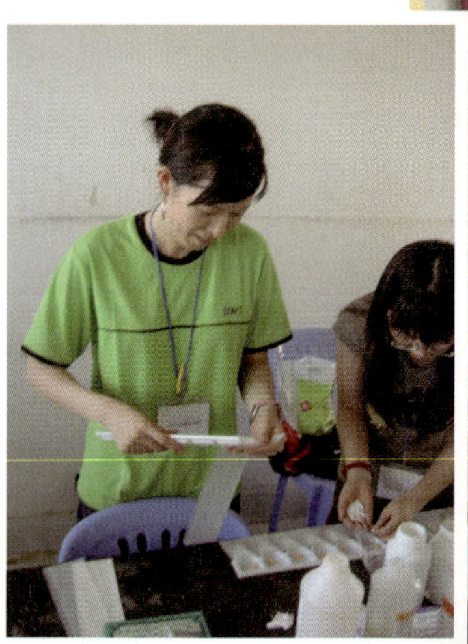

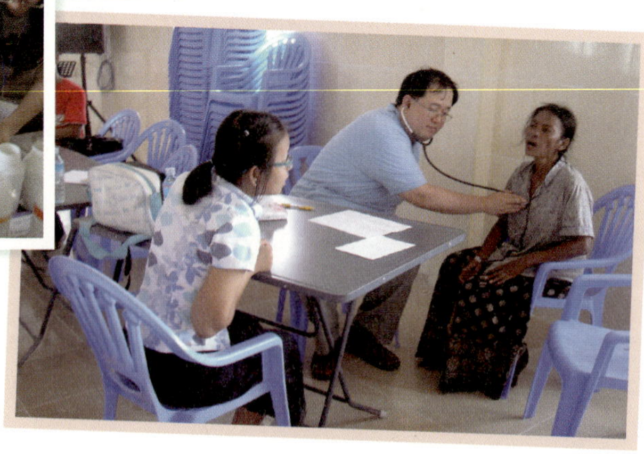

독자들이 이 아이의 부모라고 가정해 보자. 16년간을 죄책감을 가지고 살았을 것이다. 캄보디아는 특히 아이들이 강남 애들처럼 학원에 갈 리도 없고 서로 어울려서 놀았을 터, 아마도 손가락이 6개라고 놀림 꽤나 받았으리라. 그리고 부모는 여기저기 알아보았으리라, 자기 아이를 치료할 수 있는 방법을. 그러나 지독하게 가난하게 사는 캄보디아 서민으로서 제대로 된 병원도 거의 없는 상황에서 치료 방법을 찾지 못하였을 터, 그러다가 입으로 떠도는 소문에 한국에서 온 의사가 육손이를 수술해 준다니 얼마나 기뻤을까? 그래서 2박 3일을 한달음에 걸어서 저자에게 왔는데 이놈의 의사는 많은 환자들 중 한 명 이상도, 이하도 아니게 취급하면서 집으로 돌아가라고 무책임한 말 한마디만 지껄이는 것이 전부이니 그 부모의 마음은 처참하게 무너졌을 것이다. 사실 의사들이 흔히 저지르는 실수가 이러한 것이다. 많은 환자들 중 하나로 그 환자를 취급하기가 일쑤인데 사실 그 환자는 누군가에게는 목숨보다도 더 소중한 가족 혹은 친구일 것이다. 그 가족과 친구들 입장에서는 의사의 이런 태도는 당연히 용납할 수 없는 것임은 물론이다. 그런 개개의 환자에게 의사는 정말 최선을 다하여야 하지만 여러 여건 상 그러지 못하는 것이 현실이기도 하다.

어쨌든 저자는 죄책감이 들었고, 당시 저자도 이 또래 아이들을 키우고 있는 입장이라 무언가 도와주고 싶다는 마음이 들게 되어 고민에 빠졌다. 그런데 16세라는 이 꼬마를 보니 우리나라 아이들로 따지면 약 10세 정도의 체격을 가지고 있다는 것을 인지하게 되었는데, 다른 환자들을 보더라도 캄보디아 사람들이 우리나라보다

체격이 작다는 것을 느낄 수 있었다. 그것은 왜일까? 여러 가지 요인들이 있으랴마는, 이런 것도 이유가 되리라. 만약에 뚱뚱한 저자가 무더운 캄보디아에 뚝 떨어져서 살아간다면? 아마도 둘 중에 하나이리라. 쫙 날씬해지거나 아니면 못 견디고 한국으로 도망치거나... 날씨가 더우니 뚱뚱한 체격으로는 견디기가 힘들므로 날씬한 체형만이 존재할 수 있지 않을까? 그러다가 문득 이런 아이디어가 떠올랐다. 제대로 수술을 하려면 전신마취와 현미경이 꼭 필요한 이유는, 큰 아이는 뼈도 크므로 뼈를 자르기 위하여 전신 마취가 필수이고 신경과 혈관을 현미경을 보면서 잘 복원을 해 주어야 남아 있는 정상 손가락이 잘 생존할 수 있기 때문이다. 그러니 뼈를 자르지 않고, 뼈가 없는 부위인 '관절'에서 피부 및 연부 조직들만 절단하는 수술을 한다면? 그렇다면 굳이 전신마취가 필요없지 않을까? 통증이 훨씬 덜 할 테니 국소마취로도 충분해 보였다. 그래서 교과서에도 없는 사이비 수술을 하기로 이 뚱이 박사는 결심한다. '그래, 혈관이랑 신경에 어떻게 하든 손상을 주지 말고 뼈가 없는 부위인 관절에서 절단해서 승부를 보자!'

각오는 좋았다. 그런데 환경은 열악했다. 몇 가지 문제들이 발생하였는데 우선 이 장소에 전기가 없다는 것이 걸림돌이었다. 침대에 아이를 누이니 어두컴컴한 곳에서 잘 보이질 않았다. "아이구, 안 보여요!" 그랬더니 우리 봉사 팀들이 작은 손전등을 서로 들고 오는 것이 아닌가? 선한 마음은 사람들을 움직이나 보다... 팔도 아플 법 한데 누구도 끙끙거리는 소리하나 없이 수술 내내 팔을 쭉 뻗쳐서 전등을 잡고 내 수술 시야를 비추어 주었다. 전등들이라고 해야 밝아보았자 얼마나 밝겠는가? 그런데 이상하게도 값비싼 정식 수술장 램프보다도 더 선명하고 밝은 시야가 내 눈앞에 펼쳐졌다. 작은 기적이었다. 그런데 수술을 잘 진행하고 있을 무렵 갑자기 수술대에 수박 같은 덩어리 하나가 '쿵' 하며 떨어지는 것이 아닌가? '이게 도대체 뭐야!'

알고 보니 아이 아빠의 머리였다... 우리는 간과를 한 것이다. 늘 수술을 하니 수술이라는 것에 대하여 둔감해 질수밖에 없고 그러니 아빠가 아이 머리맡에서 있어도 되리라고 생각했던 것이다. 왜 아이 아빠에게 그런 부탁을 했냐고? 한참 철부지 까불고 뛰어노는 것을 좋아할 나이의 아이니까 그래도 아빠가 머리맡에서 아이와 눈이라도 마주치고 쓰다듬어 준다면 아이가 안정을 취하고 있지 않을까 하는 생각이었는데 보기 좋게 틀린 생각이라는 것이 증명된 셈이다. 자기 자식의 살을 째는 수술을 직접 본다는 것은 그 아빠에겐 상당한 충격이 되었으니까... 결국 그 장면을 본 아빠는 입에 거품을 물고 쓰러졌고 그의 머리가 수술 시야를 덮쳤던 것이다. 다행히 즉시 수습이 잘 되었고 이러한 우여 곡절 끝에 수술은 잘 마무리가 되었다. 독자들은 어떠신지? 다음 페이지 수술 후 사진을 보시라.

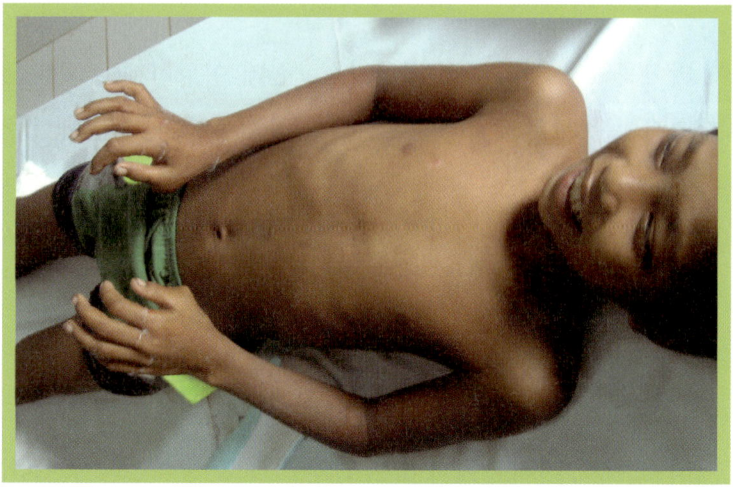

약간 튀어나온 부분은 남아있지만 그런대로 썩 괜찮았다. 물론 아이의 부모는 뛸 듯이 기뻐했고 저자의 흐뭇함도 이루 형언할 수 없을 정도였다. 아이 부모는, 제발 집으로 돌아가라는 저자의 권유도 싹 무시(?)한 채 그 후로 봉사 활동이 끝날 때까지 우리 팀의 허드레 일들을 도맡아서 도와주었다. '선함'은 '선함'을 낳는다.

불교 국가라서 그런가? 가난했지만 캄보디아 사람들은 매우 행복하고 선해 보였다. 사람은 왜 사는가? 부자가 되기 위하여? 아니다. 행복하기 위하여 산다. 행복을 위해서는 돈이나 명예가 아니라 이러한 '선함'과 선한 이웃들이 있어야 행복해질 수 있으리라. 우리나라 사람들은 과연 이들보다 행복할까?

그런데 이 수술은 두 가지 큰 결과를 만들어내게 되는데...

며칠 후 귀국 전날, 그동안 이 사건이 프놈펜 시내에 회자되어 우리 팀이 놀랍게도 프놈펜 시장의 만찬에 초대되기에 이른다. 그런데 이 맛있는 산해진미가 차려졌다는 영광스러운 만찬에 우리 팀 모두가 참석하여 즐겼던데 비해, 저자와 간호사 한 명만 못 갔다...

왜 그랬을까? 그 이유인즉슨 이 수술 이후로 그야말로 인산인해로 육손이 환아들이 떼지어 밀려들어 왔기 때문이다. 저자는 웃어야 할지, 울어야 할지를 몰랐으나 어쨌든 환자들을 두고 떠날 수는 없는 일, 저자를 보좌해 줄 간호사 한 명과 더불어 만찬에 가지도 못하고 수술에 매달려야 했지만 그 뿌듯함과 기쁨은 지금까지도 가슴에 남아있다. 다른 한 가지 결과는 이 수술을 참관하던 우리 팀의 모 대학교 간호학과 졸업반 학생 한 명이 그 다음해 저자가 근무하던 병원의 수술장에 스스로 지원하여 저자와 손을 맞추게 된다. 다들 힘들다고 기피하던 그 수술장에 말이다! 게다가 간호사로서 일도 아주 훌륭하게 잘 해 내었다. 그러면서 그 학생, 아니 간호사가 하는 말이 "제가 수술실에 지원하게 된 동기는 캄보디아 어느 소년의 손 수술 장면을 보고 감명을 받았기 때문입니다!"

ㅋㅋ 대성공이다. 저자는 어느덧 멋진 '스카우터'가 되어 버린 것이다.

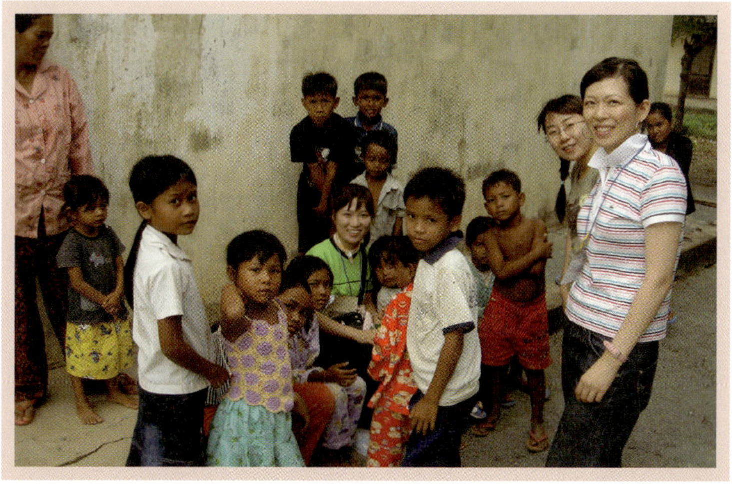

Episode 4. 두 건의 서로 다른 교통사고 이야기

저자가 포항에서의 오랜 생활을 마치고 서울로 올라온 지 얼마 안 되는 즈음이었다. 퇴근하려 차를 몰고 병원 뒷골목을 주행하고 있었는데 작은 골목 교차로에서 우 회전하기 위하여 차를 잠시 멈추어야 했었다. 내가 가려고 하는 우측 골목에서 오토바이 한대가 오고 있었기 때문이다. 그런데 오토바이 운전자가 이상하다. 고개를 돌려서 딴 곳을 보면서 운전하며 내차로 다가오는 것이 아닌가! 아니나 다를까, 내 차의 우측 앞 범퍼를 들이받더니 넘어지고 만다. '참, 어이가 없군!' 놀란 마음 반, 화가 난 마음 반으로 내려서 쓰러진 운전자를 살펴보니 중년의 남자인데 한 쪽 팔에 반 기브스를 하고 있었다. 그런데 그 남자는 대뜸 싹싹 빌면서 "죄송합니다, 죄송합니다."를 연발하는 게 아닌가... 당시 골목엔 별다른 행인도 없었고 블랙박스도 없던 시절이라, 사실 지금 생각해보면 오토바이 운전자가 아무 잘못이 없다고 우길 경우 저자가 사고의 책임을 몽땅 뒤집어 쓸 수도 있었을 상황. 그러나 마냥 잘못했다고 빈다. "어디 다친 데는 없어요?" "네, 네, 전 괜찮습니다. 차가 다쳐서 어쩌죠? 죄송합니다." 참, 내... 다친게 없기는... 많이 아파보였다.

"근데 기브스는 왜 하고 계세요?" 물었다. "네, 얼마 전 교통사고를 당해서 수술하고 퇴원한 지 얼마 안 되어서요..." 으이고, 이러니 사고를 당하지! 그러나 이러고 마냥 있을 수는 없을 터, 저자의 병원이 가까우니 억지로 운전자를 응급실에 데리고 가서 치료를 해 주었다. 다행히 골절은 없었고 타박상이 심하게 들어 있었다. 마음이 아팠다. 사실 저자가 잘못한 것은 냉정하게 따지면 없다. 하지만 나와 연루된 사건으로 한 사람이 다쳤다는 것에 대해서 무언지 모를 죄책감이 저자를 파고들었다. 그래서 물론 치료비는 기꺼이 내 몫. 차 찌그러진 것은? 그냥 타고 다니기로 했다. ㅠㅠ

근데 그 후로도 우리의 이상한 인연은 지속되었다. 발가락 변형으로 인해 수술을 받고 싶다고 저자를 찾아왔기에, 우리 병원의 족부 전문의에게 수술을 저렴하게 받을 수 있도록 주선해 주었고, 이후로도 계속 그 사람은 가끔가다가 병원에 들를 때면 오래된 인연인데도 잊지 않고 저자를 찾아와 인사를 하곤 했다. 그런 모습을 보게 되면 항상 왠지 모를 미안함이 마음 구석에 자리 잡곤 했다. 그 무엇이, 아무 잘못도 없는 저자에게 이런 죄책감이 들도록 만들었을까? 그것은 아마도 이 오토바이 운전자의 '선함'이리라. 자신이 다쳐 놓고도, 미안하다고 하면서 마냥 안 아픈 척했던 순박하고 착한 모습이 저자의 마음을 움직인 것이다. 그렇다. 이와 같이 '선함'은 그것을 받는 사람이 '아름다움'을 느끼게 하고 또한 따라서 마냥 착하게 만드는 아주 강력한 힘을 가진 멋지고 위대한 존재이다.

이제 이와 유사하지만 한편으로는 전혀 상반된, 다른 오토바이 운전자의 에피소드를 하나 더 만나보도록 하자.

그로부터 수년의 시간이 흐른 어느 겨울에, 출근하던 저자의 차가 편도 2차선을 주행하고 있었는데, 중앙선 넘어 반대쪽 차선에는 신호를 기다리는 차들이 빽빽하게 정차하여 기다리고 있었다. 근데 그 차들 사이를 비집고 오토바이 한대가 중앙선을 넘어 돌진하는 게 아닌가!

순간 저자는 급브레이크를 밟았으나 결국 오토바이와 충돌하고 말았다. '이런!' 놀란 마음에 나가서 운전자를 보니 다행히 크게 다치진 않아 보였다. 그런데 다짜고짜 이 운전자가 큰소리를 친다. "당신 신호 위반이야! 나 많이 다쳤으니 병원 가야해, 알아서 하라구!" 어이가 없었다. 분명 중앙선을 넘어 무단 횡단했던 사람이, 피해자인 나에게 할 말인가? 그것도 반대쪽 차선에 서 있던 차들 사이를 갑자기 뚫고 뛰쳐나와, 정상적으로 주행하고 있던 저자의 차를 향해 중앙선을 넘어 튀어나온 오토바이였기에, 만약 내가 급브레이크를 밟지 않았다면 위험천만한 상황이었을 터인데... 더 이상 상대할 가치가 없다고 판단했다. 경찰에 신고하였고 경찰 인도 하에 경찰서로 같이 가서, 이 즈음엔 블랙박스가 있는 시절이었으니 사고 당시 영상을 다함께 보았다. 그 영상을 본 경찰 왈, "오토바이, 당신 너무하네. 이 분 아니었으면 크게 다치거나 사망했을 수도 있어요. 근처에서 유사 사고가 나서 오토바이 운전자가 사망하는 일이 최근에 있었습니다. 게다가 중앙선 무단 횡단은 12대 중대 과실에 해당하는 중죄에요!" 그 오토바이를 나무란다. 그러면서 경찰이 저자를 보더니 "혹시 운동하셨어요?"라고 묻는게 아닌가... 태어나서 처음 듣는 말이다. 통통하니 둔하게 생긴 저자에게도 이런 날이 오다니. "네? 왜요?" "워낙 빠르게 브레이크를 밟으셨더라구요. 아님 정말 큰 사고로 이어질 뻔 했습니다. 그래서 운동하셨나 하고..." 운동이랑은 거리가 먼 사람이 저자인데... 그런데 이 말을 들은, 병원에 가야한다고 우기던 오토바이 운전자가 갑자기 태도를 돌변한다. "죄송합니다, 어디 다치신데는 없으신지요? 제가 차 수리 및 손해 배상 다 해드리겠습니다." 참, 내... 아까의 위용은 어디가고 이렇게 사람이 바뀐단 말인가? 그러고 보니 저자의 목이 아프다는 것을 느낄 수 있었다. 급브레이크를 밟으며 목이 휘청했나 보다...

저자는 한동안 물리치료를 받으며 지내야 했다. 하지만 더 저자를 괴롭혔던 것은 오토바이 운전자가 계속 합의해 달라고 조르는 상황이었다. 그러나 저자는 단호했는데, 그 이유는 이렇게 넘어가서 법의 심판을 피하고 무마된다면 이 사람은 반성의 기회를 잃게 되고 또 다른 사고로 이어질 수 있다는 확고한 신념 때문이었다. 독자들은 이렇게 생각할 수 있을 것이다. "에이, 웬만하면 봐 주지. 의사나 되어 가지고 약자를 용서 안 해 주냐?" 일리가 있는 말이다. 더구나 이 사람은 저자가 아예 면담을 거부하자, 우리 병원 원장님까지 찾아가서 합의할 수 있도록 도와달라고 애걸하기까지 한다. 그러나 끝까지 저자는 합의하지 않았다. 정당한 재판을 거치기를 저자는 바랬던 것이다. 차도 물론 완벽하게 공짜로 수리했고. 왜 이리도 모질게 되었을까? 앞서 기술한 에피소드의 오토바이 운전자에겐 그리도 오버하면서 착하게 굴었던 저자가 말이다. 그 이유는

'악함'은 그것을 받는 사람을 또한 악하게 만들기 때문이다. 사고 당시부터 자기의 잘못은 전혀 인정하지 않고 피해자에게 뒤집어 씌우려고 하였으며 별로 아프지도 않으면서 마치 중환자인양 쇼를 하였다는 '악함'이, 아마도 그리 부유하진 않을 사회적 약자인 오토바이 운전자에게 저자가 이리도 악하고 독하게 행동하도록 만든 것이다.

역사를 보거나 주위의 사건들을 보아도 '악함'은 결코 '선함'의 상대가 되지 못한다. 의사들의 학술 모임인 학회를 보아도, 아주 뛰어나고 멋있어 보이는 의사보다는, 실력이 그리 빛나지는 않아도 묵묵히 자기 일을 열심히 하면서 주위 사람들에게 베푸는 의사가 처음에는 별볼일 없이 보이다가도 오랜 시간이 흐르면, 결국 학회를 움직이게 되는 중책을 맡게 되며 오랫동안 명성을 유지하는 것을 심심치 않게 보게 된다. 그 사람의 '선함'은 많은 이들을 따뜻하게 하고 모이게 하기 때문이리라. '스타' 같은 실력과 언변을 갖춘 의사라 할지라도 결국 인덕을 갖추지 않고 자기중심적인 행동을 취하게 되면, 결국은 별로 안 좋게 되었다는 소식을 가끔 듣게 되는데 결국 그 삶의 '악함'이 그를 그렇게 만드는 것은 아닐까? '악함'은 '악함'을 낳기 마련이라서 그 되돌아오는 '악함'을 견디고 버텨야 한다는 것은 누구에게나 힘든 일이리라. 그래서 똑똑한 옛 성현들은 이러한 원리를 잘 알기에 한결같이 "착하게 살아라! 착한 끝은 있어도 악한 끝은 없다."라고 우리에게 가르쳐 주었다. 우리가 행복해질 수 있도록 말이다. 저자부터 명심해야 할 말씀이다...

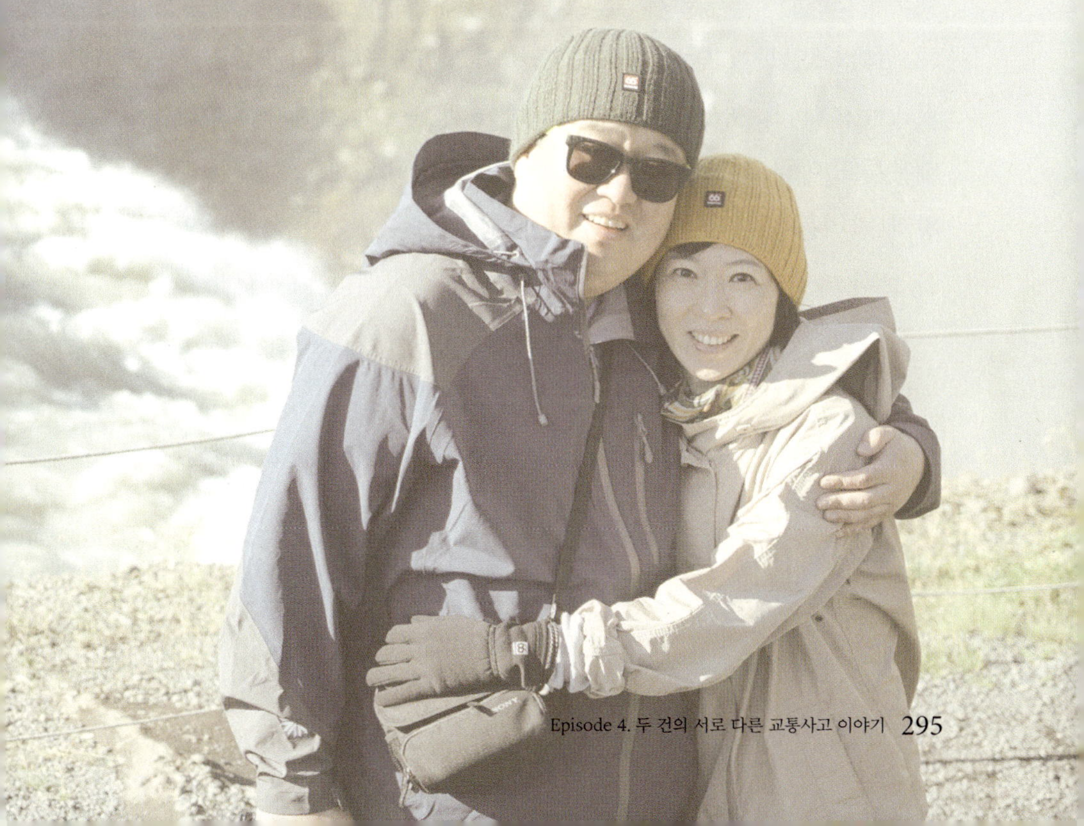

Episode 5. 장군님, 죄송합니다...

2014년 늦은 여름. 아들 손에 이끌려 보러간 영화 '명량'. 12척으로 300여 척을 물리친 '뻔한' 이야기 아닌가? 주말이라고 좀 쉬었으면 좋겠구만, 쩝... 당시 저자의 집이 분당인데, 그 동네는 다 매진이라 용인까지 가서 봤다. 게다가 비까지. '내일 수술도 많은데 이 무슨 고생이람.' 속으로 투덜대며 영화를 보기 시작했다.

근데 이상한 일이다. 그냥 영화인데 이순신 장군의 얼굴을 뵈니 왜 자꾸 눈물이 흐르는지 모르겠다. 너무 복받쳐 주체가 힘들다. 멜로 영화를 아무리 봐도 꾸벅꾸벅 졸기 일쑤이던 내가 웬일인지... 잘 만든 영화도 아닌 것 같고 출연하는 배우들이 저자가 좋아하는 배우들도 아니고. 그저 무지막지한 왜구들과 비열하고 치졸한 조선 왕과 관리들에 대해 외롭고 힘들게 싸우시는 이순신 장군의 얼굴을 보니 마냥 눈물이 쏟아진다. '장군님, 죄송합니다...'

왜 우리는 그토록 장군을 모함하고 시기했던 것일까? 무서운 왜구들에게 쫓기어 백성들을 버리고 도망가기에만 급급했던 왕과 관리들이 오히려 장군을 잔인하게 괴롭히고 철저하게 무시한다. 그리고 왜구들은 백성들을 참혹하게 도륙하며 장군을 죽이려 혈안이

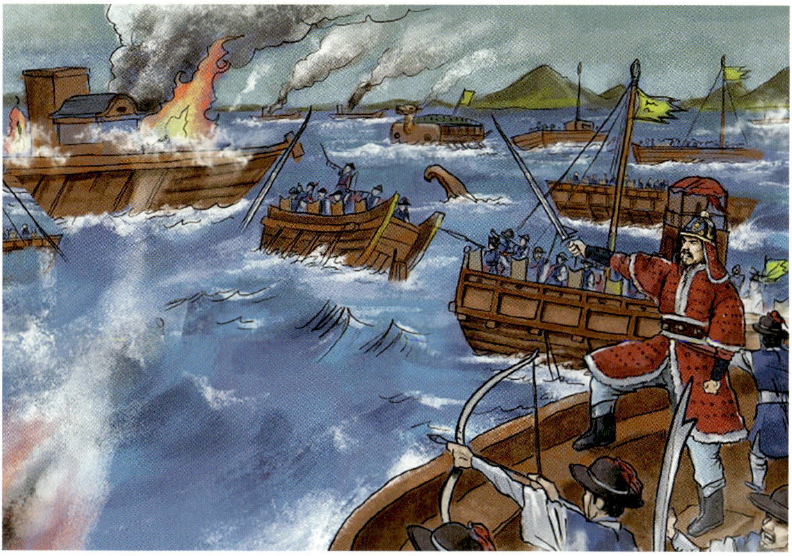

되어 서서히 다가오고 있다. 외롭고 힘드신 장군. 고문으로 망가진 아픈 몸을 이끌고 죽 한 그릇, 나물 몇 개로 끼니를 때우시고... 그저 철없는 부하들은 도망가려하고. 그러나 장군은 묵묵히 우리를 긍휼히 여기시고 희생하신다... 그저 하염없이, 챙피하지만 눈물이 흐른다. '장군님, 죄송합니다.'

영화에 '배설'이라는 사람이 나온다. 그토록 이순신 장군을 모함하고도 모자라 그 와중에 하나 남은 거북선마저 불태우고 달아나는 조선의 관리이다. 그 부모가 이름을 참으로 잘 지었다고 생각한다. 정말 '배설물'같은 놈이다. 리더를 섬기지 못하고 늘 말 많고 큰 소리치기 좋아하며 불평불만, 모함, 뒤로 수근수근... 그러다가 정작 봉사하고 희생해야 할 때가 오면 슬쩍 빠지는, 이런 '배설'같은 사람들이 영화 속에 많이 등장한다. 혹시나 우리도, 그것이 직장이던 단체건 우리가 속한 사회에서 서로 협력하기는커녕, 험담이나 하기 좋아하고 모함이나 하며 정작 나서야 할 때는 비겁하게 숨어버리는 이런 '배설'같은 사람은 아닌지 겸허히 돌아봐야 하지 않을까?

이성계는 요동을 치라고 내준 군대를 이끌고 돌아와 구테타를 일으켜 왕이 된다. 그 후손 선조는 왜놈들이 쳐들어오니 백성들을 버리고 중국으로 튀려다 중국 관리들이 압록강을 못 건너게 하여 주저앉는 구차한 임금이 되더니만 그것도 모자라 오히려 민심을 얻은 이순신을 그토록 미워하고 무시하게 된다. 선조는 두려웠을 것이다... 만약 이순신이 자기 할애비처럼 군대를 이끌고 입성하면? 조정이 버리고 가서 왜놈들에게 도륙 당해야만 했던 백성들 중 그 누가 반기지 않았을까. 그러나 이순신 장군은 마지막까지 자기를 배신했던 조정과 백성에 충성하시며 왜구와 싸우다가 전사하셨다. 이성계와 그 후손들 같은 '배설'들은 이해를 못할, 숭고한 죽음을 택하셨던 것이다. 한 TV프로그램에서 요즘 인기 있다는 모 변호사(이는 글을 썼던 2014년 기준이며 지금은 인기가 없다, 사회적 물의를 일으킨 후로는...)가 실제로 명량에서 격파된 왜적선이 얼마 안 된다고 잘난 척 말하는 것을 보았다. 정말 웃음이 나왔다. 처절한 비웃음... 우린 이순신 장군이 침몰시킨 왜선 수 때문에 장군을 그리워하는 것이 아니다. 배신당했던 조정과 백성을 원망치 않으시고 끝까지 아름답게 자기를 희생하셨기에 흠모하는 것이다... 그 변호사는 아마도 이런 이야기 이해하지 못하리라. 지금도 말이다.

별 내용 없는 영화에 천만이 모였단다. 우리 민족의 아이콘 이순신 장군을 그렸기에 가능했던 일이다. 그리고 그분이 나오시는 영화를 보면 우리는 지금도, 아니 한반도에 우리 민족이 사는 한 영원히 그분을 보고 울지 않을 수 없을 것이다. 그리고 사무치는 그리움과 미안함에 우리는 이렇게 말하게 되리라. “장군님, 죄송합니다."

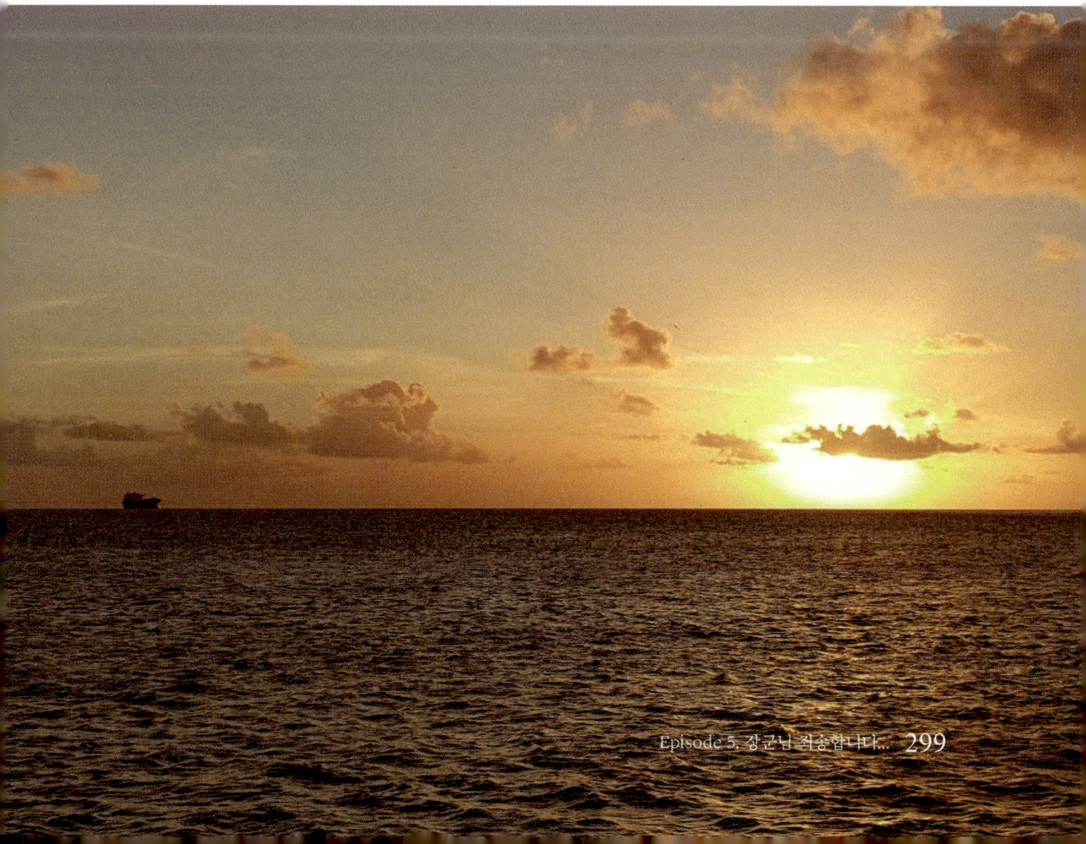

나오며

뚱이 엄마가 아들을 떠나던 날

저자의 어머니는 2018년 12월 2일, 따뜻한 겨울날 아들 곁을 떠나셨다. 그 무엇도 우리 모자를 갈라놓을 수 없을 듯 하였지만 '죽음'이란 놈이 결국 우리를 떼어놓았다. 저자에겐 이 세상 그 무엇보다도 더 소중했던 어머니... 이젠 불러볼 수 없는 단어가 되어버린 그 '어머니'를 기리며 이 글을 시작하겠다.

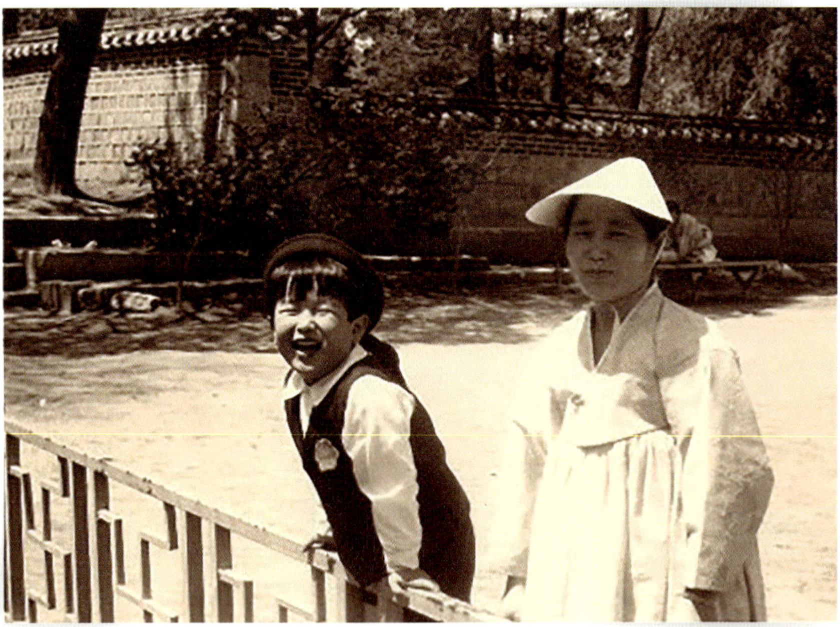

그 누구에게 어머니가 소중하지 않으랴. 그러나 저자의 어머니는 유별나게 아들을 사랑하고 항상 생각하며 당신의 인생을 송두리째 희생하셨다, 그것도 기꺼이. 누군가 절대 신이 "지금 네 아들이 죽게 생겼으나 어미의 목숨을 준다면 아들을 살려주겠노라"고 했다면? 어머니는 조금도 망설이지 않고 목숨을 바쳤으리라... 그런 어머니였다.

어머니는 저자와 52년 동안의 생에 있어서 항상 아들 편이었고 아들만을 위해서 사셨고 고생하셨으며 아들에게 조금이라도 짐이 안 되려고 애쓰셨다. 지금 세상에도 이런 어머니가 있을까?

무척 든든하고 건강하시던 어머니가 약해지기 시작했던 순간은 아마도 이때부터이리라. 2015년 2월 26일이었다. 어머니는 한의원에 갔다가 계단을 헛디뎌 굴러 떨어지는 사고를 당했고, 저자는 의식을 잃었다는 다급한 소식에 119를 불러 저자가 근무하던 병원으로 이송하도록 했다. 어머니는 갈비뼈가 12개나 부러지는 중상을 입고 폐출혈과 뇌출혈을 동반하여 중환자실에서 위험한 고비를 넘기다가 다음날 3차 병원으로 이송된다. 다음은 그 즈음 저자가 쓴 글이다.

목요일 오후에 어머니가 119에 실려 제 병원에 오셨습니다. 계단서 구르셨어요. 의식이 혼미한 상태에서도 응급실에서 제 모습을 보시더니 "고단할 텐데 들어가 쉬어" 전 제자 의사들이 있는 앞에서도 어린아이 양 울었답니다. "왜 울어?" 희미한 목소리로 물으시기에 "아니야, 안 울어. 어머니 옆에 있을 거야. 가긴 어딜 가..."

혈압이 안 잡혀 밤새 중환자실에서 간신히 혈압을 올리고 금요일 아침 정밀 검사를 했더니 뇌에도, 폐에도 출혈이 있어 병원 업무를 잠시 접고 앰블런스를 타고 OO병원 중환자실로 왔습니다. 중환자실로 들여보내고 난 후 닫힌 문을 보니 왜 그리도 슬픈지 하염없이 울었답니다. 그런데 잠시 후 간호사들이 나와 저를 급히 찾았습니다. 어머니가 진정이 안 되니 아들이 들어와야겠다고. 어머니는 "아들!", "아들!" 하며 소리치고 계셨습니다. 전 손을 잡아드리며 이렇게 말씀드릴 수밖에는 할 수 있는 일이 없었습니다. "조금만 참아. 참아야 빨리 낫고 나랑 집에 가지..."

어머닌 엄한 유교적 정신을 가진 외할아버지 밑에서 배울 기회를 박탈당하고 힘들게 사셨습니다. 6.25. 때는 미군의 오폭으로 피난길에 외할머니와 삼촌이 돌아가시는 걸 보셔야만 했지요. 그 후 결혼을 하셨지만 아기를 갖지 못해 힘들게 사셨고 불공을 드려, 늦게 저 하나 낳아 '돈암 시장'에서 가방 장사를 하시며 어렵게 저를 키우셨습니다. 당시에는 '여자'라는 이유로 많이 핍박받고 살아야 했던, 그런 어려운 시절이었거든요...

왜 그리 전 어머니께 못된 아들이었는지, 그동안 힘들게 해 드린 것만 기억나고 고생하셨던 장면들만 떠오르네요. 사람들 모두 그러하지만 우리에게 가장 약한 부분이 '어머니' 입니다.

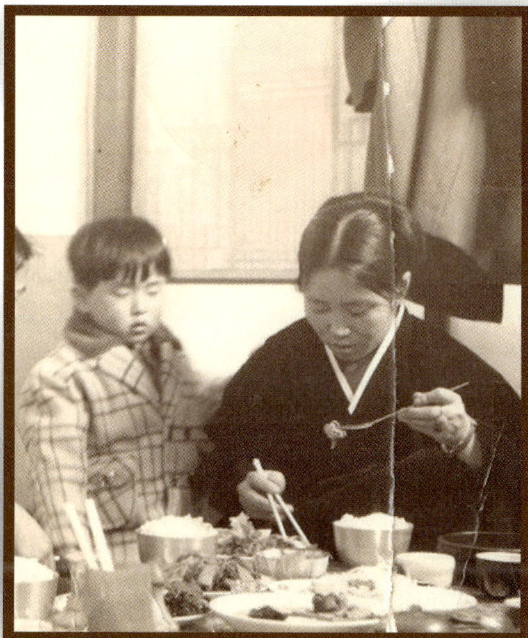

또 중환자실로 면회하러 가야합니다. 걱정이 많이 되네요. 평생 운 것보다 더 많이 눈물이 나는 며칠간입니다. 늘 저를 위하여 불공을 드리던 어머닐 위해 이제부턴 제가 기도를 드릴 겁니다. 곧 쾌차하시고 나면, 언젠가 어머니가 부처님 곁으로 가야만 할 때 당신께서 늘 바라시던 남자로 내세에 태어나 행복하게 사실 수 있도록 공덕을 쌓는 기도를 제 남은 여생동안 해야겠습니다...

하지만 전 아직 어머니를 떠나보낼 마음의 준비가 되지 못했습니다. 부처님. 조금만 더 시간을 주셔요...

그 후 어머니는 한 차례의 뇌수술과 몇 번의 고비를 넘기셨다. 점점 의식이 흐려지고 호흡 및 심장 박동이 불규칙해지며 어머니를 잃을 수 있겠다는 절망이 여러 번 저자에게 찾아왔었다. 그러나 정말 기적적으로 어머니는 회복되셨다. 아주 조금씩이라 가족들을 많이도 애태웠지만 그래도 너무나 소중하게, 어느 순간부터 회복되고 있으셨던 것이다. 2015년 4월 초, 그때까지만 해도 어머니는 좌측 팔, 다리가 마비되었고, 의식이 있었지만 말을 못하는 상태에서 더 이상 호전이 없었기에 저자를 애태웠는데, 어느 날 근무를 마치고 차를 운전해서 어머니가 입원해 있던 병원으로 향하던 길에 어머니를 간병하고 있던 아내에게 핸즈프리로 전화를 하여 물었다. "어머니 상태는 좀 어때?" "그냥, 큰 차도는 없어, 잠깐만... 어머니! 아들이야, 아들. 전화 왔으니 말 좀 해 봐요!" 아내는 어머니 귀에 핸드폰을 대고 이렇게 말하였는데 "아...들... 빨랑... 와..." 얼마만에 듣는 어머니의 목소리였던가? 핸들을 잡고 있던 내 손이 떨리고 얼굴에 눈물이 마구마구 흘렀다. "어머니! 어머니! 조금만 기다려, 빨리 갈께!" 아내도 전화기에 대고 우는 소리가 들렸다. "아들 목소리를 들으니까 드디어 말을 하시네..." 기적이었다. 담당 의사도 놀랄 정도의 극적인 회복이었다.

그 후 어머니와 저자는 눈물겨운 투병 생활을 재활병원으로 옮겨서 하게 된다. 하늘이 도우셨는지 어머니는 가을 무렵에 왼쪽 신체의 힘도 돌아오고 보행도 가능해지게 되어 드디어 퇴원을 하게 된다. 정말 감동적인 순간이었다. '부처님, 감사합니다. 제게 어머니와 같이 할 수 있는 날들을 허락해주셔서...'

그러나 그 기쁨도 그리 오래 가지는 못했다. 이로부터 약 3년이 지난 2018년 추석 날 저녁. 어머니의 몸이 노랗게 변하였다는 것을 저자는 우연히 발견하게 되었다. 어머니를 돌보던 요양보호사나 같은 집에 사는 저자의 아내와 아들들도 전혀 알아채지 못한 변화였지만 저자는 알 수 있었고 그 즉시 저자의 병원에 모시고 가서 검사를 하였더니 '담도암' 같다는 청천벽력 같은 소리를 듣게 된다. 그 다음날 저자는 정신없이 어머니를 데리고, 한 가닥 희망이라도 가질 수 있을까 하는 간절한 마음으로 어떤 3차 병원의 응급실로 무작정 갔었고 거기서 입원을 기다리며 다음 글을 쓰게 된다.

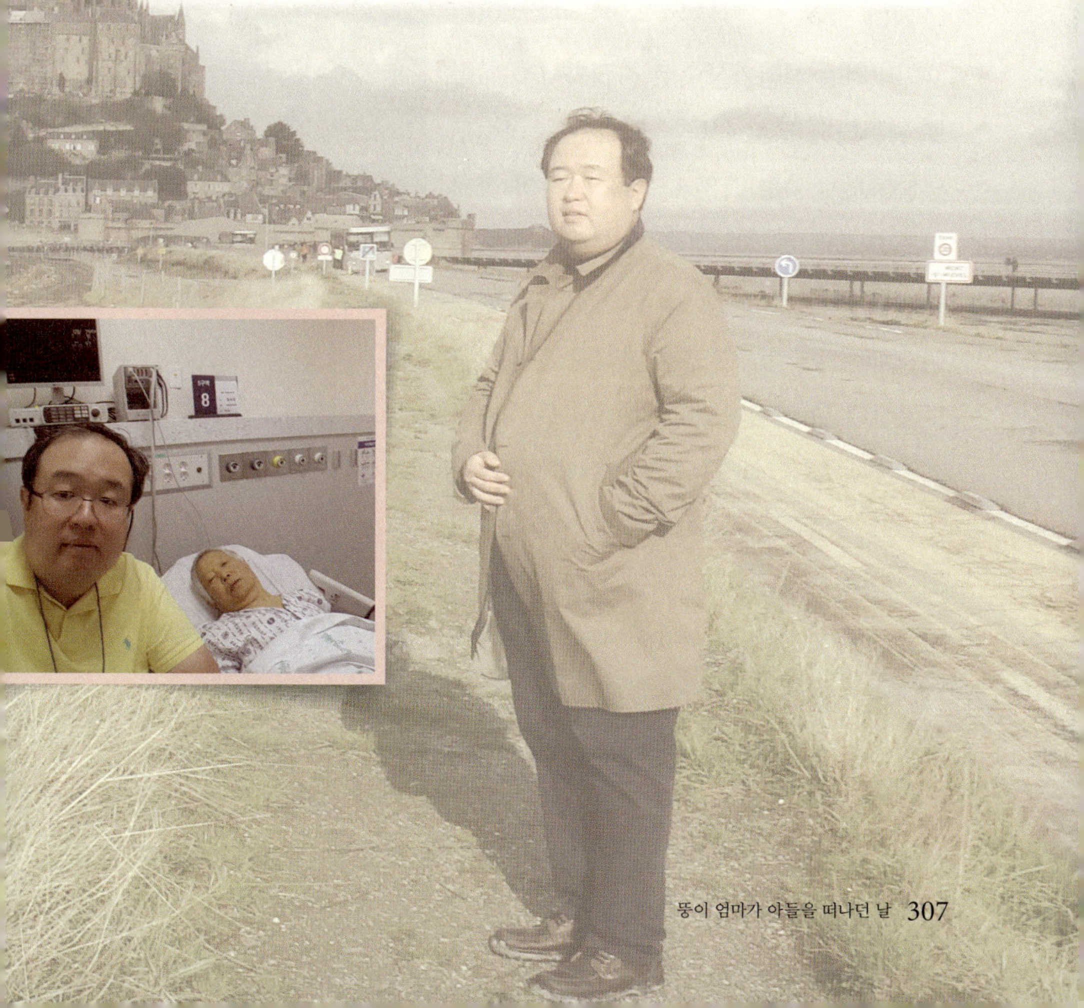

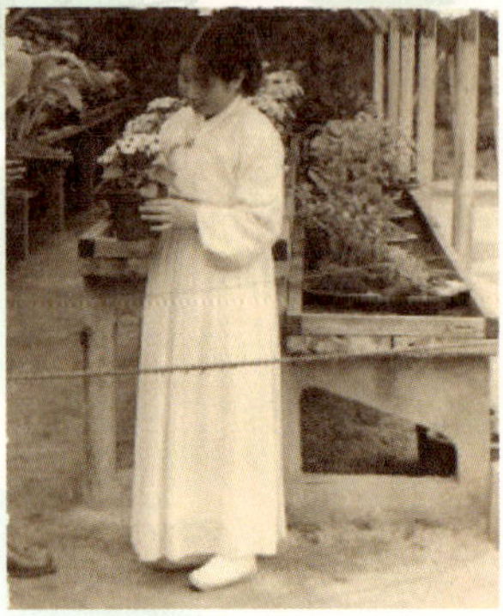

한 평생을 오직 아들 하나 바라보고 사신 어머니... 당신의 인생을 모두 어리석고 못된, 하나뿐인 아들을 위해 희생하신 바보...

외할아버지는 소위 경주 김씨 오리지널 양반이셨다. 그랬다. 그분의 형님은 돌아가실 때까지 상투를 틀고 계셨으니... 뭐, '김부식'의 후손이라나? 양반이랍시며 외할아버지의 완고한 고집은 꿈 많던 한 소녀를 꺾는다. "여자는 공부해선 안돼!" 그 소녀는 바로 '어머니'이다...

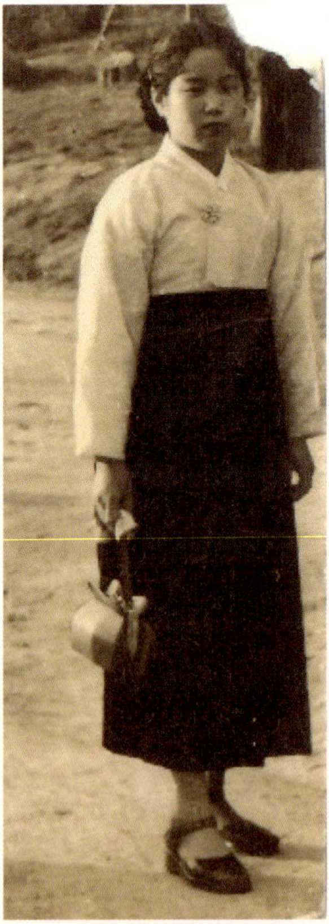

어머니는 설상가상으로 시집가서 아이를 못 낳는다고 무지 설움을 당하신다. 하늘도 무심하시지, 어머니는 난소에 낭종이 발견되고 임신이 불가능할 것이라는 의사의 소견까지 듣게 된다. 그 당시 아이를 못 낳는 여자란? 그렇다... 우리 어머니는 오죽하면 도봉산의 한 암자에 가서 비구니 주지 스님께 스님이 되고 싶다고 의탁하기에 이를까... 그러나 그 주지 스님은 어머니께 스님이 되려고만 하지 말고 우선 백일 기도를 드리라고 명하시고, 어머니는 백일 기도를 수차례 드리게 되는데 기적같이 당시 35세라는 상당한 나이에도 불구하고 아이를 임신하게

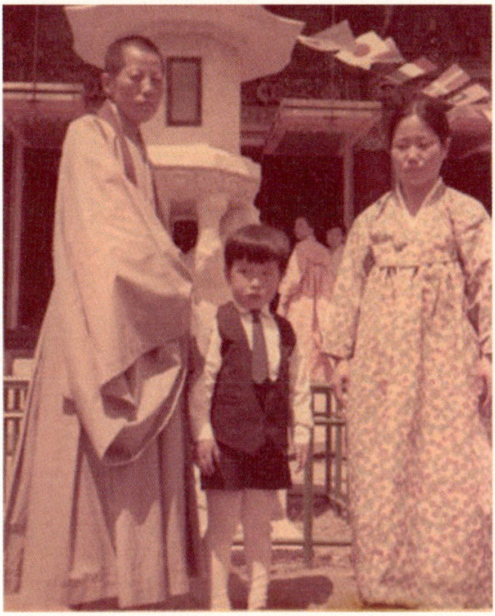

된다. 그러나 그렇게 어렵게 낳은 아들이 귀여운 시절도 잠깐. 아들 놈이 커갈수록 괴팍하고 못된 본성이 나오면서 어머니를 많이 힘들게 한다. 게다가 이 놈이 인생의 굴곡까지 있어서, 어머니는 그 어려움을 같이 겪는 힘든 삶을 살기만 하는데...

이제 그 아들이 50이 넘어 조금 철이 들만하니 돌연 아들 곁을 떠난단다. 아들은 52년 동안 같이 붙어살았기에 어머니와 떨어진다는 것은 상상도 할 수 없는데 말이다. 갑자기 이틀 전 황달이 심하게 뜨더니 오늘 □□병원에서 담도암 확진을 받았다. 너무나 황당하고 갑작스런 일이다. 그동안 모시고 함께 한지붕에서 살았던 며느리, 내 아내가 하염없이 눈물을 흘린다...

어머니와의 시간이 이제 얼마 남지 않은 것 같다. 아직 거동이 가능할 때, 어머니가 그토록 다시 가보고 싶어 하던 낙산사, 통도사, 해인사 등 전국 명찰들을 같이 모시고 가야겠다. 어머니와의 마지막 시간을 보내야 할 시점이 왔다는 것을 못된 아들도 본능적으로 느끼게 된 것이다. 직장이야 또 구하던지 개업하던지 식구들이야 굶기겠는가... 그러나 어머니와의 마지막 시간들은 결코 포기할 수도 또 이후 돌이킬 수도 없을 것이다.

어머니를 이젠 보낼 준비를 해야 할까? 아니! 이 못된 아들은 끝까지 결코 '완치'라는 목표를 포기하지 않을 것이다. 설령 이 세상 모든 사람들이 포기한다 해도.

그럼에도 불구하고 억지로 어머니가 아들 곁을 떠난다면 나는 기도할 것이다.

'부처님, 제 어미를 부잣집 귀한 아들로 환생하도록 자비를 베푸소서. 그래서 이 못난 아들은 싹 잊고 새로운 생에서 사랑받고 존경받는 귀한 삶을 살도록 인도하여 주소서. 그렇게만 될 수 있다면 이 못된 아들은 어떠한 희생이라도 달게 치르겠나이다...'

저자는 가족들의 반대가 있었지만 어머니와의 마지막 시간을 보내고자 저자가 다니던 병원의 사직을 결심한다. 그리고 어머니가 가고 싶어 했던 고향 충북 옥천, 그리고 여러 사찰들을 모시고 다니려 계획을 세우게 되었고, 어머니의 막힌 담도를 뚫는 내시경 시술을 마치게 되면 바로 그 다음날 퇴원을 예정하고 있었는데 그 순간... 그러나 어머니는 그러한 아들의 마지막 소원도 단호하게 허락하지 않는다. 마치 아들이 직장을 그만 두고 어머니와 여행을 다니려한다는 것을 알고나 있다는 듯이... 어머니가 시술 도중 독한 세균에 감염되어 패혈증 쇼크에 빠지게 되었던 것이다. 당연히 다음날 예정이던 퇴원 일정은 취소되고 어머니는 고열과 고통으로 눈도 못 뜨고 괴로워하게 된다. 담도암이라는 것도 힘든 상황인데 녹농균 감염이라는 엄청난 병까지 안겨드린 셈이 된 것이다. 잠시 의식이 돌아오면 어머니는 "내가 왜 이러지? 아들에게 폐만 끼치면 안 되는데..." 이 아픈 상황에서도 아들 걱정만 하는 것이었다. 어머니는 그런 분이셨다. 이러한 갑작스런 참혹한 상황에 저자는 깊은 절망에 빠지게 된다... 저자의 병원을 사직하려는 계획은 일단 보류하기로 하고, 오로지 어머니의 감염을 치료하기 위하여 매달리지만 상태는 점점 악화되었다.

어머니, 왜 자꾸 이 아들 곁을 떠나려고 하세요... 아들이 그렇게도 힘들게 하던가요?

30년 전 아버지가 돌아가신 후 어머니와 아들만 이 척박한 세상에 단 둘이 남아 서로를 의지하며 지금껏 살아왔는데, 왜 아들만 두고 자꾸 급하게 가시려고만 합니까?

저도 어머니가 돌아가시면 좋은 집에서 건강하신 몸으로 환생하여 행복한 삶을 누리실 거라는 것 잘 알고 있어요. 어머니가 불공을 많이 드리시고 공부도 많이 하셨기에 당연히 주어지실 거에요. 하지만, 이 아들이 잘해드리지는 못하지만, 조금만 더 이 아들 곁에 있어주세요. 어머니가 이렇게 저를 훌쩍 떠나신다면, 세상을 살다가 어려운 순간들이 닥칠 때 어머니가 몹시도 보고 싶을 이 못난 아들은 어찌해야 합니까... 왜 이리도 갑자기, 준비할 겨를도 안 주고 떠나려고만 하세요... 저에게 항상 모든 것을 주고 싶어 하셨고 무한한 사랑을 주신 어머니,

제가 조금이라도 더 은혜를 갚을 때까지만 제 곁에 있어주세요.

힘들게 숨을 몰아쉬다가도 내가 곁에 있다는 것을 알게 되면 편안해 하시는 어머니의 모습을 보면 어머니도 이 아들 곁을 떠날 생각은 없으신 듯 보입니다. 그러나 너 이상 아프게, 아들 곁에서만 살지 말고 좋은 곳에 가라고 돌아가신 아버지와 외할머니가 자꾸 어머니를 이끄는 것 같아요. 그러나 미안하지만 저는 결코 어머니를 놔 드릴 수가 없습니다...

□□병원에서 이젠 더 이상 해 줄게 없다고 주치의가 말합니다. 아직 황달 수치도 매우 높고 염증 수치도 아주 높은데 말이에요. 이제 몇 주 안 남았다는 말과 함께. 그러나 제 대학교 연극반 써클 후배인 OO병원 내과 교수가 주선하여 모레 금요일 오전에 그 병원 담도 전문 교수님을 만나서 다른 방도가 있는지 상의 드리기로 하였습니다. 저는 아직 어머니를 놓아 드릴 수가 없습니다... 그 분이 신비로운 힘으로 우리 어머니를 낫게 해 주시길 부처님께 간절히 기도드리는 수밖엔 달리 제가 할 수 있는 일이 없는 것이 가슴 저미도록 안타깝습니다. 차라리 제가 죽는 것보다, 어머니의 이렇게 힘들어하시는 모습을 지켜보는 것이 더 힘들고 괴롭습니다. 부처님, 이 못난 아들과 제 어미에게 부디 자비를 베풀어 주세요...

어릴 때 어머니와의 사진을 보니, 무언가 누리면서 사는 지금보다, 가난했지만 행복했던 이때로 돌아가서 어머니와 함께 살고 싶습니다...

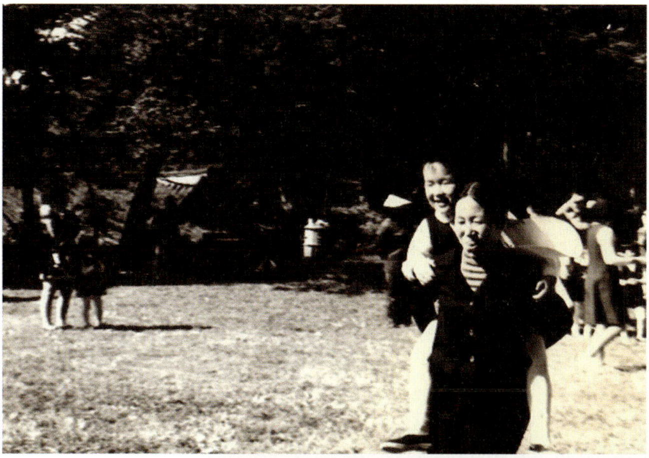

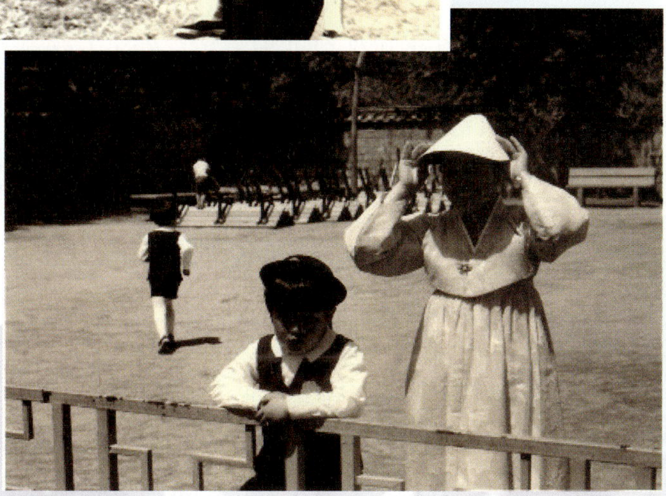

어머니는 병원을 옮겨서야 비로소 특수 내성균의 감염이라는 것을 알게 되었고 결국 2차 쇼크에 빠져 중환자실에서 인공호흡기를 달게 된다. 저자는 미국에서 갓 개발된 최신 약을 사용하게 해달라고 병원 측에 간청하였는데, 결국 그 약제가 어머니에게 투여되었

고 극적으로 호전을 잠시나마 보이게 되어 일반 병실로 올라오게 되지만 워낙 그동안의 중증 세균 감염으로 인하여 많은 손상이 어머니 장기들에 와 있기에 상태는 다시 점점 더 나빠져만 갔다. 그러던 즈음 쓴 글이다.

어머니, 전 어머니가 제게 짐이 되지 않으시려고 자꾸만 빨리 제 곁을 떠나시려는 것 잘 알아요. 하지만 전 결코 어머니를 놓아드리지 않을 거예요. 왜 이리 불효를 하냐구요? 전 아주 이기적인 놈이기 때문이에요.

저는 이상하게도 어머니 옆에 앉아 있거나 누워있으면 이 세상 어디보다도 제일 편하답니다. 만약 제게 3천 궁녀가 주어지고 어마어마한 저택이 주어진다 하더라도 어머니와 함께가 아니라면 저는 조금도 주저하지 않고 어머니 곁으로 갈 거에요. 설령 어머니 계신 곳이 초라한 마굿간 한 구석일지라도 당장 달려갈 겁니다. 전 어머니와 같이 있는 것이, 제가 태어난 순간부터, 아니 제가 어머니 뱃속에서 생명으로 잉태될 때부터 가장 행복하기 때문이에요. 그런 보금자리를 잃는다는 것은 제겐 너무나도 큰 아픔이 될 것이기 때문에 어머니를 놓아드릴 수가 없는 거에요. 어머니, 빨리 쾌차하셔요. 그것에 필요하다면 전 뭐든지 다 할거에요. 제 간이라도 떼어서, 아니 제 목숨이라도 바쳐서 어머니를 낫게 해드리고 싶어요. "부처님, 제 수명의 10년을 떼어서 제 어미에게 주소서... 전 어머니 없는 삶은 바라지 않사옵니다." 하염없이 눈물을 흘리며 오늘도 병원 법당에서 부처님께 기도하였답니다.

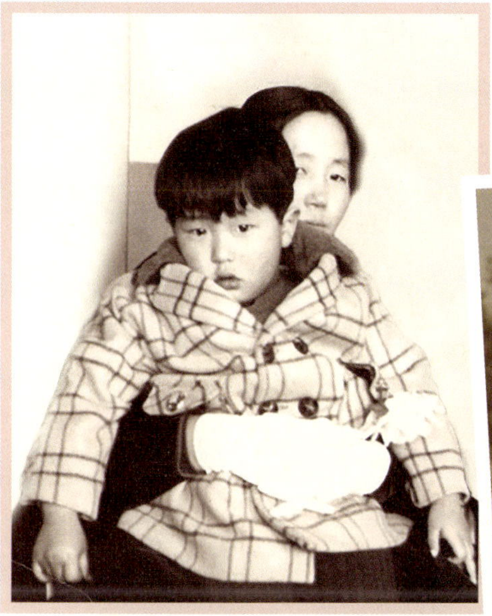

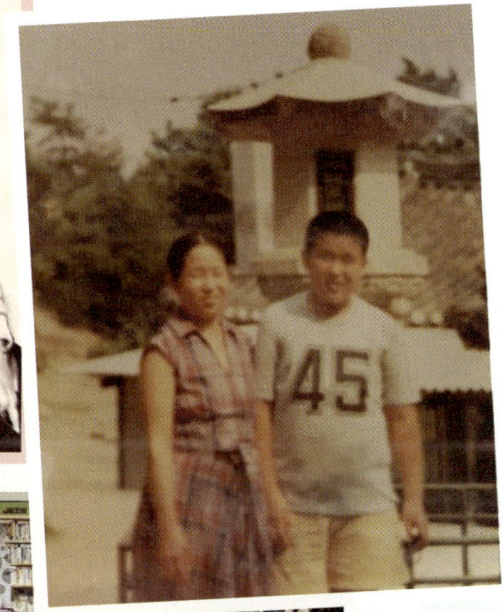

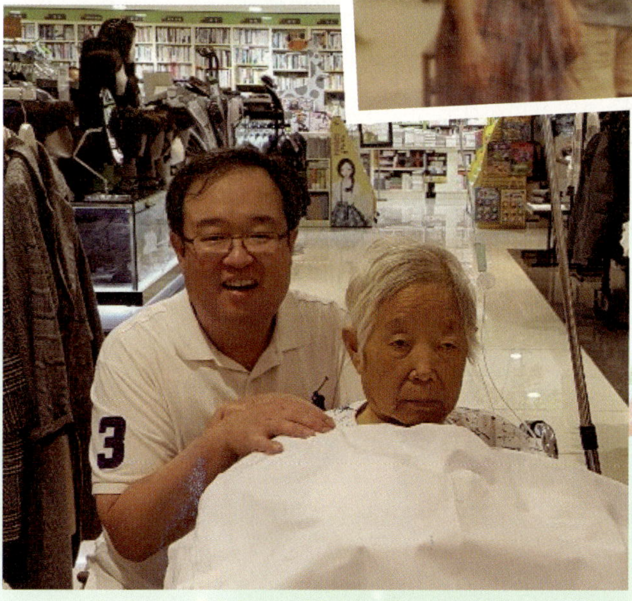

그러나 어머니. 설령 제가 아무리 노력한다 해도, 아미타불께서 어머니를 강제로 데려가신다면 저는 어머니 위패를 모시고 어머니가 그토록 애닯게 아들을 위해서 기도하시며 다니셨던 절들을 돌아다닐 거에요. 석남사, 월정사, 상원사, 해인사, 낙산사, 통도사, 자현암... 어머니와 함께 말이에요... 전 기도할 거에요. 어머니의 극락왕생을. 그리고 또한, 어머니께서 부잣집 아들로 귀하게 환생하시어 행복한 삶을 사시길 간절히 기도할거에요. 물론 오십년간을, 저만을 위해 간절히 기도하신 어머니의 은덕에 비하면 억만 분의 일도 안 될 터이지만 말이에요.

어머니가 OO병원으로 옮기신 후 호전되시다가 간 농양 배액술 후 패혈증 쇼크에 빠지시어 중환자실에서 인공호흡기를 달고 계셔요. 튜브가 삽입되었기에 말씀은 못하시고 감은 눈가로 어머니가 눈물을 흘리시더라구요. 제 마음은 갈갈이 찢어지는 아픔, 그 자체였답니다. 부디 독자분들께서 저와 같이 어머니의 쾌유를 비는 기도를 해 주시길 간절히 부탁드려요. 이번에도 전 아직 어머니를 보낼 준비가 안 되었답니다. 부처님, 마지막으로 조금만 더 제게 시간을 주셔요...

어머니는 결국 아들 곁을 떠나게 된다. '죽음'만이 이렇게 뚱이 엄마와 아들을 떼어놓을 수 있었던 것이다. 어머니를 처참히 잃어버렸기에 아들은 헤어날 수 없는 슬픔과 우울증에 빠지게 된다...

2018. 12. 2.

어머니, 새벽에 핸드폰이 울렸어요. 그 전날 저녁까지도 어머니에 대한 희망을 버리지 않고 이리 뛰고 저리 뛰며 어머니에 대한 처치를 했는데 말이에요... 간병인의 다급한 목소리가 들렸어요. 그리고 저는 느꼈어요. '아, 이젠 어머니를 떠나보내야 하는구나...' 전 어제까지 조금의 희망도 버리지 않았어요. 그동안 미국에서 갓 개발된 신약도 저의 간절함 때문에 썼지요. 전 어머니를 그 몹쓸 ㅁㅁ병원에서 얻은 녹농균에 의해서는 보내드리고 싶지 않았기 때문이에요. 그런데 아침에 어머니에게 달려가니, 어머니 사지를 간호사들이 주사 바늘로 찌르고 있었고 지혈이 되지 않았어요, 혈관도 잡히지 않았고. 그리고 혈액 검사 결과를 보니 어머니가 살 수 있는 확률이 0%였어요, 어머니... 이젠 더 이상 괴롭혀 드리지 말고 어머니를 떠나보내야겠다는 생각이 들었어요. 이 비참한 불효자이니 그랬겠지만요... 그리고 어머니를 병실로 모셨어요. 제가 어머니를 포기한 거에요. 그리고 어머니는 늘 그랬듯이 이 못된 아들에게 피해를 안 주려고 그 짧은 시간에 운명을 하셨어요. 어머니, 좋으셨어요? 그리도 빨리 이 아들이랑 헤어지니 좋았냐구요? 제가 얼마 전 술 취해 어머니께 그랬지요. "어머니, 나를 떠나려면 내가 가진 모든 것, 다 쓰고 가..." 신약이 의료보험이 안 되는지라 하루에 엄청난 고가의 비용이 매겨졌어요. 그런데 이상하게 저는 기뻤어요.

아, 내가 어머니를 위해서 마지막으로 이렇게라도 할 수 있구나... 그런데 야속하게도, 그리고 어머니가 늘 그러했듯이 왜 이다지도 아들에게는 피해를 조금도 끼치지 않고 그렇게 떠납니까? 제가 뭘 한 게 있다고, 이 못난 아들에게 조금도 손해를 주지 않고 이렇게 떠나십니까? 그러면 이 남겨진 아들이 행복하리라 생각하셨나요?

저는 언젠가 어머니를 떠나보내야 한다는 것을 알고 있었답니다. 그러나 이렇게 허무하게, 그리고 제게 아무런 부담도 안 주시고 갑자기 떠나실 줄은 정말 몰랐어요. 이렇게 짧은 동안에 말이에요...

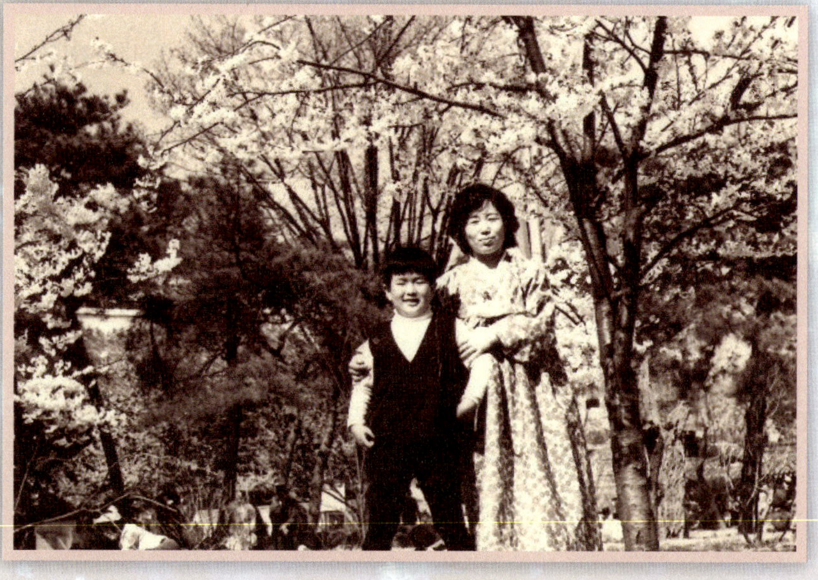

어머니는 늘 아들에게 전혀 부담을 안 주려고 하셨지요. 그리고 늘 아들을 위한 삶만을 사셨어요. 어머니, 그리도 애닯게 이 못된 아들을 키우셨으면 운명하실 때만이라도 이 놈을 고생 꽤나 시키시고 가시지, 왜 이리 홀연히 가셔요. 전 아무 것도 해 드릴 수 없게 말이에요...

저는 임종 직전, 마지막이라는 생각에 참으로 한심하게도 평생 처음으로 어머니 오른손을 잡고 말했지요. "어머니, 사랑해요..." 쓰레기 같은 놈이에요, 저는. 52년 동안 단 한번도 말한 적이 없고 까칠하게 대하기만 했던 극악한 불효자가 이제서야 말하는군요. 그리고 저는 귀에 대고 속삭였지요. "어머니, 내가 어머니 손자들 어느 정도 키워놓고 어머니 곁으로 갈께, 조금 일찍 먼저 가. 나 보고 싶어도 조금만 참어." 그런데 혼수상태인 줄 알았던 어머니의 눈에서 눈물이 흘러내렸답니다. 그토록 사랑하던 아들과 이젠 헤어져야 한다는 것을 알았나 봐요... 얼마 지나지 않아 어머니는 눈을 부릅뜨시더니 이내 고개를 숙이셨습니다. 모니터의 심장 박동이 멈추었지요. 다른 간호사들과 제 아내는 허둥댔습니다. 심전도 접지가 잘못된 것일 거라고 하면서요. 그러나 저는 알았습니다. "아니야, 어머니가 떠나셨어..." 그제서야 아내가 울더군요. "이건 아니지, 이렇게 떠나면 안 되지..." 인생이란 것을 우리 어머니는 이렇게 아들에게 알려주고 가셨습니다. 아무리 발버둥치고 욕심을 내어도 결국 한순간 허무하게 떠나는 것이 인생이고 그러한 순간을 누구나 맞이하게 된다는 것을요... 그리고 이젠 우주가 사라진, 발가벗은 인생을 내가 살아야 한다는 것을, 또한 혹독하고 가혹한 세상이 나를 기다리고 있다는 것을 얼마 지나지 않아 뼈저리게 알 수 있었습니다. 그리고 어머니는 아들의 두터운 보호막이었다는 것도요...

저자는 어머니의 3일 상을 치르고 나서 어머니와 살았던 돈암동 집에서 하룻밤을 지샌 후 다음날 새벽, 어머니와의 추억이 어린 '돈암 시장' 거리를 배회하게 된다.

지독하게 낯설고, 외롭고, 두려운 아침이었습니다. 모르겠어요, 왠지 제가 살던 세상이 아닌 듯 보였습니다.

선잠을 잤습니다. 아마도 한, 두 시간... 깨서 새벽에 어머니와 저의 추억이 깃든 골목들을 걸었습니다. 돈암 시장 가방가게 외동아들로 태어난 저와 어머니가 살던 가게 자리, 옛날 집들...

거기서 만났습니다. 제가 대학생 때 술을 먹던, 공부를 하던, 어쨌든 늦게 들어오면 항상 마주치던 그 전봇대와 가로등. 어머닌 제가 올 때까지 집 앞 골목 가로등 밑에서 기다리고 계셨습니다. 아무리 늦은 시간이어도 말입니다.

철없고 인성이 덜 된 놈인 저는, 그런 모습을 보면 그랬습니다. "챙피하게 왜 나와 있어!"

그런데 오늘, 그 자리에서 아무리 "어머니! 어머니!" 미친놈처럼 불러도 어머니를 찾을 수 없더군요. 어디 계신지 모르겠습니다...

어머니를 보내드렸습니다. 제 목숨까지도 기꺼이 바쳐서라도 꼭 낫게 해 드리고 싶었는데... 어머니 숨이 멎는 순간, 저는 어머니 손을 잡아드리는 것 외에는 아무것도 하지 않았습니다. 죄인입니다, 아주 나쁜 놈입니다, 어머니를 지켜드리지 못한...

어제 화장 직전, 어머니와 작별 인사를 하라기에 저는 어머니 관에 손을 얹고 이렇게 말했습니다.

“어머니, 좋겠네? 이렇게 예쁘게 차려입고 부처님 만나러 가니까... 부처님 곁에 가면, 아들 보고 싶어도 조금만 참아. 내가 애들 조금만 더 키워놓고 엄마한테 갈께. 그리고 언젠가 내가 많이 힘들고 아파 보이면 꼭 날 데리러 와. 난 조금도 주저 않고 엄마 따라 갈거야..."

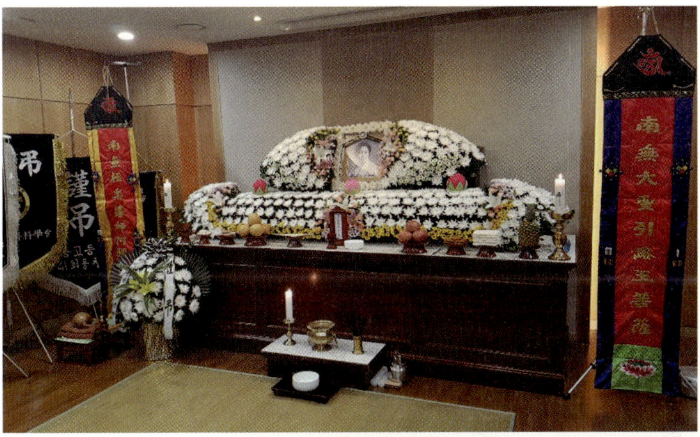

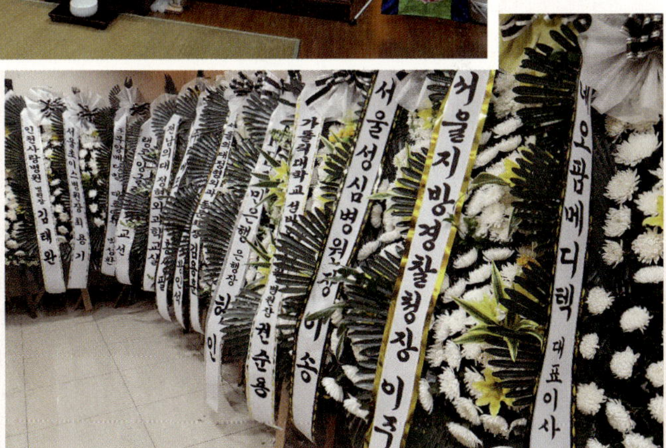

많은 조문객과 화환이 저자를 위로해 주러 오셨습니다. 화환은 주체가 안 되어 3겹으로 세우고 앞에다 리본들만 잘라서 쭉 달았더군요. 어머니 가시는 길이 외롭지 않아서 제겐 위안이 되었습니다. 그러나, 그러나, 그런 것 다 필요 없습니다. 부귀영화도 전혀 원치 않습니다. 어머니만 계신다면 넝마를 깔고 길거리에서 자더라도 저는 정말 행복할 겁니다. 어머니가 계신 곳만 알 수 있다면 그곳이 어디든, 설령 지옥이라도, 지금의 모든 걸 내려놓고 달려갈 텐데... 이젠 다리 주물러 드리고, 병세가 어떠신지 간호사들 쫏아서 묻고, 아는 의사들 넌더리 내도록 전화해서 부탁하고... 이런 일을 제가 해드려야 할 어머니가, 그 어디에도 안 계시네요.

그래도 OO병원에 있는 제 대학 동기들, 후배들이 헌신적으로 마지막까지 어머니를 위해 최선을 다해주었습니다. 별로 친하지 않았던 동기라도 어머니 부탁하면 직접 달려와 잘 돌봐주더군요. '어머니'란 단어는 그 어떤 순간이나 상황에서도 사람들의 마음을 움직인다는 것을 깨달을 수 있는 장면들이 많았었지요.

생각보다 무척 힘드네요. 어떻게 추스려야 할지, 어찌 살 수 있을지 모르겠습니다. 어머니라는 '우주'를 잃는다는 것은, 어떠한 단어로도 표현할 수 없는 아픔, 슬픔, 두려움 입니다.

지금도 미친놈처럼 불러봅니다, "어머니! 어머니!"

아무리 추운 날 밤에도 어머니는 늦게 들어오는 아들을 집 앞 가로등 밑에서 하염없이 기다리곤 했다. 핸드폰이 있었기를 했나, 오직 아들의 무사 귀환만을 부처님께 빌며 그 춥고 외로웠을 밤길에서 한결같이 아들만을 기다렸던 것이다. 어머니를 잃은 후 저자는 만취가 되어 그 가로등 밑을 찾곤 한다...

어머니가 대학생인 저를 늘 기다리시던 곳에 왔어요.

옛날 집 앞 가로등이에요. "어머니! 어머니!" 저도 데려가세요. 전 어머니 곁이 제일 행복해요...

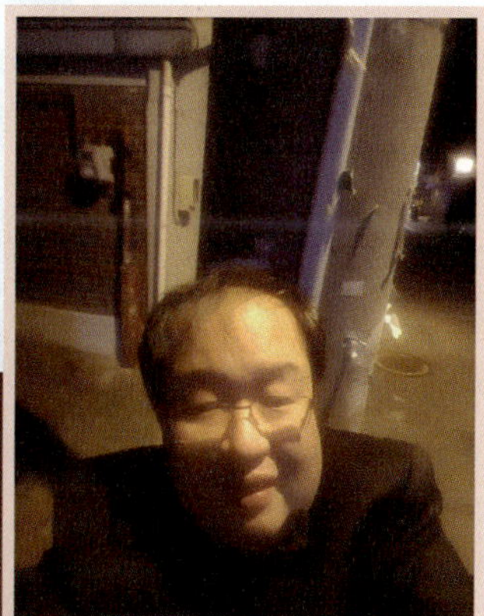

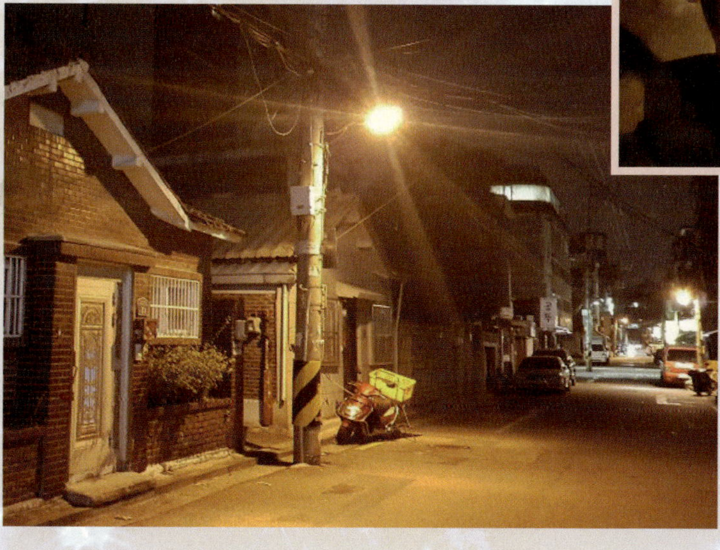

어머니의 죽음처럼 비참하고 참혹한 일이 또 있겠는가? 2018년 12월의 겨울은, 잠에서 깨면 어머니가 안 계시다는 것을 알고 곧 절망에 빠지곤 했고 그리고 나서 시작하는 하루하루가 무척이나 버티기 힘들었던, 그런 시절이었다. 그 즈음 어머니를 생각하며 쓴 글이다.

사모곡 I

어느 날 어머니 병실 문을 여니, 어머닌 식사 중이셨어요. 저를 보시는 순간 간병인이 먹여주는 숟가락을 덥석 잡고 저를 향해 내미셨지요. 먹으라구요... 어머니의 아들에 대한 사랑은 '본능' 그 자체라는 걸 느낄 수 있었답니다.

어머닌 돌아가시기 직전까지도 이런 말씀을 하셨어요. "내가 이렇게 오래 입원하면 상호한테 폐가 되는데..." 아니에요, 어머니! 저는 전혀 힘들지 않아요, 그리고 신났어요, 힘이 넘쳤어요! 어머닐 위한 것이었으니까요. 저밖에 어머닐 지킬 수 있는 사람이 없는걸요? 전 아주 기쁘게, 씩씩할 수 있었어요! 정말 조금도, 조금도 힘들지 않았어요! 그런데, 그런데... 이젠 그 일을 해드려야 할 어머니가 안 계시네요...

어머닌 이렇듯 항상 이 못되고 부족한 아들을 위해서 한 평생을 사셨기 때문에 제가 못 놓아 드리는 거에요. 다들 그러더군요. “너, 이러면 안 된다! 이제 어머니를 보내드려.”

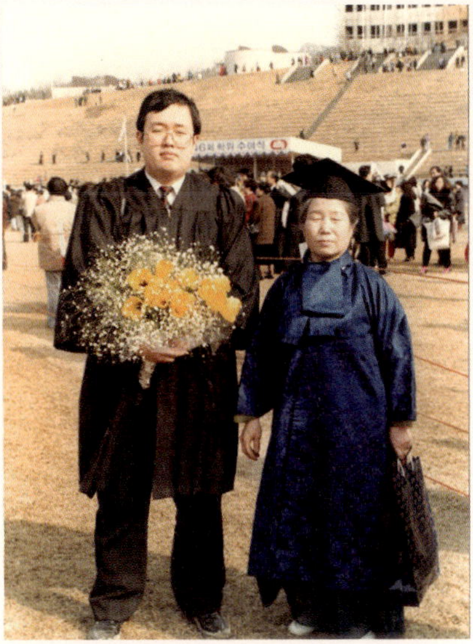

어머니, 30년 전 아버지가 돌아가셨을 때 저는 대학생이라 알아서 잘 살았을 텐데 왜 새로운 인생을 살지 않으시고 눈 속의 솔잎처럼 고결하게 아들만을 위해서 사셨어요? 너무나 원망스러워요, 그러지 않으셨다면 전 어머닐 좀 더 편히 놓아드릴 수 있을 텐데요...

오늘도 전 어머니가 늦게 귀가하는 저를 기다리시던 옛날 집 가로등 앞에 서 있어요. 이제야 알겠어요. 그때도, 나중에도, 제가 살면서 힘들다고 하소연 하던 때들이 있었는데 힘든게 전혀 아니었다는 것을요. 어머니가 항상 계셨잖아요... 어머니가 제 곁에 계신 것만으로도 제가 엄청난 힘을 발휘할 수 있다는 것을 그때는 어리석게도 몰랐어요.

지금 겉으로는 화려하고 풍족해 보이나요? 그러나 저는 사실 가장 가난한 자 입니다. 어머니를 잃어버렸기 때문이죠.

어머니! 오늘은 돌아가신지 1주일 되는 날이었어요. 어머니 돌아가셨던 오전 9시 45분에 어머니를 임종하며 “이건 아니야, 안 돼!”라고 오열했던 며느리가 오늘 그 시각에 또 하염없이 울더군요. 우린 어머닐 영원히 마음속에서 지울 수 없어요.

슬하에 저 하나라 어머니 가시는 길이 외로울 줄 알았는데 많은 귀하신 조문객들이 와 주셔서 저를 안아주고 위로해주셨어요. 그러니 어머니. 이젠 제 걱정하지 마세요. 지금부턴 어머닐 위해 제가 무언가 할 거에요. 지켜봐 주세요, 어머니...

그 후 저자는, 어머니가 워낙 급작스럽게 돌아가셨기에 미처 실행하지 못했던 어머니와의 마지막 여행을 계획한다. 지구상에서 가장 많은 철학과 종교가 공존하는 곳, 그리고 어쩌면 인류의 기원을 찾을 수 있을지도 모를, 가장 역사가 오래된 지역인 '인도'로 어머니의 위패를 모시고 마지막 여행을 떠나게 된다.

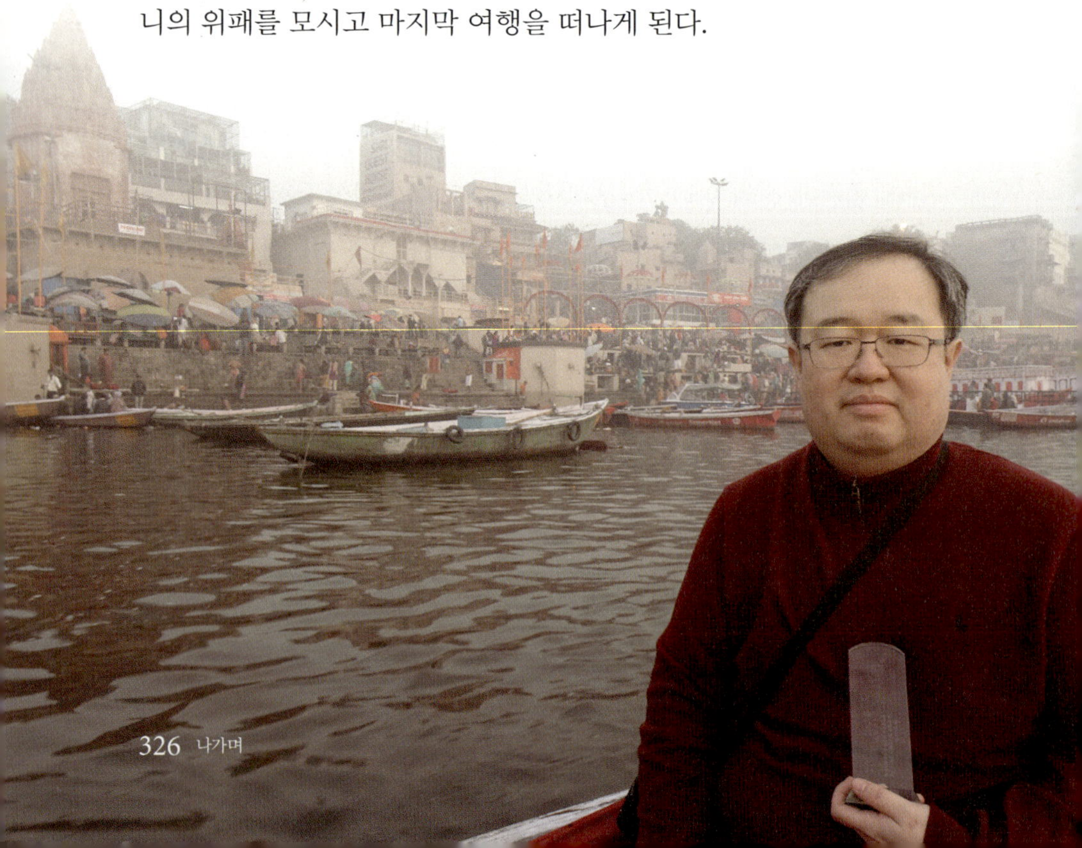

사모곡 II

어머니, 저는 지금 어머니 위패를 모시고 인도에 와 있어요. 어머니가 그토록 가고 싶어 하셨던 부처님의 땅, 그러나 제가 불효막심하게도 보내드리지 못했던 인도에, 바보스럽게도 어머니를 잃고 나서야 이렇게 와 있어요. 유리로 된 위패이지만 가슴에 꼭 끌어안고 함께 여행하고 있답니다. 물론 어머니를 끝까지 모셨던 며느리도 어머니 옆에 있어요.

저는 두 가지를 부처님에게 물으려 여기 왔어요. 지금 어머니는 어디에 계신지? 만약 그 곳을 알 수만 있다면 즉시 저는 조금도 주저 않고 어머니를 찾으러 갈 거에요. 두 번째는 왜 제게서 어머니를 빼앗아 갔는지 물으려고 해요.

설날 아침 생명의 강, 갠지스 강에서 촛불을 띄우고 어머님 종이 위패를 태우며 부처님께 기도했어요.

"부처님, 제발 우리 어머니, 왕생극락 하게 해주셔요. 그리고 어머니는 남자로 태어나지 못하신 것을 평생 아쉬워 하셨답니다. 부디 다음 생에선 꼭 부잣집 아들로 태어나서 존귀한 삶을 오랫동안 누리시도록 해 주세요. 그리고 어머니! 이젠 제가 어머니를 위해서 해드릴 수 있는 것이 고작 이렇게 기도하는 것 밖에는 없네요... 죄송해요, 어머니. 저를 키우느라 그토록 고생하셨는데... 이젠 저 같은 불효자는 싹 잊으시고 부처님 곁에서 행복하게 계시다가 부잣집 아들로 환생하시어 자손도 많이 낳으시고 사랑받고 존경받으시며 오랜 삶을 누리세요. 제가 이 생(生)에서 끝까지 빌어 드릴게요…" 갠지스 강에서 새해 첫 해돋이를 보며 이렇게 부처님께 빌었답니다.

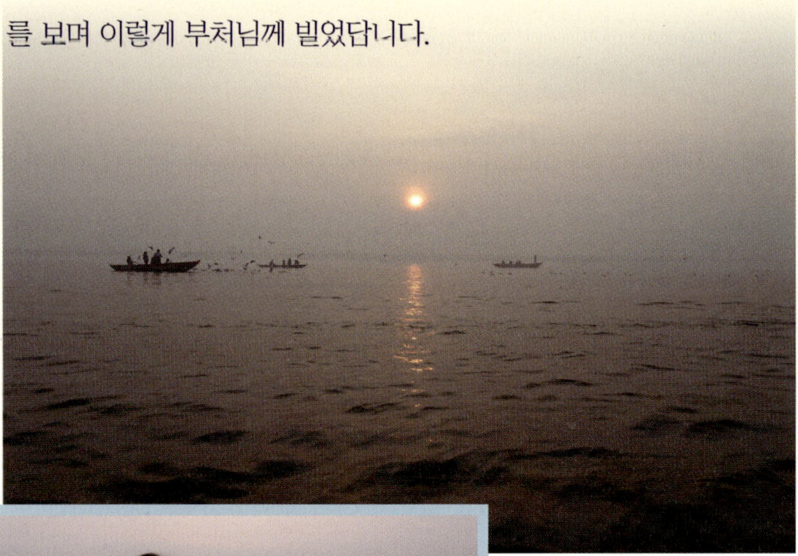

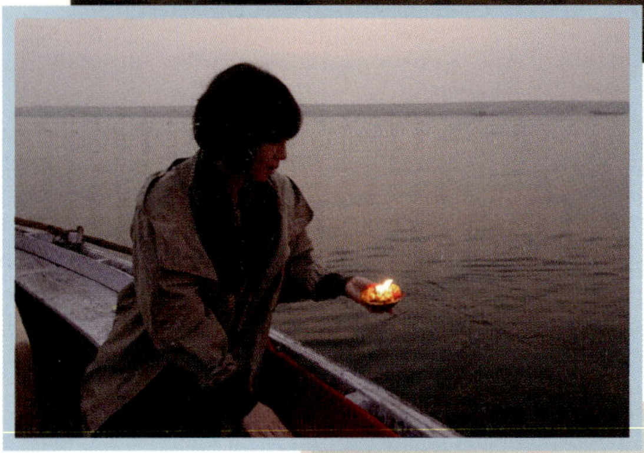

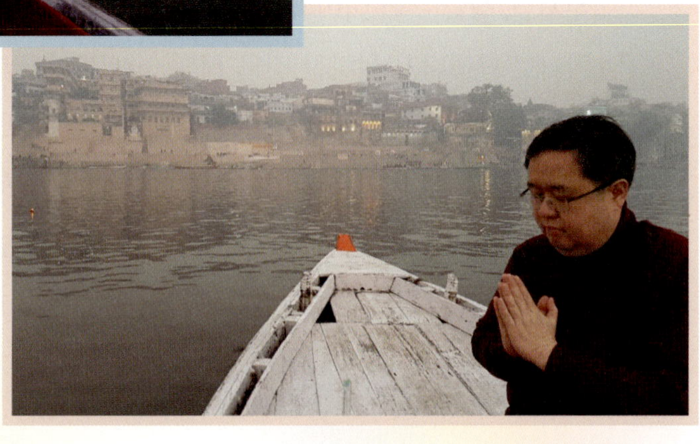

부처님께서 처음으로 설법하신 사르나트에 발길이 머무르더군요. 이 세상에 존귀하신 부처님 법이 처음으로 시작된 성스러운 곳에서요. 기도하던 중, 부처님께서 이런 일화를 제 머리 속에 떠올리면서 위 두 가지 질문에 대한 답을 대신하셨어요. 어느 날, 죽은 아기를 안고 엄마가 울부짖으며 부처님께 달려와 애원하였습니다. "부처님, 하나밖에 없는 아들입니다. 제발 다시 살려주셔요!" 부처님은 그러나 이렇게 답하셨죠. "살아있는 하루하루를 소중히 보내라."

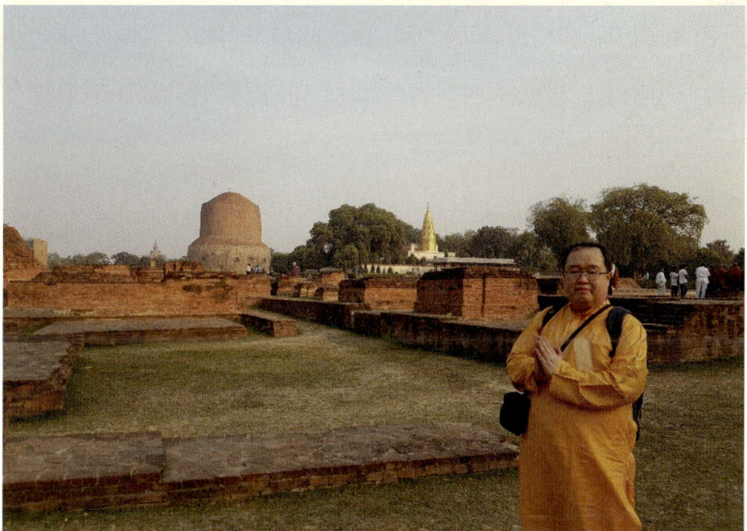

그래요, 참으로 무능한 신이에요, 부처님은... 인간들의 욕심이 만들어낸 다른 멋진 신들은 사람의 형상을 하며 죽은 자도 살리고 손만 대어도 병이 씻은 듯이 나으며 돌을 빵으로 만드는 초능력을 발휘하는데 이런 불쌍한 아기, 그리고 저의 어머니조차 다시 살리지 못하니...

그러나 부처님은 '실제'입니다. 우주의 삼라만상 원리를 깨우친 '사람'입니다. 사람들이 만들어낸 허상이 아닌, 실제 우주의 원리와 과학이 담긴 가르침을 주신 분이지요.

우리 각자의 '업'을 부처님은 단번에 해결해주지는 전혀 못합니다. 다만 어떻게 해야 업을 해결하고 복된 삶, 내세를 이끌어 나갈 수 있는지 가르쳐 주기만 할 뿐이지요... 마치 선생님들이 공부를 가르쳐만 줄 뿐 시험을 대신 보거나 인생을 대신 살아주지는 못하는 것처럼 말이에요.

네, 부처님. 감사해요. 제 질문에 답해주셔서. 저와 어머니와의 인연은, 이 생에서는 이제 더 이상은 없군요... 어머니와의 그동안의 삶을 소중히 살려고 노력했었지만 아쉬움이 너무나 많이 남네요. 하지만 이제부턴 어머니의 새로운 시작을 위해서 제가 공덕을 쌓고 기도할게요. 부디 어머니를 잘 보살펴주세요...

어머니! 정말 불러보고 싶은 "어머니!" 못나고 못된 아들 하나를 위해서 이 생에서 너무나도 고생하셨어요. 제가 거칠고 못나서 어머니 고생 많이 시켜드렸죠... 죄송해요. 청개구리처럼 이제서야 어머니를 잃어버린 것이 너무나 분해서 이렇게 매일 슬피 운답니다.

어머니, 이젠 편히 쉬세요...

사모곡 III

어머니와의 인도 여행은 계속되고 있고, 제겐 슬프지만 행복한 시간이 되고 있어요. 어머니를 조금 더 생각하고 느낄 수 있기 때문이에요. 델리에서 갠지스 강이 있는 바라나시, 그리고 카주라호, 아고라를 거쳐 이젠 자이푸르로 가는 버스에 몸을 실었어요. 길거리의 예쁜 핸드백을 보니 어머니 생각이 나네요. 옆에 계셨으면 사 드렸을 텐데... 49재 때 어머니가 그토록 아끼셨던 빨간 스웨터를 태우는 순간, 며느리가 그리도 슬피 울더군요. 어머니가 쓰시던 물건들을 볼 때마다 제 마음도 찢어질 듯 아프답니다. 어차피 이승을 떠나면 이렇게 모두 필요 없는 것을, 사람들은 왜 이리도 욕심에 눈이 어두워져 서로 가지려고 싸우고 있는지...

모든 생물이 평등하게 존귀하다는 부처님의 말씀을 따르지 않고, 계급이 존재하는 카스트 신분 제도를 벗어나지 못한 힌두교 세상인 인도는 대부분이 힘들고 불쌍한 삶을 살고 있다는 것을 직접 확인하고 있습니다. 그렇군요, 욕심을 버리지 않으면 비참한 미래가 있을 뿐이라는 것을 여기 부처님 땅에서 배울 수 있었어요. 원래 두뇌가 빼어나기로 유명한 인도인들이 부처님 말씀대로 평등하게 역사를 써 왔었다면 여성과 하위 계층들이 무시당하지 않고 균등한 기회를 가지며 발전하였을 터이고 지금의 한국, 일본보다 더 잘 사는 나라를 일구지 않았을까요?

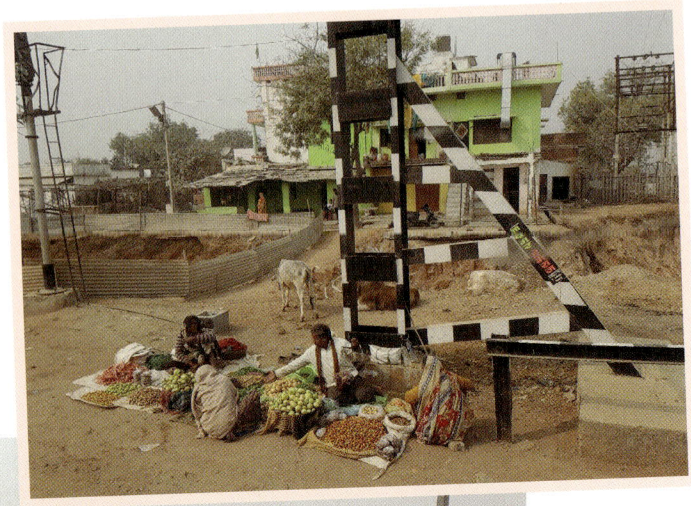

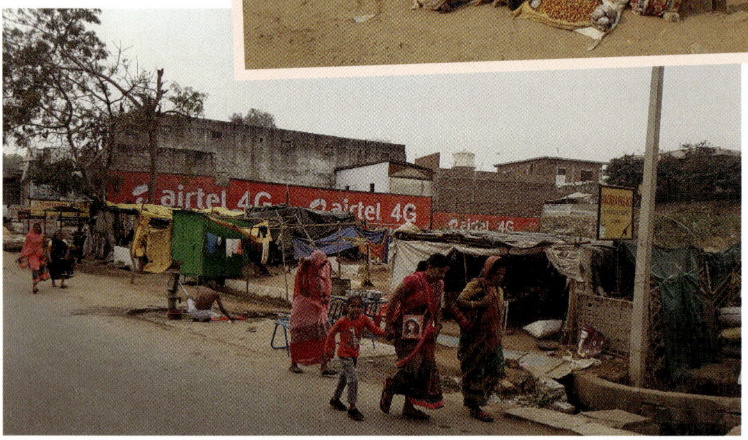
airtel 4G
airtel 4G
airtel 4G

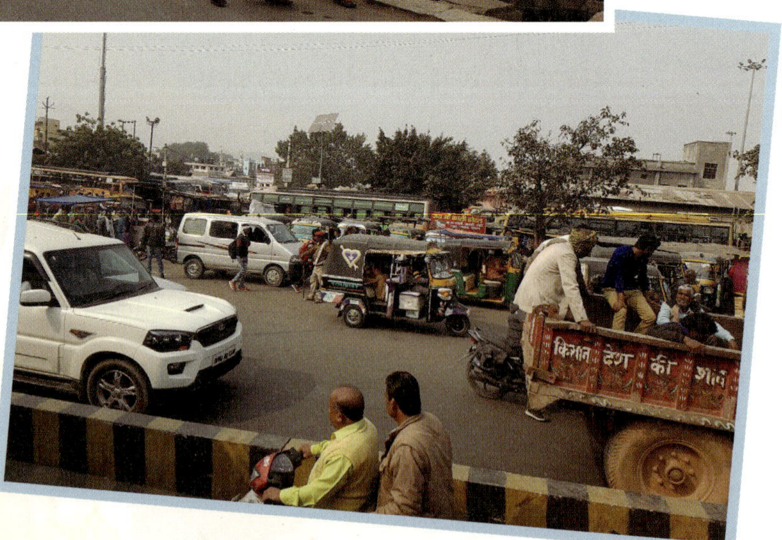

설날 아침, 갠지스 강에서 어머니를 위한 기도를 마친 후 늦은 오후에 카주라호 행 비행기를 타러 공항에 갔더니 뜻밖의 행운이 저를 기다리고 있더군요. 제 좌석이 비즈니스 석으로 업그레이드가 되어 있는 거에요! 누구에 의해 이런 행운이 주어지게 되었는지 어디에 물어봐도 확인할 수 없었어요. 그 순간 저는, 어머니가 계신 하늘에 아들이 온다고, 어머니께서 하나밖에 없는 보고 싶은 아들을 위해 챙겨주신 소중한 선물인 것을 느낄 수 있었답니다... 어머니, 감사해요...

어머니. 전 어머니가 돌아가신 후 운명처럼 어머니의 힘들고 슬펐었던 일들을 알게 되었고 그로 인해 남겨진 숙제가 있다는 것도 발견하게 되었지요. 처음엔 이 못난 아들은 어머니를 원망했었어요. 하지만 곧 저의 반이 온전한 어머니이시며, 어머니의 일이 바로 나의 일이라는 것도 깨닫게 되었지요. 어머니. 여성이 차별 당하고 핍박받던 시절에 그리도 당당하게 어려움을 헤치고 극복하고자 꿋꿋하게 사셨던 어머니를 저는 이해할 수 있고 존중합니다. 많이 힘들고 외로우셨을 텐데... 그때의 어머니를 생각하면 가슴이 많이 아파요... 지금 제 친구들이 최선을 다해 애써주고 있고, 제가 어떠한 일이 있어도 반드시 해결해 드릴 테니 아무 걱정하지 말고 편히 극락에서 저를 지켜봐 주세요, 어머니...

어머니와의 마지막 여행을 마치고 돌아온 후 저자는 일상으로 돌아가려 하지만 쉽지 않았다. 어머니와의 아련한 추억이 시시각각으로 밀려오기 일쑤였고 그러면 곧 슬픔과 절망이 엄습하였기 때문이다. 그러나 용기를 내야겠나고 결심하기에 이르렀는데, 이런 모습은 어머니가 결코 바라는 것이 아니라는 것을 저자도 잘 알고 있었기 때문이었다. 어머니는, 언젠가 어머니가 없을 때에도 당신의 아들이 이 험한 세상을 당당하고 멋있게 살아가기를 간절히 소망하였을 것이다. '그래, 그런 어머니를 생각해서라도 힘을 내야지'라는 생각에 다시 펜을 잡고 이 책을 완성할 수 있었다. 그래서 이 책을 어머니께 바치는 것이다. 아들이 드리는 마지막 선물로서...

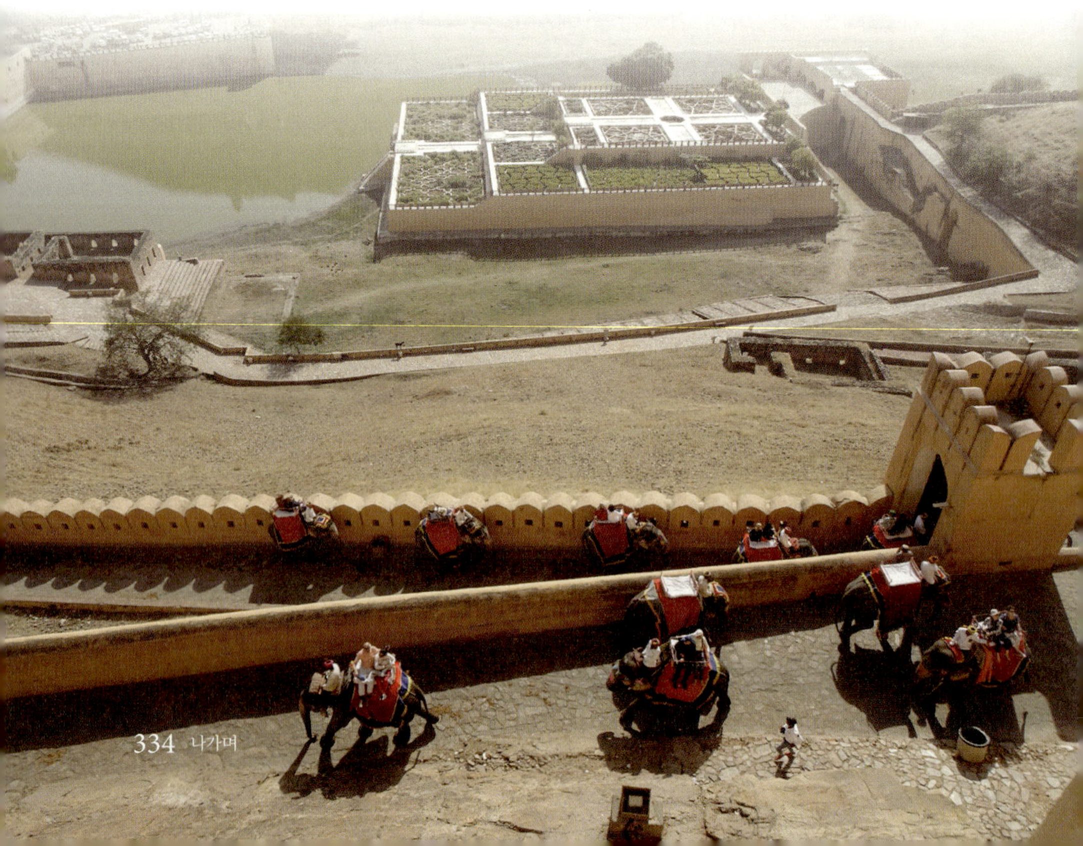

어머니를 잃은 아들의 회상

2019. 7. 1.

문득 잠에서 깬 순간, 나는 깨닫는다. '아, 어머니가 없구나...'

그리고 밀려온다. 외로움, 두려움, 적막함. 새벽 어두움과 더불어 나를 무섭게 짓누른다.

그리곤 흐물흐물 일어나 하루를 시작한다. 무거운 몸과 마음을 이끌고...

어머닌 어디 계실까? 아들 없이는 단 한순간도 살아가지 못하실 분인데... 어디서 무얼 하며 그토록 애타게 날 찾고 계실까.

그리고 왜 나의 어머니에 대한 그리움은 시간이 지나가도 조금도 줄어들지 않는단 말인가? 아니, 오히려 시간이 흐를수록 어머니를 정말로 다시는 못 본다는 절망감이 나를 이토록 점점 더 갈기갈기 찢어놓기만 하는지...

세상을 살아가는 낙(樂)이 없다. 설령 내가 자그마한 성공을 이루어도 이젠 진정으로 기뻐해 줄 사람이 이 지구상엔 없기 때문이다. 내가 고단해도 기댈 곳이 없고, 내가 돈을 벌어도 명예를 얻어도 하나도 기쁘지 않는다. 나는 어머니를 잃어버린, 최악의 가난한 자(者)이기 때문이다.

누군가 내게 "네 모든 것을 준다면 어머니를 만나게 해주마"라고 약속한다면 나는 내 모든 것을 즉시 초개와 같이 버리고 기쁘게, 한 달음에 달려가서 어머니를 찾을 것이다. 설령 한겨울에, 길거리에 넝마를 깔고 거적을 덮고 잔다 해도 어머니와 같이 있는다면 내겐 그 곳이 천국이 아니고 무엇이겠는가? 내 몸뚱아리 하나 있는다면, 그리고 어머니만 있다면 그 무엇을 못해 어머니 하나 굶기겠는가? 나는 지금보다 몇 백억 배 더 행복할 것이다...

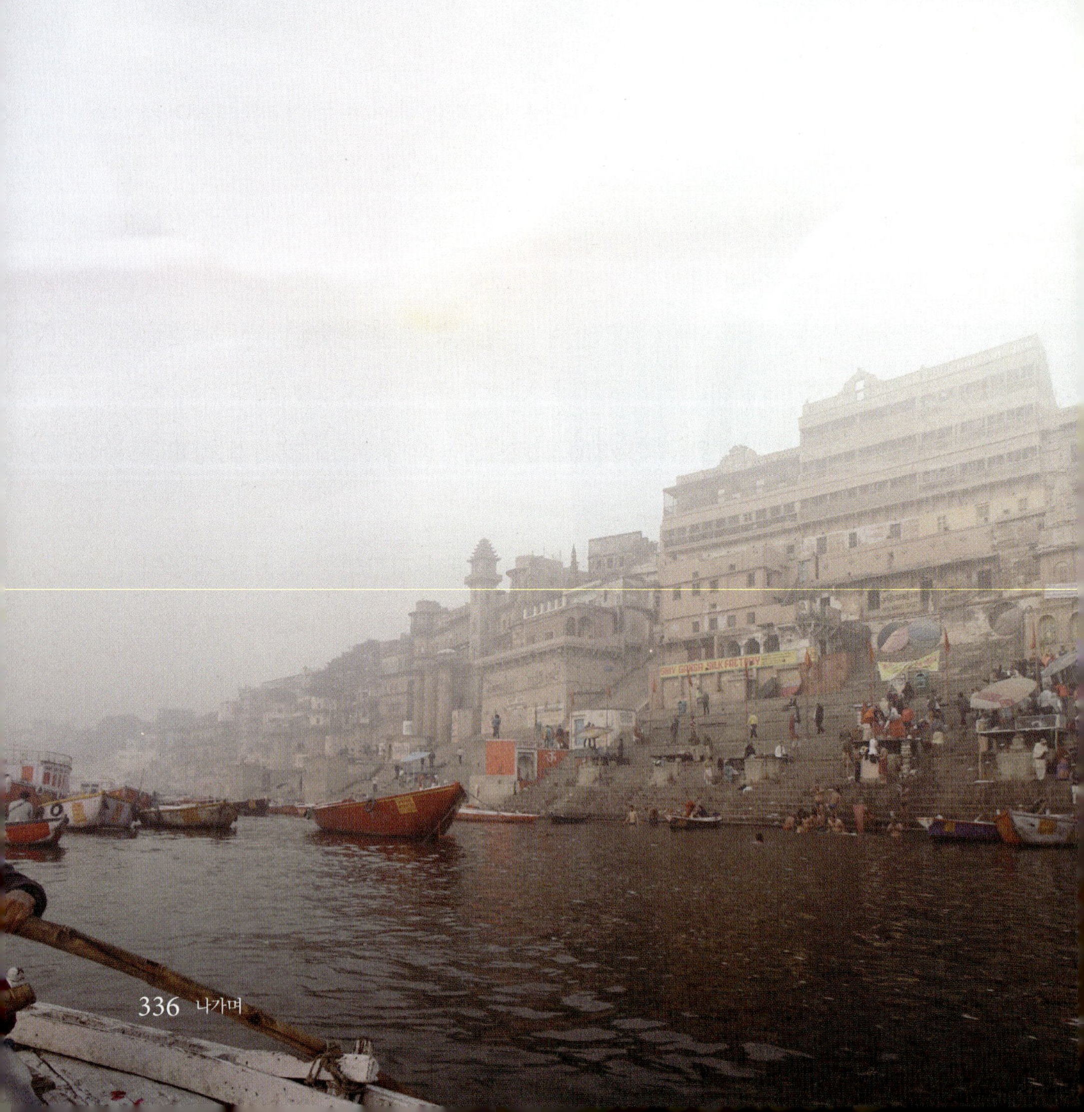

어머니에 대한 원망

2019. 9. 3.

어머니, 왜 어머닌 자신을 돌보지 않으시고 이 못된 아들만을 바라보며 한 평생을 희생하셨어요? 요즈음 여자들을 보니 자식들 생각하지 않고 자기 인생만을 위해 새 출발도 잘 하더군요. 그러니 한창인 나이에 홀로 되셨을 때 이 나쁜 아들은 혼자 제멋대로 살게 두고 어머니 행복을 위해 좋은 분 만나 기쁘게 사시는 모습만 보여주셨더라도 지금 제 가슴이 이리도 미어지고 처참히 아프지는 않았을 터인데... 어머니, 너무나 원망스러워요.

어머닌 오로지 이 아들 걱정밖엔 없으셨어요. 평생을 말이에요. 제가 힘들 때 어머닌 늘 제 곁에 있어주셨어요. 지금 생각해보니 뭘 그때 그리도 사는 게 힘들다고 투덜댔었는지... 어머니가 계신데 말이에요. 어머니가 옆에 계시면 전 언제나 힘이 나고 용기가 솟구쳤어요. 지금 생각해 보니, 그랬기 때문에 저는 이 세상에서 두려울 게 없었던 것 같아요. 저는 당연한 건 줄 알고 뻔뻔스럽게 어머니의 은혜를 건방지게 누리며 살아왔지요. 다른 부모님들도 다 자식들을 그토록 사랑해 주는 줄 알았어요. 아니었어요... 저는 이 세상에서 너무나도 특별한 사랑을 어머니로부터 받았었어요. 그걸 이제서야, 어머니를 잃고서 나서야 깨달을 수 있다니...

그러나 저는, 단 한번도 어머니가 없는 삶은 생각해 본 적이 없었지요. 그런데 그것이 드디어 오고야 말았어요! 이젠 아무도 제 넋두리를 들어줄 사람도 없고 제가 좋은 일이 있어도 자기 일처럼 같이 기뻐할 사람도 없으며 제가 힘들다고 하소연 할 사람도 없고 저를 무한히 토닥여 주실 분도 없네요... 돌아가시기 바로 전까지, 당신의 몸이 불편하신데도 밤에 몰래 거실에 나와 이불을 차고 잠이 든 아들에게 그 깜깜한 어둠에서도 조용히 이불을 덮어 주시던 어머니... 이젠 이 못된 아들은 새벽 차가운 기운에 홀로 잠이 깨곤 한답니다. 그리고 어머니 생각에 한없이 울다가 아침을 맞이하곤 하죠.

어머니, 아직 아들을 찾고 다니시는 것은 아니죠? 부처님께 건강한 몸을 받아 좋은 집에서 다시 태어나셨기를 간절히 바랍니다. 이 아들 없이는 단 한순간도 사실 수 없었던 어머니... 어머니, 저도 마찬가집니다. 어머니가 너무나 보고 싶습니다, 그리고 마음껏 부르고 싶습니다. 어머니! 어머니!!

어머니를 다시 만날 날

2019. 12. 28.

벌써 어머니를 잃은 지 1년이 넘어가네요. 어머니는 TV에서 인공호흡기를 달고 중환자실에 누워있는 노인 환자가 나오는 장면을 보면 늘 이렇게 말씀하셨어요, "난 절대로 저렇게 만들지 말고 온전한 모습을 유지하면서 부처님께 가도록 해다오." 그랬어요, 어머니... 그러나 이 불효자는 끝까지 어머니 말씀을 듣지 않고 중환자실에서 어머니 목을 절개하고 인공호흡기를 달았습니다. 죄송해요... 전 어머니를 끝까지 이렇게 허무하고 갑작스럽게 보낼 수가 없었답니다. 그래서 또 그렇게 어머니 소원을 들어드리지 못하고 제멋대로 하게 된 거예요. 제 욕심이 만든 또 하나의 씻지 못할 극심한 불효를 저지르게 되었습니다.

중환자실에서 어머니는 의식을 회복하셨지만 말씀을 하실 수가 없었어요. 기관을 절개하였기 때문이지요. 중환자실 면회 시간은 왜 이리도 짧은지, 시작하자마자 어머니께 달려가면 어머니는 저를 보고 고개를 크게 옆으로 내저으셨어요... 이젠 아니라고요... 저는 모른 척, 어머니께 웃으며 귀에 대고 "곧 나을 거야, 어머니. 힘내야 해!" 그러면 어머니는 목소리를 낼 수 없으니 입 모양을 크게 해서 '죽...여... 죽...여...' 어머니, 제가 어머니께서 무엇을 말씀하고 싶어 하는지 몰랐을 것 같아요? 하지만 저는 말했죠, "어머니, 겨우 황달 가지고 누가 죽어? 걱정 말고 조금만 힘내, 그래야 나랑 집에 가지..." 어머니, 제 가슴은 찢어지게 아팠답니다. 그러나 어머니에게 그런 내색을 할 수가 없었어요. 그리고 끝까지 어머니를 모시고 집에 갈 수 있으리라는 희망을 포기할 수 없었고요. 기적적으로 잠시나마 신약에 의해서 호전이 되어 기관 삽관이 된 상태지만 일반 병실로 올라왔을 때, 저는 너무 기뻤어요. 일반병실에 누워있는 어머니의 앙상해진 다리를 밤늦도록 주물러 드리며 제 아내에게 말했답니다. "지금 나는 너무나 행복하다, 어머니가 이런 상태라도 내 옆에 계시니..." 맞아요, 어머니. 제게 어머니 상태가, 상황이 무엇이던, 어찌 되었던, 무슨 상관이 있겠어요. 어떤 모습이라도 제 곁에만 계시다면 저는 행복할 겁니다...

오늘 아침 깨어보니 그래도 어머니를 다시 만나기 위해 기다려야 하는 날이 하루 줄었네요. 어머니 없는 이 세상이 이 못난 아들에게 얼마나 힘든지 모르시죠? 이제 그래도 어머니를 만날 날이 하루가 줄었다는 게, 이놈에겐 얼마나 큰 위안인지 모른답니다. 이 아들이 많이 보고 싶으시죠? 아마도 너무 멀지는 않을 거에요.

너무나도 당당하고 떳떳했던 어머니. 제가 살아있는 날들을 어머니 아들로서 부끄럽지 않게 열심히 살다가 어머니가 데리러 올 때, 그때 행복하게 따라갈게요, 어머니...

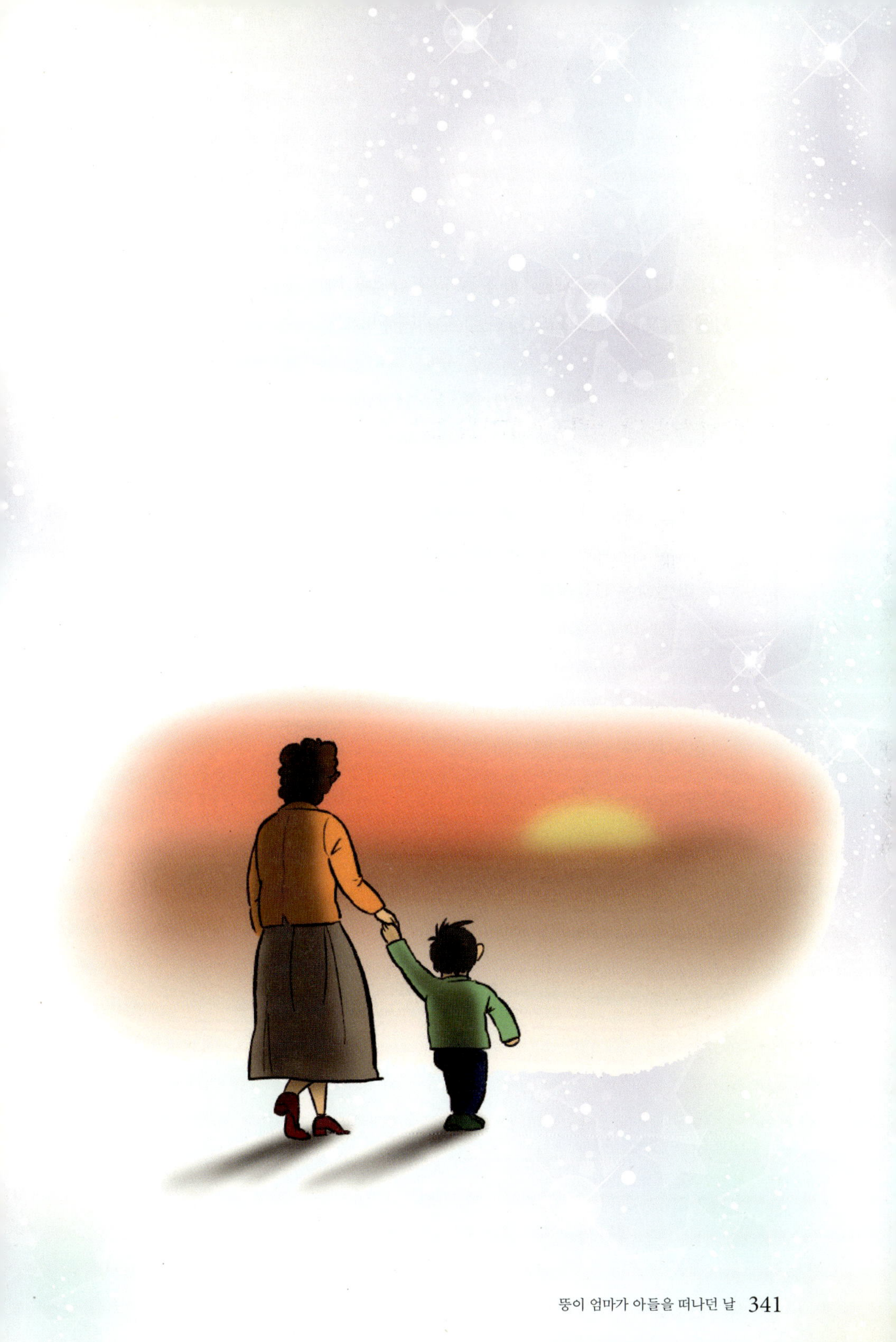

분상호 박사를 직접 만나서 진료 받거나 상담하시고 싶으신 독자분들은 **'서울 문(文) 정형외과의원'**으로 오시면 됩니다.

서울 文 정형외과의원
Seoul Moon Orthopaedic Surgery

주소는 경기도 성남시 분당구 정자동 젤존타워 3차 801호이고요,
지하철 정자역 3번 출구에 바로 위치한답니다. 건물 8층입니다.
전화번호는 031-711-7533 입니다. 언제나 환영입니다!

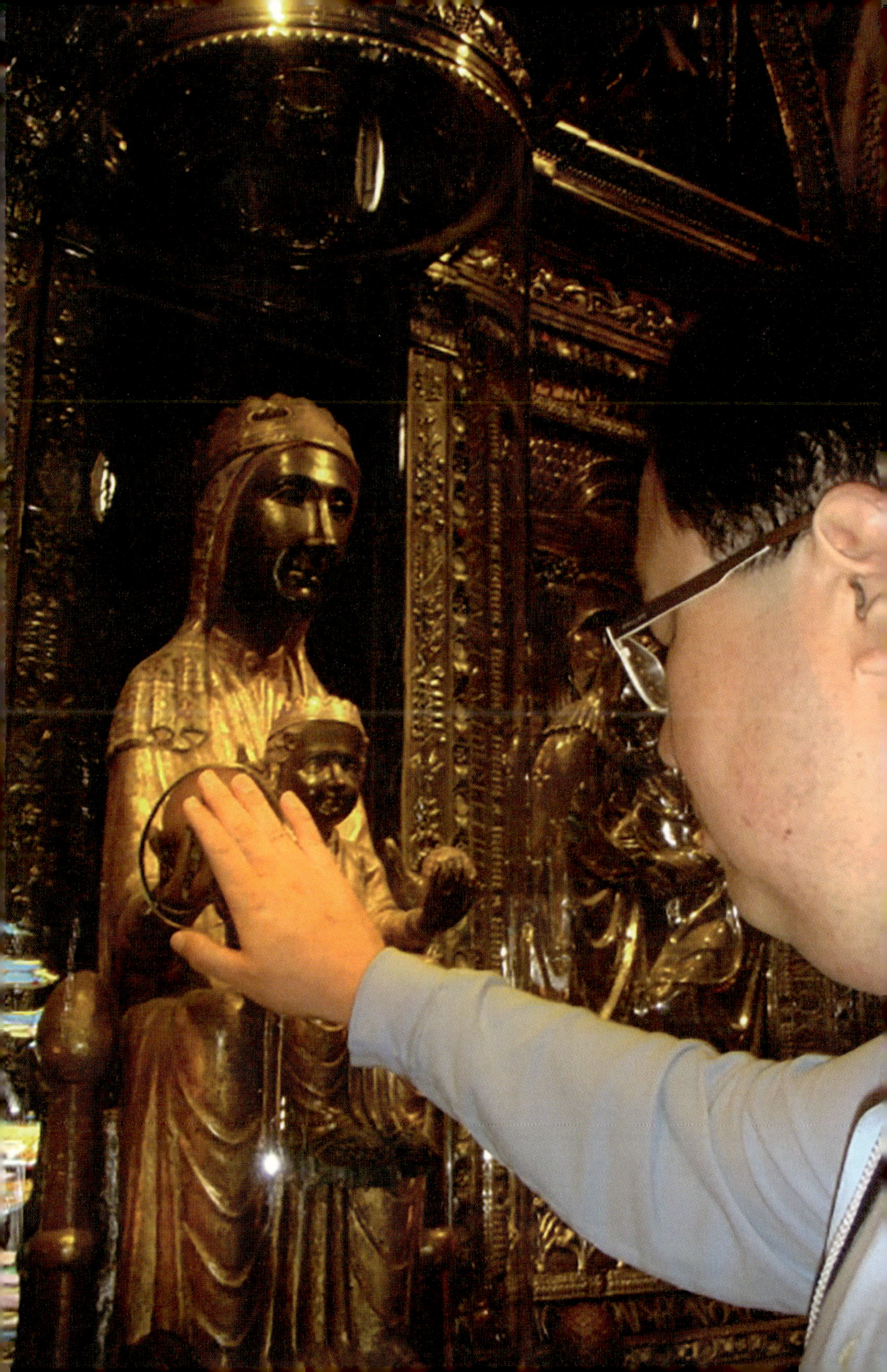

글 쓰는 의사 '뚱이 박사'의 메디컬 에세이

디스크는 감기다?

인　　쇄　2020년 1월 24일
발　　행　2020년 2월 1일
저　　자　문상호
발 행 인　한동훈
발 행 처　영창출판사 www.orthobook.com
등록 제 2012-000028호
서울시 영등포구 63로 32, 1114호(여의도동 라이프콤비빌딩)
Tel. 02-926-3223 Fax. 02-924-3227
편집디자인　박양순
일 러 스 트　김희정, 민정진

ISBN 978-89-92676-80-9
정가 18,000원